T0176330

Guía de consulta
de los
criterios diagnósticos
del

DSM-5®

Traducción: Burg Translations, Inc.,
Chicago (EEUU)

American Psychiatric Association Publishing agradece
la contribución del Dr. Ricardo Restrepo en la traducción del texto,
quién actuó como experto consultor en el projecto.

Guía de consulta
de los
criterios diagnósticos
del

DSM-5®

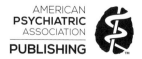

AMERICAN
PSYCHIATRIC
ASSOCIATION

PUBLISHING

La correspondencia para obtener cualquier permiso de explotación se deberá dirigir a DSM Permissions, American Psychiatric Association Publishing, 1000 Wilson Boulevard, Suite 1825, Arlington, VA 22209-3901, EEUU.

Elaborado en Estados Unidos con papel neutro.
ISBN 978-0-89042-551-0
20 21 22 23 24   7 6 5 4 3
American Psychiatric Association
1000 Wilson Boulevard
Arlington, VA 22209-3901
www.psych.org

La cita correcta de este libro es Asociación Americana de Psiquiatría, Guía de consulta de los criterios diagnósticos del DSM-5. Arlington, VA, Asociación Americana de Psiquiatría, 2013.

Datos de la publicación para el catálogo de la Biblioteca del Congreso
Desk reference to the diagnostic criteria from DSM-5
Guía de consulta de los criterios diagnósticos del DSM-5
    p. ; cm.
Includes index.
ISBN 978-0-89042-551-0 (pbk. : alk. paper)
I. American Psychiatric Association, issuing body. II. Title.
[DNLM: 1. Diagnostic and statistical manual of mental disorders. 5th ed. 2. Mental Disorders—diagnosis. 3. Mental Disorders—classification. WM 141]
RC455.2.C4
616.89'075—dc23
                                                            2013037839
Datos de la publicación para el catálogo de la Biblioteca Británica
Existe un registro CIP para la Biblioteca Británica.

Diseño del texto—Tammy J. Cordova

Índice

Sección 1
Conceptos básicos del DSM-5

Sección 2
Criterios diagnósticos y Códigos

Prefacio

La publicación del DSM-5 aporta novedades con respecto a la codificación, clasificación y diagnóstico de los trastornos mentales, que tienen amplios efectos sobre muchas especialidades. Ofrecemos al clínico una pequeña y práctica guía de referencia rápida, que contiene solamente la clasificación DSM-5 (es decir, la lista de trastornos, subtipos, especificadores y códigos de diagnóstico), las partes que explican el uso del manual y los criterios diagnósticos. La *Guía de consulta de los criterios diagnósticos del DSM-5* debe usarse junto con el DSM-5 completo. Para usarla correctamente es necesario familiarizarse con las descripciones escritas de cada trastorno que acompañan al conjunto de criterios.

Esta referencia práctica contiene todos los códigos CIE-9-MC y CIE-10-MC, notas de codificación y procedimientos de registro usados en el DSM-5. El clínico encontrará más información en el DSM-5, incluida la Sección III: Instrumentos de medición y nuevos modelos (que incluyen medidas de evaluación, formulación y entrevistas adaptadas a otras culturas, un modelo DSM-5 alternativo de trastornos de la personalidad y las condiciones para ampliar su estudio) y el apéndice DSM-5 (que contiene los cambios más destacados con respecto al DSM-IV, glosarios de términos técnicos y culturales, y un listado alfabético y numérico de los diagnósticos y códigos del DSM-5). Las medidas de evaluación y más información están disponibles online en www.psychiatry.org/dsm5.

Clasificación del DSM-5

Antes de cada nombre de trastorno, se indica el código CIE-9-MC seguido del código CIE-10-MC entre paréntesis. Las líneas en blanco indican que el código CIE-9-MC o CIE-10-MC no es aplicable. Para algunos trastornos, el código se puede indicar únicamente de acuerdo con el subtipo o el especificador.

Los códigos CIE-9-MC se utilizarán a efectos de codificación en Estados Unidos a partir del 30 de septiembre de 2014 y los códigos CIE-10-MC se utilizarán a partir del 1 de octubre de 2014.

Después del título del capítulo y del nombre del trastorno, se incluye entre paréntesis el número de página del texto o criterios correspondientes.

Nota para todos los trastornos mentales debidos a otra afección médica: Indicar el nombre de la otra afección médica en el nombre del trastorno mental debido a [la afección médica]. El código y el nombre de la otra afección médica se indicarán en primer lugar inmediatamente antes del trastorno mental debido a la afección médica.

Trastornos del neurodesarrollo (17)

Discapacidades intelectuales (17)

Trastornos de la comunicación (24)

315.32 (F80.2).   Trastorno del lenguaje (24)

315.39 (F80.0).   Trastorno fonológico (25)

315.35 (F80.81). Trastorno de fluidez (tartamudeo) de inicio en la infancia (25)
Nota: Los casos de inicio más tardío se diagnostican como trastorno de fluidez de inicio en el adulto 307.0 (F98.5).

315.39 (F80.89). Trastorno de la comunicación social (pragmático) (26)

307.9 (F80.9).   Trastorno de la comunicación no especificado (27)

Trastorno del espectro autista (28)

299.00 (F84.0).   Trastorno del espectro autista (28)
Especificar si: Asociado a una afección médica o genética, o a un factor ambiental conocidos; Asociado a otro trastorno del neurodesarrollo, mental o del comportamiento
Especificar la gravedad actual de los Criterios A y de los Criterios B: Necesita ayuda muy notable, Necesita ayuda notable, Necesita ayuda
Especificar si: Con o sin discapacidad intelectual acompañante, Con o sin deterioro del lenguaje acompañante, Con catatonía (emplear el código adicional 293.89 [F06.1])

Trastorno por déficit de atención/hiperactividad (33)

___.__ (___.__).   Trastorno por déficit de atención/hiperactividad (33)
Especificar si:

314.01 (F90.2).   Presentación combinada

314.00 (F90.0).   Presentación predominante con falta de atención

314.01 (F90.1).   Presentación predominante hiperactiva/impulsiva

Trastornos de tics

Otros trastornos del neurodesarrollo (46)

Espectro de la esquizofrenia
y otros trastornos psicóticos (49)

Los siguientes especificadores se aplican al espectro de la esquizofrenia y
otros trastornos psicóticos en los casos indicados:

[a]*Especificar* si: Los siguientes especificadores del curso sólo se utilizarán después de un año de duración del trastorno: Primer episodio, actualmente en episodio agudo; Primer episodio,
actualmente en remisión parcial; Primer episodio, actualmente
en remisión total; Episodios múltiples, actualmente en episodio
agudo; Episodios múltiples, actualmente en remisión parcial;
Episodios múltiples, actualmente en remisión total; Continuo;
No especificado

[b]*Especificar* si: Con catatonía (utilizar el código adicional 293.89
[F06.1])

[c]*Especificar* la gravedad actual de los delirios, alucinaciones, habla
desorganizada, conducta psicomotora anómala, síntomas negativos, deterioro cognitivo, depresión y síntomas maníacos

---

Trastorno bipolar y
trastornos relacionados (71)

Los siguientes especificadores se aplican a los trastornos bipolar y trastornos relacionados en los casos indicados:

[a]*Especificar:* Con ansiedad (*especificar* la gravedad actual: leve, moderado, moderado-grave, grave); Con características mixtas; Con ciclos rápidos; Con características melancólicas; Con características atípicas; Con características psicóticas congruentes con el estado de ánimo; Con características psicóticas no congruentes con el estado de ánimo; Con catatonía (utilizar el código adicional 293.89 [F06.1]); Con inicio durante el periparto; Con patrón estacional

296.55 (F31.75).   En remisión parcial

296.56 (F31.76).   En remisión total

296.50 (F31.9).   No especificado

296.7 (F31.9).   Episodio no especificado actual o más reciente

296.89 (F31.81). Trastorno bipolar IIª (78)
Especificar el episodio actual o más reciente: Hipomaníaco, Depresivo
Especificar el curso si no se cumplen actualmente todos los criterios para un episodio del estado de ánimo: En remisión parcial, En remisión total
Especificar la gravedad si se cumplen actualmente todos los criterios para un episodio del estado de ánimo: Leve, Moderado, Grave

301.13 (F34.0).   Trastorno ciclotímico (84)
Especificar si: Con ansiedad

___.__ (___.__).   Trastorno bipolar y trastorno relacionado inducidos por sustancias/medicamentos (84)
Nota: Véanse los criterios y procedimientos de registro correspondientes para los códigos específicos de sustancias y la codificación CIE-9-MC y CIE-10-MC.
Especificar si: Con inicio durante la intoxicación, Con inicio durante la abstinencia

293.83 (___.__). Trastorno bipolar y trastorno relacionado debidos a otra afección médica (89)
Especificar si:

(F06.33).   Con características maníacas

(F06.33).   Con episodio de tipo maníaco o hipomaníaco

(F06.34).   Con características mixtas

296.89 (F31.89). Otro trastorno bipolar y trastorno relacionado especificados (90)

296.80 (F31.9).   Trastorno bipolar y trastorno relacionado no especificados (91)

Trastornos depresivos (103)

Los siguientes especificadores se aplican a los trastornos depresivos en los casos indicados:

[a]*Especificar:* Con ansiedad (*especificar* la gravedad actual: leve, moderado, moderado-grave, grave); Con características mixtas; Con características melancólicas; Con características atípicas; Con características psicóticas congruentes con el estado de ánimo; Con características psicóticas no congruentes con el estado de ánimo; Con catatonía (utilizar el código adicional 293.89 [F06.1]); Con inicio durante el periparto; Con patrón estacional

296.99 (F34.8).	Trastorno de desregulación perturbador del estado de ánimo (103)
___.__ (___.__).	Trastorno de depresión mayor[a] (104)
___.__ (___.__).	Episodio único
296.21 (F32.0).	Leve
296.22 (F32.1).	Moderado
296.23 (F32.2).	Grave
296.24 (F32.3).	Con características psicóticas
296.25 (F32.4).	En remisión parcial
296.26 (F32.5).	En remisión total
296.20 (F32.9).	No especificado
___.__ (___.__).	Episodio recurrente
296.31 (F33.0).	Leve
296.32 (F33.1).	Moderado
296.33 (F33.2).	Grave
296.34 (F33.3).	Con características psicóticas
296.35 (F33.41).	En remisión parcial
296.36 (F33.42).	En remisión total
296.30 (F33.9).	No especificado
300.4 (F34.1).	Trastorno depresivo persistente (distimia)[a] (108)

300.4 (F34.1). Trastorno depresivo persistente (distimia)[a] (108)
Especificar si: En remisión parcial, En remisión total
Especificar si: Inicio temprano, Inicio tardío

Trastornos de ansiedad (129)

Trastorno obsesivo-compulsivo
y trastornos relacionados (145)

Los siguientes especificadores se aplican a los trastornos obsesivo-compulsivos y trastornos relacionados en los casos indicados:
[a]*Especificar* si: Con introspección de la enfermedad buena o aceptable,
Con poca introspección de la enfermedad, Con ausencia de introspección de la enfermedad/con creencias delirantes

Trastornos relacionados con traumas y factores de estrés (159)

Trastornos disociativos (175)

Trastornos de síntomas somáticos y trastornos relacionados (181)

Trastornos alimentarios y de la ingestión de alimentos (189)

Los siguientes especificadores se aplican a los trastornos de la conducta
alimentaria y de la ingesta de alimentos en los casos indicados:
[a]*Especificar si:* En remisión
[b]*Especificar si:* En remisión parcial, En remisión total
[c]*Especificar* la gravedad actual: Leve, Moderado, Grave, Extremo

---

Trastornos de la excreción (199)

Especificar si: Con estreñimiento e incontinencia por desbordamiento; Sin estreñimiento e incontinencia por desbordamiento

___.__ (___.__). Otro trastorno de la excreción especificado (200)

788.39 (N39.498). Con síntomas urinarios

787.60 (R15.9). Con síntomas fecales

___.__ (___.__). Trastorno de la excreción no especificado (201)

788.30 (R32). Con síntomas urinarios

787.60 (R15.9). Con síntomas fecales

Trastornos del sueño-vigilia (203)

Los siguientes especificadores se aplican a los trastornos del sueño vigilia en los casos indicados:
[a]*Especificar* si: Episódico, Persistente, Recurrente
[b]*Especificar* si: Agudo, Subagudo, Persistente
[c]*Especificar* la gravedad actual: Leve, Moderado, Grave

307.42 (F51.01)**.** Trastorno de insomnio[a] (203)
      Especificar si: Con trastorno mental concurrente no relacionado con el sueño, Con otra afección médica concurrente, Con otro trastorno del sueño

307.44 (F51.11)**.** Trastorno por hipersomnia[b, c] (204)
      Especificar si: Con trastorno mental, Con afección médica, Con otro trastorno del sueño

___.__ (___.__). Narcolepsia[c] (206)
      Especificar si:

347.00 (G47.419). Narcolepsia sin cataplejía pero con deficiencia de hipocretina

347.01 (G47.411). Narcolepsia con cataplejía pero sin deficiencia de hipocretina

347.00 (G47.419). Ataxia cerebelosa autosómica dominante, sordera y narcolepsia

347.00 (G47.419). Narcolepsia autosómica dominante, obesidad y diabetes de tipo 2

347.10 (G47.429). Narcolepsia secundaria a otra afección médica

Trastornos del sueño relacionados con la respiración (208)

327.23 (G47.33). Apnea e hipopnea obstructiva del sueño^c (208)

___.__ (___.__). Apnea central del sueño (209)
    Especificar si:
327.21 (G47.31).   Apnea central del sueño idiopática
786.04 (R06.3).   Respiración de Cheyne-Stokes
780.57 (G47.37).   Apnea central del sueño con consumo
                            concurrente de opiáceos
                    Nota: Codificar en primer lugar el trastorno de uso
                    de opiáceos, si está presente.
                    Especificar la gravedad actual

___.__ (___.__). Hipoventilación relacionada con el sueño (210)
    Especificar si:
327.24 (G47.34).   Hipoventilación idiopática
327.25 (G47.35).   Hipoventilación alveolar central congénita
327.26 (G47.36).   Hipoventilación concurrente relacionada con el
                            sueño
                    Especificar la gravedad actual

___.__ (___.__). Trastornos del ritmo circadiano de sueño-vigilia^a
                            (211)
                    Especificar si:
307.45 (G47.21).   Tipo de fases de sueño retardadas (211)
                    Especificar si: Familiar, Superposición a un tipo
                    de sueño-vigilia no ajustado a las 24 horas
307.45 (G47.22).   Tipo de fases de sueño avanzadas (211)
                    Especificar si: Familiar
307.45 (G47.23).   Tipo de sueño-vigilia irregular (212)
307.45 (G47.24).   Tipo de sueño-vigilia no ajustado a las 24 horas
                            (212)
307.45 (G47.26).   Tipo asociado a turnos laborales (212)
307.45 (G47.20).   Tipo no especificado

Parasomnias (212)

___.__ (___.__). Trastornos del despertar del sueño no REM (212)

Disfunciones sexuales (225)

Los siguientes especificadores se aplican a las disfunciones sexuales en los casos indicados:

[a]*Especificar* si: De por vida, Adquirido
[b]*Especificar* si: Generalizado, Situacional

Disforia de género (239)

Trastornos disruptivos, del control de los impulsos y de la conducta (243)

Trastornos relacionados con sustancias y trastornos adictivos (253)

Los siguientes especificadores y nota se aplican a los trastornos relacionados con sustancias y trastornos adictivos en los casos indicados:
[a]*Especificar* si: En remisión inicial, En remisión continuada

[b]*Especificar* si: En un entorno controlado
[c]*Especificar* si: Con alteraciones de la percepción
[d]El código CIE-10-MC indica la presencia concurrente de un trastorno de
   uso de sustancias moderado o grave, que debe estar presente a fin de
   aplicar el código para abstinencia de sustancias.

Trastornos relacionados con sustancias (254)

Trastornos relacionados con el alcohol (259)

___.__ (___.__). Trastorno por consumo de alcohol[a, b] (259)
                    Especificar la gravedad actual:
305.00 (F10.10).   Leve
303.90 (F10.20).   Moderado
303.90 (F10.20).   Grave

303.00 (___.__). Intoxicación por alcohol (262)
          (F10.129).   Con trastorno por consumo, leve
          (F10.229).   Con trastorno por consumo, moderado o grave
          (F10.929).   Sin trastorno por consumo

291.81 (___.__). Abstinencia de alcohol[c, d] (262)
          (F10.239).   Sin alteraciones de la percepción
          (F10.232).   Con alteraciones de la percepción

___.__ (___.__). Otros trastornos inducidos por el alcohol (264)

291.9 (F10.99). Trastorno relacionado con el alcohol no
                     especificado (264)

Trastornos relacionados con la cafeína (265)

305.90 (F15.929). Intoxicación por cafeína (265)

292.0 (F15.93). Abstinencia de cafeína (266)

___.__ (___.__). Otro trastorno inducido por la cafeína (266)

292.9 (F15.99). Trastorno relacionado con la cafeína no
                     especificado (267)

Trastornos relacionados con el cannabis (267)

___.__ (___.__). Trastorno por consumo de cannabis[a, b] (267)
                    Especificar la gravedad actual:
305.20 (F12.10).   Leve

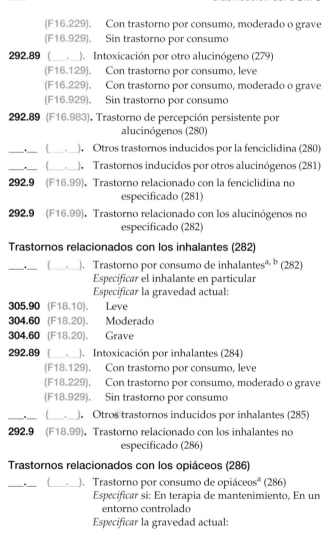

(F16.229). Con trastorno por consumo, moderado o grave
(F16.929). Sin trastorno por consumo

292.89 (__._). Intoxicación por otro alucinógeno (279)

(F16.129). Con trastorno por consumo, leve
(F16.229). Con trastorno por consumo, moderado o grave
(F16.929). Sin trastorno por consumo

292.89 (F16.983). Trastorno de percepción persistente por alucinógenos (280)

__._ (__._). Otros trastornos inducidos por la fenciclidina (280)

__._ (__._). Trastornos inducidos por otros alucinógenos (281)

292.9 (F16.99). Trastorno relacionado con la fenciclidina no especificado (281)

292.9 (F16.99). Trastorno relacionado con los alucinógenos no especificado (282)

Trastornos relacionados con los inhalantes (282)

__._ (__._). Trastorno por consumo de inhalantes[a, b] (282)
Especificar el inhalante en particular
Especificar la gravedad actual:

305.90 (F18.10). Leve
304.60 (F18.20). Moderado
304.60 (F18.20). Grave

292.89 (__._). Intoxicación por inhalantes (284)

(F18.129). Con trastorno por consumo, leve
(F18.229). Con trastorno por consumo, moderado o grave
(F18.929). Sin trastorno por consumo

__._ (__._). Otros trastornos inducidos por inhalantes (285)

292.9 (F18.99). Trastorno relacionado con los inhalantes no especificado (286)

Trastornos relacionados con los opiáceos (286)

__._ (__._). Trastorno por consumo de opiáceos[a] (286)
Especificar si: En terapia de mantenimiento, En un entorno controlado
Especificar la gravedad actual:

___.___ (___.___). Otros trastornos inducidos por el tabaco (309)

292.9 (F17.209). Trastorno relacionado con el tabaco no especificado (309)

Trastornos relacionados con otras sustancias (o sustancias desconocidas) (310)

___.___ (___.___). Trastorno por consumo de otras sustancias (o sustancias desconocidas)[a, b] (310)
Especificar la gravedad actual:

305.90 (F19.10). Leve

304.90 (F19.20). Moderado

304.90 (F19.20). Grave

292.89 (___.___). Intoxicación por otras sustancias (o sustancias desconocidas) (313)

(F19.129). Con trastorno por consumo, leve

(F19.229). Con trastorno por consumo, moderado o grave

(F19.929). Sin trastorno por consumo

292.0 (F19.239). Abstinencia de otras sustancias (o sustancias desconocidas)[d] (313)

___.___ (___.___). Trastornos inducidos por otras sustancias (o sustancias desconocidas) (314)

292.9 (F19.99). Trastorno relacionado con otras sustancias (o sustancias desconocidas) no especificado (315)

Trastornos no relacionados con sustancias (316)

312.31 (F63.0). Trastorno por juego[a] (316)
Especificar si: Episódico, Persistente
Especificar la gravedad actual: Leve, Moderado, Grave

Trastornos neurocognitivos (319)

___.___ (___.___). Delirium (326)
[a]**Nota:** Véanse los criterios y procedimientos de registro correspondientes para códigos específicos de sustancias y la codificación CIE-9-MC y CIE-10-MC.

Trastornos neurocognitivos mayores y leves (334)

Especificar si debido a: Enfermedad de Alzheimer, Degeneración del lóbulo frontotemporal, Enfermedad por cuerpos de Lewy, Enfermedad vascular, Traumatismo cerebral, Consumo de sustancias o medicamentos, Infección por VIH, Enfermedad por priones, Enfermedad de Parkinson, Enfermedad de Huntington, Otra enfermedad médica, Etiologías múltiples, No especificado.

[a]*Especificar* Sin alteración del comportamiento, Con alteración del comportamiento. *Para un trastorno neurocognitivo leve la alteración del comportamiento no se puede codificar pero aún así debería indicarse por escrito.*

[b]*Especificar* la gravedad actual: Leve, Moderada, Grave. *Este especificador se aplica sólo a trastornos neurocognitivos mayores (incluidos probables y posibles).*

Nota: Como se indica para cada subtipo, se necesita un código médico adicional para trastornos neurocognitivos mayores, incluidos los debidos a etiologías médicas probables y posibles. La etiología médica se debería codificar en primer lugar, antes del código para el trastorno neurocognitivo mayor. Para trastorno neurocognitivo leve, no se utilizará un código médico adicional.

Trastorno neurocognitivo mayor o leve debido a la enfermedad de Alzheimer (337)

___.__ (__.__). Trastorno neurocognitivo mayor debido a la
                     enfermedad de Alzheimer posible[b]
                     Nota: Codificar en primer lugar **331.0 (G30.9)** la
                     enfermedad de Alzheimer.

294.11 (F02.81).   Con alteración del comportamiento
294.10 (F02.80).   Sin alteración del comportamiento

331.83 (G31.84). Trastorno neurocognitivo leve debido a la
                       enfermedad de Alzheimer[a]

Trastorno neurocognitivo frontotemporal mayor o leve (342)

___.__ (__.__). Trastorno neurocognitivo mayor debido a una de-
                     generación del lóbulo frontotemporal pro-
                     bable[b]
                     Nota: Codificar en primer lugar **331.19 (G31.09)** la en-
                     fermedad frontotemporal.

294.11 (F02.81).   Con alteración del comportamiento
294.10 (F02.80).   Sin alteración del comportamiento

___.__ (__.__). Trastorno neurocognitivo mayor debido a una dege-
                     neración del lóbulo frontotemporal posible[b]
                     Nota: Codificar en primer lugar **331.19 (G31.09)** la en-
                     fermedad frontotemporal.

294.11 (F02.81).   Con alteración del comportamiento
294.10 (F02.80).   Sin alteración del comportamiento

331.83 (G31.84). Trastorno neurocognitivo leve debido a una
                       degeneración del lóbulo frontotemporal[a]

Trastorno neurocognitivo mayor o leve con cuerpos de Lewy (344)

___.__ (__.__). Trastorno neurocognitivo mayor con cuerpos de
                     Lewy probable[b]
                     Nota: Codificar en primer lugar **331.82 (G31.83)** la en-
                     fermedad con cuerpos de Lewy.

294.11 (F02.81).   Con alteración del comportamiento
294.10 (F02.80).   Sin alteración del comportamiento

___.__ (__.__). Trastorno neurocognitivo mayor con cuerpos de
                     Lewy posible[b]
                     Nota: Codificar en primer lugar **331.82 (G31.83)** la en-
                     fermedad con cuerpos de Lewy.

294.11 (F02.81).   Con alteración del comportamiento

294.10 (F02.80). Sin alteración del comportamiento

331.83 (G31.84). Trastorno neurocognitivo leve con cuerpos de Lewy[a]

Trastorno neurocognitivo vascular mayor o leve (345)

___.__ (__.__). Trastorno neurocognitivo mayor probablemente debido a una enfermedad vascular[b]
> **Nota:** Ningún código médico adicional para enfermedad vascular.

290.40 (F01.51). Con alteración del comportamiento

290.40 (F01.50). Sin alteración del comportamiento

___.__ (__.__). Trastorno neurocognitivo mayor posiblemente debido a una enfermedad vascular[b]
> **Nota:** Ningún código médico adicional para enfermedad vascular.

290.40 (F01.51). Con alteración del comportamiento

290.40 (F01.50). Sin alteración del comportamiento

331.83 (G31.84). Trastorno neurocognitivo vascular leve[a]

Trastorno neurocognitivo mayor o leve debido a un traumatismo cerebral (347)

___.__ (__.__). Trastorno neurocognitivo mayor debido a un traumatismo cerebral[b]
> **Nota:** Para el CIE-9-MC, codificar en primer lugar **907.0** el efecto tardío de una lesión intracraneal sin fractura de cráneo. Para el CIE-10-MC, codificar en primer lugar **S06.2X9S** traumatismo cerebral difuso con pérdida de consciencia de duración sin especificar, secuela.

294.11 (F02.81). Con alteración del comportamiento

294.10 (F02.80). Sin alteración del comportamiento

331.83 (G31.84). Trastorno neurocognitivo leve debido a un traumatismo cerebral[a]

Trastorno neurocognitivo mayor o leve inducido por sustancias/medicamentos[a] (348)

Nota: Ningún código médico adicional. Véanse los criterios y procedimientos de registro correspondientes para códigos específicos de sustancias y la codificación CIE-9-MC y CIE-10-MC.

Especificar si: Persistente

Trastorno neurocognitivo mayor o leve debido a infección por VIH (352)

___.__ (___.__). Trastorno neurocognitivo mayor debido a infección por VIH[b]

Nota: Codificar en primer lugar **042 (B20)** la infección por VIH.

294.11 (F02.81).   Con alteración del comportamiento

294.10 (F02.80).   Sin alteración del comportamiento

331.83 (G31.84)**.** Trastorno neurocognitivo leve debido a infección por VIH[a]

Trastorno neurocognitivo mayor o leve debido a enfermedad por priones (353)

___.__ (___.__). Trastorno neurocognitivo mayor debido a enfermedad por priones[b]

Nota: Codificar en primer lugar **046.79 (A81.9)** la enfermedad por priones.

294.11 (F02.81).   Con alteración del comportamiento

294.10 (F02.80).   Sin alteración del comportamiento

331.83 (G31.84)**.** Trastorno neurocognitivo leve debido a enfermedad por priones[a]

Trastorno neurocognitivo mayor o leve debido a la enfermedad de Parkinson (354)

___.__ (___.__). Trastorno neurocognitivo mayor probablemente debido a la enfermedad de Parkinson[b]

Nota: Codificar en primer lugar **332.0 (G20)** la enfermedad de Parkinson.

294.11 (F02.81).   Con alteración del comportamiento

294.10 (F02.80).   Sin alteración del comportamiento

___.__ (___.__). Trastorno neurocognitivo mayor posiblemente debido a la enfermedad de Parkinson[b]

Nota: Codificar en primer lugar **332.0 (G20)** la enfermedad de Parkinson.

294.11 (F02.81).   Con alteración del comportamiento

294.10 (F02.80).   Sin alteración del comportamiento

331.83 (G31.84). Trastorno neurocognitivo leve debido a la
                                    enfermedad de Parkinson[a]

Trastorno neurocognitivo mayor o leve debido a la enfermedad de Huntington (355)

___.__   (___.___).   Trastorno neurocognitivo mayor debido a la
                                    enfermedad de Huntington[b]
                            Nota: Codificar en primer lugar **333.4 (G10)** la enfer-
                            medad de Huntington.
294.11 (F02.81).   Con alteración del comportamiento
294.10 (F02.80).   Sin alteración del comportamiento

331.83 (G31.84). Trastorno neurocognitivo leve debido a la
                                    enfermedad de Huntington[a]

Trastorno neurocognitivo mayor o leve debido a otra afección médica (356)

___.__   (___.___).   Trastorno neurocognitivo mayor debido a otra
                                    afección médica[b]
                            Nota: Codificar en primer lugar la otra afección médica.
294.11 (F02.81).   Con alteración del comportamiento
294.10 (F02.80).   Sin alteración del comportamiento

331.83 (G31.84). Trastorno neurocognitivo leve debido a otra
                                    afección médica[a]

Trastorno neurocognitivo mayor o leve debido a etiologías múltiples (357)

___.__   (___.___).   Trastorno neurocognitivo mayor debido a
                                    etiologías múltiples[b]
                            Nota: Codificar en primer lugar todas las afecciones
                            médicas causantes (excepto enfermedad vascular).
294.11 (F02.81).   Con alteración del comportamiento
294.10 (F02.80).   Sin alteración del comportamiento

331.83 (G31.84). Trastorno neurocognitivo leve debido a etiologías
                                    múltiples[a]

Trastorno neurocognitivo no especificado (358)

799.59 (R41.9).   Trastorno neurocognitivo no especificado[a]

Trastornos de la personalidad (359)

Trastornos parafílicos (373)

El siguiente especificador se aplica a los trastornos parafílicos en los casos indicados:

^a*Especificar* si: En un entorno controlado, En remisión total

Otros trastornos mentales (381)

Trastornos motores inducidos por medicamentos y otros efectos adversos de los medicamentos (385)

Otros problemas que pueden ser objeto de atención clínica (395)

V62.83 (Z69.021).   Visita de salud mental para el autor de maltrato
                        infantil no parental

Abuso sexual infantil (400)

Abuso sexual infantil, confirmado (400)

995.53 (T74.22XA). Hallazgo inicial

995.53 (T74.22XD). Hallazgo ulterior

Abuso sexual infantil, sospechado (401)

995.53 (T76.22XA). Hallazgo inicial

995.53 (T76.22XD). Hallazgo ulterior

Otras circunstancias relacionadas con el abuso sexual infantil (400)

V61.21 (Z69.010).   Visita de salud mental para la víctima de abuso
                        sexual infantil parental

V61.21 (Z69.020).   Visita de salud mental para la víctima de abuso
                        sexual infantil no parental

V15.41 (Z62.810).   Historia personal (antecedentes) de abuso
                        sexual infantil

V61.22 (Z69.011).   Visita de salud mental para el autor de abuso
                        sexual infantil parental

V62.83 (Z69.021).   Visita de salud mental para el autor de abuso
                        sexual infantil no parental

Negligencia infantil (401)

Negligencia infantil, confirmada (401)

995.52 (T74.02XA). Hallazgo inicial

995.52 (T74.02XD). Hallazgo ulterior

Negligencia infantil, sospechada (401)

995.52 (T76.02XA). Hallazgo inicial

995.52 (T76.02XD). Hallazgo ulterior

Otras circunstancias relacionadas con la negligencia infantil (402)

V61.21 (Z69.010).   Visita de salud mental para la víctima de
                        negligencia infantil parental

V61.21 (Z69.020).   Visita de salud mental para la víctima de
                        negligencia infantil no parental

Otras circunstancias relacionadas con la violencia física por parte del cónyuge o la pareja (404)

V61.11 (Z69.11).   Visita de salud mental para la víctima de vio-
                         lencia física por parte del cónyuge o la pareja
V15.41 (Z91.410).   Historia personal (antecedentes) de violencia
                         física por parte del cónyuge o la pareja
V61.12 (Z69.12).   Visita de salud mental para el autor de violencia
                         física por parte del cónyuge o la pareja

Violencia sexual por parte del cónyuge o la pareja (404)

Violencia sexual por parte del cónyuge o la pareja, confirmada (404)
995.83 (T74.21XA). Hallazgo inicial
995.83 (T74.21XD). Hallazgo ulterior

Violencia sexual por parte del cónyuge o la pareja, sospechada (404)
995.83 (T76.21XA). Hallazgo inicial
995.83 (T76.21XD). Hallazgo ulterior

Otras circunstancias relacionadas con la violencia sexual por parte del cónyuge o la pareja (404)

V61.11 (Z69.81).   Visita de salud mental para la víctima de vio-
                         lencia sexual por parte del cónyuge o la pareja
V15.41 (Z91.410).   Historia personal (antecedentes) de violencia
                         sexual por parte del cónyuge o la pareja
V61.12 (Z69.12).   Visita de salud mental para el autor de violencia
                         sexual por parte del cónyuge o la pareja

Negligencia por parte del cónyuge o la pareja (405)

Negligencia por parte del cónyuge o la pareja, confirmada (405)
995.85 (T74.01XA). Hallazgo inicial
995.85 (T74.01XD). Hallazgo ulterior

Negligencia por parte del cónyuge o la pareja, sospechada (405)
995.85 (T76.01XA). Hallazgo inicial
995.85 (T76.01XD). Hallazgo ulterior

Otras circunstancias relacionadas con la negligencia por parte del cónyuge o la pareja (405)

V61.11 (Z69.11). Visita de salud mental para la víctima de negligencia por parte del cónyuge o la pareja

V15.42 (Z91.412). Historia personal (antecedentes) de negligencia por parte del cónyuge o la pareja

V61.12 (Z69.12). Visita de salud mental para el autor de negligencia por parte del cónyuge o la pareja

Maltrato psicológico por parte del cónyuge o la pareja (405)

Maltrato psicológico por parte del cónyuge o la pareja, confirmado (406)

995.82 (T74.31XA). Hallazgo inicial

995.82 (T74.31XD). Hallazgo ulterior

Maltrato psicológico por parte del cónyuge o la pareja, sospechado (406)

995.82 (T76.31XA). Hallazgo inicial

995.82 (T76.31XD). Hallazgo ulterior

Otras circunstancias relacionadas con el maltrato psicológico por parte del cónyuge o la pareja (406)

V61.11 (Z69.11). Visita de salud mental para la víctima de maltrato psicológico por parte del cónyuge o la pareja

V15.42 (Z91.411). Historia personal (antecedentes) de maltrato psicológico por parte del cónyuge o la pareja

V61.12 (Z69.12). Visita de salud mental para el autor de maltrato psicológico por parte del cónyuge o la pareja

Maltrato del adulto por parte de una persona distinta del cónyuge o la pareja (406)

Maltrato físico del adulto por parte de una persona distinta del cónyuge o la pareja, confirmado (407)

995.81 (T74.11XA). Hallazgo inicial

995.81 (T74.11XD). Hallazgo ulterior

Maltrato físico del adulto por parte de una persona distinta del cónyuge o la pareja, sospechado (407)

995.81 (T76.11XA). Hallazgo inicial

995.81 (T76.11XD). Hallazgo ulterior

Abuso sexual del adulto por parte de una persona distinta del cónyuge o la pareja, confirmado (407)

995.83 (T74.21XA). Hallazgo inicial

995.83 (T74.21XD). Hallazgo ulterior

Abuso sexual del adulto por parte de una persona distinta del cónyuge o la pareja, sospechado (407)

995.83 (T76.21XA). Hallazgo inicial

995.83 (T76.21XD). Hallazgo ulterior

Maltrato psicológico del adulto por parte de una persona distinta del cónyuge o la pareja, confirmado (407)

995.82 (T74.31XA). Hallazgo inicial

995.82 (T74.31XD). Hallazgo ulterior

Maltrato psicológico del adulto por parte de una persona distinta del cónyuge o la pareja, sospechado (408)

995.82 (T76.31XA). Hallazgo inicial

995.82 (T76.31XD). Hallazgo ulterior

Otras circunstancias relacionadas con el maltrato o abuso del adulto por parte de una persona distinta del cónyuge o la pareja (408)

V65.49 (Z69.81).   Visita de salud mental para la víctima de maltrato o abuso del adulto por parte de una persona distinta del cónyuge

V62.83 (Z69.82).   Visita de salud mental para el autor de maltrato o abuso del adulto por parte de una persona distinta del cónyuge

Problemas educativos y laborales (408)

Problemas educativos (408)

V62.3 (Z55.9).   Problema académico o educativo (408)

Problemas laborales (408)

V62.21 (Z56.82).   Problema relacionado con el estado actual de despliegue militar (408)

V62.29 (Z56.9).   Otro problema relacionado con el empleo (409)

Problemas de vivienda y económicos (409)

Problemas de vivienda (409)

Problemas económicos (410)

Otros problemas relacionados con el entorno social (411)

Problemas relacionados con la delincuencia o interacción con el sistema legal (412)

Otros encuentros con los servicios sanitarios para asesoramiento y consejo médico (412)

Problemas relacionados con otras circunstancias psicosociales, personales o ambientales (413)

Otras circunstancias de la historia personal (413)

V15.49 (Z91.49). Otra historia personal de trauma psicológico (413)

V15.59 (Z91.5). Historia personal de autolesión (413)

V62.22 (Z91.82). Historia personal de despliegue militar (413)

V15.89 (Z91.89). Otros factores de riesgo personal (413)

V69.9 (Z72.9). Problema relacionado con el estilo de vida (413)

V71.01 (Z72.811). Comportamiento antisocial del adulto (414)

V71.02 (Z72.810). Comportamiento antisocial del niño o el adolescente (414)

Problemas relacionados con el acceso a la asistencia médica y otra asistencia sanitaria (414)

V63.9 (Z75.3). No disponibilidad o inaccesibilidad de centros de asistencia sanitaria (414)

V63.8 (Z75.4). No disponibilidad o inaccesibilidad de otros centros de ayuda (414)

Incumplimiento del tratamiento médico (414)

V15.81 (Z91.19). Incumplimiento del tratamiento médico (414)

278.00 (E66.9). Sobrepeso u obesidad (415)

V65.2 (Z76.5). Simulación (415)

V40.31 (Z91.83). Vagabundeo asociado a un trastorno mental (416)

V62.89 (R41.83). Funcionamiento intelectual límite (416)

SECCIÓN I

Conceptos básicos del DSM-5

Utilización del manual

El objetivo principal del DSM-5 consiste en ayudar a los profesionales de la salud en el diagnóstico de los trastornos mentales de los pacientes, como parte de la valoración de un caso que permita elaborar un plan de tratamiento perfectamente documentado para cada individuo. Los síntomas que se incluyen en cada uno de los conjuntos de criterios diagnósticos no constituyen una definición integral de los trastornos subyacentes; que abarcan todos los procesos cognitivos, emocionales, de comportamiento y fisiológicos y son bastante más complejos de lo que se puede explicar en estos breves resúmenes. Lo que se pretende es más bien que sea un resumen de los síndromes característicos, con los signos y síntomas que apuntan hacia el trastorno de base, con la historia evolutiva característica, sus factores de riesgo biológico y ambientales, sus correlaciones neuropsicológicas y fisiológicas, y su curso clínico típico.

Abordaje para la formulación del caso clínico

La formulación del caso de cualquier paciente debe incluir una historia clínica detallada y un resumen detallado de los factores sociales, psicológicos y biológicos que pueden haber contribuido a la aparición de determinado trastorno mental. Es decir, para establecer un diagnóstico de trastorno mental no basta con comprobar la presencia de los síntomas citados en los criterios de diagnóstico. Aunque la comprobación sistemática de la presencia de estos criterios y de la forma en que los presenta cada paciente garantiza una evaluación más fiable, la gravedad relativa y la validez de cada criterio individual, así como su contribución al diagnóstico, requieren un juicio clínico. Los síntomas de nuestros criterios diagnósticos forman parte de un repertorio relativamente limitado de respuestas emocionales humanas a tensiones internas y externas, que generalmente se mantienen en un equilibrio homeostático sin interrupción, en condiciones normales. Se necesita formación clínica para decidir cuándo la combinación de factores predisponentes, desencadenantes, perpetuadores y protectores, ha dado lugar a una afección psicopatológica cuyos signos y síntomas rebasan los límites de la normalidad. El objetivo final de la redacción de la historia clínica radica en la utilización de la información disponible sobre el contexto y el diagnóstico, para elaborar un plan de tratamiento integral adecuadamente fundamentado en el contexto cultural y social del individuo. Sin embargo, las recomendaciones para la selección y la utilización de las opciones de tratamiento más adecuadas para cada trastorno sobre la base de la evidencia científica superan los límites de este manual.

Aunque en los criterios de diagnóstico de los distintos trastornos que se incluyen en la sección II son el fruto de décadas de esfuerzo científico, es bien sabido que este conjunto de categorías de diagnóstico no puede describir con absoluto detalle toda la gama de trastornos mentales que pueden experimentar los individuos y presentarse a diario ante cualquier médico en cualquier parte del mundo. El abanico de interacciones genéticas y ambientales que a lo largo del desarrollo humano ha afectado a su función cognitiva, emocional y comportamental, es prácticamente ilimitado. En consecuencia, es imposible abarcar absolutamente toda la psicopatología en las categorías de diagnóstico que se están utilizando ahora. Por eso es necesario incluir las opciones de "otros especificados / no especificados" para aquellos cuadros que no se ajustan exactamente a los límites diagnósticos de los trastornos de cada capítulo. A veces en la sala de urgencias sólo será posible identificar los síntomas más destacados que van asociados a un capítulo concreto (por ejemplo, ideas delirantes, alucinaciones, manías, depresión, ansiedad, intoxicación por substancias o síntomas neurocognitivos) que provisionalmente se definirán como un trastorno "no especificado" de esa categoría, a la espera de poder hacer un diagnóstico diferencial completo.

Definición de trastorno mental

Cada uno de los trastornos identificados en la sección II del manual (excepto los de los capítulos titulados "Trastornos del movimiento inducidos por medicamentos y otros efectos adversos de los medicamentos" y "Otras afecciones que pueden ser objeto de atención clínica") debe cumplir la definición de trastorno mental. Aunque ninguna definición puede abarcar todos los aspectos de todos los trastornos que contiene el DSM-5, se deben cumplir los siguientes elementos:

> Un trastorno mental es un síndrome caracterizado por una alteración clínicamente significativa del estado cognitivo, la regulación emocional o el comportamiento de un individuo, que refleja una disfunción de los procesos psicológicos, biológicos o del desarrollo que subyacen en su función mental. Habitualmente los trastornos mentales van asociados a un estrés significativo o a discapacidad, ya sea social, laboral o de otras actividades importantes. Una respuesta predecible o culturalmente aceptable ante un estrés usual o una pérdida, tal como la muerte de un ser querido, no constituye un trastorno mental. Un comportamiento socialmente anómalo (ya sea político, religioso o sexual) y los conflictos existentes principalmente entre el individuo y la sociedad, no son trastornos mentales salvo que la anomalía o el conflicto se deban a de una disfunción del individuo, como las descritas anteriormente.

El diagnóstico de un trastorno mental debe tener una utilidad clínica: debe ser útil para que el médico determine el pronóstico, los planes de tratamiento y los posibles resultados terapéuticos en sus pacientes. Sin embargo, el diagnóstico de un trastorno mental no equivale a una necesidad de tratamiento. La necesidad de tratamiento es una decisión clínica compleja que debe tomar en consideración la gravedad del síntoma, su significado (p. ej. la presencia de ideas de suicidio), el sufrimiento del paciente (dolor mental) asociado al síntoma, la discapacidad que implican dichos síntomas, los riesgos y los beneficios de los tratamientos disponibles y otros factores (p. ej. síntomas psiquiátricos que complican otras enfermedades). Por eso a veces el médico se encuentra con pacientes cuyos síntomas no cumplen todos los criterios de determinado trastorno mental pero que claramente necesitan tratamiento o asistencia. El hecho de que algunos individuos no presenten todos los síntomas característicos de un diagnóstico no se debe utilizar para justificar una limitación de su acceso a una asistencia adecuada.

El abordaje para validar los criterios diagnósticos de las distintas categorías de trastornos mentales se ha basado en los siguientes tipos de evidencia: factores validantes de los antecedentes (marcadores genéticos similares, rasgos familiares, temperamento y exposición al entorno), factores validantes simultáneos (sustratos neurales similares, biomarcadores, procesamiento emocional y cognitivo, y similitud de síntomas), y factores validantes predictivos (curso clínico y respuesta al tratamiento similares). En el DSM-5 se reconoce que los criterios diagnósticos actuales para cada trastorno no identifican necesariamente un grupo homogéneo de pacientes que pueda ser caracterizado con fiabilidad con todos estos factores validantes. Los datos existentes demuestran que si bien estos factores validantes sobrepasan los límites actuales del diagnóstico, tienden a congregarse con mayor frecuencia dentro de los capítulos adyacentes del DSM-5 y entre ellos. Hasta que se identifiquen de forma incontestable los mecanismos etiológicos o fisiopatológicos que permitan validar por completo un trastorno o un espectro de trastornos específico, la regla más importante para establecer los criterios del trastorno del DSM-5 será su utilidad clínica para valorar su curso y la respuesta de los individuos agrupados en función de un conjunto dado de criterios diagnósticos.

Esta definición de trastorno mental se redactó con fines clínicos, de salud pública y de investigación. Habitualmente se necesita más información que la que contienen los criterios diagnósticos del DSM-5 para hacer juicios legales sobre temas tales como la responsabilidad criminal, la ilegibilidad para recibir una compensación por discapacidad y la competencia (véase "Declaración cautelar para el empleo forense del DSM-5" más adelante en este manual).

Criterios de significación clínica

El grupo de trabajo del DSM-5 y la Organización Mundial de la Salud (OMS) han hecho importantes esfuerzos para separar los conceptos de trastorno mental y discapacidad (desequilibrios en áreas sociales, laborales u otras áreas importantes). En el sistema de la OMS, la Clasificación Internacional de Enfermedades (CIE), abarca todas las enfermedades y trastornos, mientras que la Clasificación Internacional del Funcionamiento, de la Discapacidad y de la Salud (CIF) constituye una clasificación independiente para la discapacidad global. A su vez se ha demostrado que la Escala de Evaluación de las Discapacidades de la OMS (WHODAS), que se basa en la CIF, es una medida estandarizada útil de la discapacidad por causa de los trastornos mentales. Sin embargo, en ausencia de marcadores biológicos claros o de medidas clínicas útiles de la gravedad de muchos trastornos mentales, no ha sido posible separar por completo las expresiones de síntomas normales y patológicos que se incluyen en los criterios de diagnóstico. Esta carencia de información es especialmente problemática en situaciones clínicas en que el síntoma que presenta el paciente no es, en sí mismo (especialmente en grados leves), inherentemente patológico y puede encontrarse en individuos para los que un diagnóstico de "trastorno mental" sería inadecuado. Por eso se ha utilizado el criterio general de exigir que haya malestar significativo o discapacidad al determinar los umbrales del trastorno; habitualmente se dice que "el trastorno provoca un malestar clínicamente significativo o deterioro social, laboral o de otras áreas importantes de la actividad del individuo". El texto obtenido tras la definición revisada de trastorno mental destaca que este criterio puede ser especialmente útil para determinar la necesidad de tratamiento del paciente. Siempre que sea necesario se recomienda aprovechar la información de otros miembros de la familia y de terceros (además de la del propio afectado) sobre las actitudes del paciente.

Elementos de un diagnóstico

Criterios diagnósticos y elementos descriptivos

Los criterios diagnósticos se plantean como directrices para establecer un diagnóstico y su utilización debe estar presidida por el juicio clínico. Las descripciones en forma de texto del DSM-5, incluidas las secciones introductorias de cada capítulo, pueden ayudar a cimentar el diagnóstico (p. ej. aportando diagnósticos diferenciales o detallando mejor los criterios en el apartado "Características diagnósticas").

Una vez hecha la evaluación de los criterios diagnósticos, será el médico quien decida la aplicación de los subtipos y/o especificadores del trastorno que considere más adecuados. Hay que citar los especificadores de la gravedad y del curso para definir el estado actual del individuo, pero sólo cuando se cumplan todos los criterios. Si no se cumplen todos los criterios, el clínico deberá considerar si la presentación de los síntomas cumple los criterios para poder ser denominada "otra especificada" o "no especificada". Siempre que sea posible se indicarán los criterios específicos para definir la gravedad del trastorno (es decir, leve, moderado, grave, extremo), sus características descriptivas (por ejemplo, con raciocinio bueno o aceptable; en un entorno controlado) y su curso (por ejemplo en remisión parcial, en remisión total, recidiva). En función de la entrevista clínica, las descripciones del texto, los criterios y el juicio clínico se hace el diagnóstico final.

El acuerdo general del DSM-5 es permitir que se asignen múltiples diagnósticos a los cuadros que reúnan los criterios de más de un trastorno del DSM-5.

Subtipos y especificadores

Se indican subtipos y especificadores (algunos codificados en el cuarto, quinto o sexto dígito) para incrementar la especificidad. *Los subtipos* se definen como subgrupos fenomenológicos del diagnóstico, mutuamente exclusivos y en conjunto exhaustivos, y se indican con la instrucción "*Especificar* si" dentro del conjunto de criterios. Por el contrario, los *especificadores* no pretenden ser mutuamente exclusivos o en conjunto exhaustivos y en consecuencia se puede citar más de un especificador. Los especificadores se indican con la instrucción "*Especificar*" o "*Especificar* si" dentro del conjunto de criterios. Los especificadores ofrecen la oportunidad de definir un subgrupo más homogéneo de individuos que sufren el trastorno y comparten determinadas características (p. ej., trastorno mayor de depresión con características mixtas), y aportan información relevante para el tratamiento del trastorno del individuo, como la especificación "con otra comorbilidad médica" en los trastornos del sueño y la vigilia. Aunque a veces se asigna un quinto dígito para codificar un subtipo o un especificador (p. ej. 294.11 [F02.81] trastorno neurocognitivo mayor debido a la enfermedad de Alzheimer, con alteración del comportamiento), o la gravedad (296.21 [F32.0] trastorno depresivo mayor, episodio único, leve), la mayoría de subtipos y especificadores que se incluyen en el DSM-5 no se pueden codificar con los sistemas CIE-9-MC ni CIE-10-MC; por eso se indican solamente incluyendo el subtipo o el especificador tras el nombre del trastorno (p. ej. trastorno de ansiedad social [fobia social], tipo de actuación). Obsérvese que en algunos casos el especificador o el subtipo se pueden codificar en la CIE-10-MC pero no en la CIE-9-MC. En consecuencia, en algunos casos se cita la cuarta o quinta cifra del código del subtipo o del especificador, que solamente hace referencia a los códigos de la CIE-10-MC.

Habitualmente el diagnóstico del DSM-5 se aplica al estado actual que presenta el individuo en ese momento; los diagnósticos anteriores de los que el individuo ya se ha recuperado se deben identificar claramente como tales. Los especificadores que se refieren al *curso* (es decir, en remisión parcial, en remisión total) deben enumerarse al final del diagnóstico y se indican en algunos conjuntos de criterios. Cuando existen, se indican *especificadores de gravedad* para ayudar al médico a clasificar la intensidad, frecuencia, duración, número de síntomas u otros indicadores de la gravedad. Las especificaciones de la gravedad están indicadas con la instrucción "Especificar la gravedad actual" en el conjunto de criterios, e incluyen definiciones específicas de los trastornos. También se han incluido *especificadores descriptivos* en el conjunto de criterios, que aportan información adicional capaz de fundamentar la planificación del tratamiento (p. ej., trastorno obsesivo compulsivo con escaso raciocinio). No todos los trastornos contienen especificadores del curso, la gravedad y sus características descriptivas.

Trastornos del movimiento inducidos por medicamentos y otras afecciones que pueden ser el foco de atención clínica

Además de importantes factores psicosociales y del entorno, se incluyen afecciones que no son trastornos mentales pero con las que se puede encontrar el clínico que se ocupa de la salud mental. Estas afecciones aparecen en forma de lista de razones para la visita médica, además de o en lugar de los trastornos mentales enumerados en la Sección II. Se dedica otro capítulo aparte a los trastornos inducidos por medicamentos y otros efectos adversos de estos, que pueden ser evaluados y tratados por los clínicos que se ocupan de la salud mental, como la acatisia, la discinesia tardía o la distonía. La descripción de síndrome neuroléptico maligno se amplía en relación con la que se dio en el DSM-IV-TR, para destacar la naturaleza urgente y potencialmente mortal de esta afección; se añade una entrada nueva sobre el síndrome de interrupción de los antidepresivos. Otro capítulo revisa otras afecciones merecedoras de atención clínica. En él se incluyen los problemas de relación, los problemas relacionados con el abuso y la negligencia, los problemas de cumplimiento de pautas terapéuticas, la obesidad, el comportamiento antisocial y las simulaciones.

Diagnóstico principal

Cuando un paciente hospitalizado recibe más de un diagnóstico, el diagnóstico principal es la afección que se establece como causa fundamental del ingreso del paciente. Cuando un paciente ambulatorio recibe más de un diagnóstico, el motivo de la visita es la afección fundamental responsable de la asistencia médica ambulatoria recibida durante la visita. En la mayoría de los casos el diagnóstico principal o el motivo de la visita también es el principal foco de atención o de tratamiento. Con frecuencia es difícil (y a veces arbitrario) determinar cuál es el diagnóstico principal o el motivo de la visita, especialmente cuando un diagnóstico relacionado con una sustancia, como por ejemplo el trastorno por consumo de alcohol, viene acompañado de otro diagnóstico que no tiene relación con ninguna sustancia, como la esquizofrenia. En este ejemplo se pueden tener dudas a la hora de decidir qué diagnóstico debe ser considerado "principal" en un individuo hospitalizado con esquizofrenia y trastorno por consumo de alcohol, pues ambas afecciones pueden haber contribuido por igual a la necesidad de ingreso y de tratamiento. El diagnóstico principal debe citarse en primer lugar y el resto de trastornos son citados por orden de necesidad de atención y tratamiento. Cuando el diagnóstico principal o motivo de la visita es un trastorno mental debido a una afección médica (p. ej.. un trastorno neurocognitivo mayor debido a una enfermedad de Alzheimer, un trastorno psicótico debido a un cáncer de pulmón), las reglas de codificación de la CIE indican que la etiología de la afección médica se debe citar en primer lugar. En ese caso, el diagnóstico citado en segundo lugar sería el trastorno mental debido a la afección médica, el que correspondería al diagnóstico principal o al motivo de la visita. En la mayoría de los casos el trastorno citado como el diagnóstico principal o el motivo de la visita va seguido de una frase calificativa "(diagnóstico principal)" o "(motivo de la visita)".

Diagnóstico provisional

El especificador "provisional" se puede utilizar cuando existe una fundada suposición de que al final se cumplirán todos los criterios de un trastorno, aunque en el momento de establecer el diagnóstico no exista información suficiente para considerarlo definitivo. El clínico puede indicar la incertidumbre anotando "(provisional)" después del diagnóstico. Por ejemplo, este diagnóstico se puede utilizar cuando un individuo que parece sufrir un trastorno depresivo mayor no es capaz de dar información adecuada para la anamnesis y por lo tanto no se puede confirmar si cumple todos los criterios. Otro uso del término *provisional* se aplica a las situaciones en las que el diagnóstico diferencial depende exclusivamente de la duración de la enfermedad. Por ejemplo, un diagnóstico de trastorno esquizofreniforme requiere una duración superior a 1 mes e inferior a 6 meses; y por eso sólo se puede aplicar provisionalmente mientras no se haya alcanzado la remisión.

Métodos de codificación y procedimientos de registro

Cada trastorno va acompañado de una identificación diagnóstica y de un código estadístico, que es el que usan las instituciones y los departamentos de salud para la obtención de datos y con fines de facturación. Existen protocolos de registro específicos para estos códigos diagnósticos (identificados como notas de codificación en el texto), que fueron redactados por la OMS, y por los centros norteamericanos *Medicare and Medicaid Services* (CMS), los Centros para el Control de Enfermedades y el Centro Nacional de Prevención para Estadísticas de Salud con el objetivo de garantizar una codificación internacional uniforme de las tasas de prevalencia y de mortalidad de las afecciones de salud identificadas. La mayoría de los clínicos usan los códigos para identificar el diagnóstico o el motivo de la visita a los CMS y en los casos de reclamación a los seguros privados. El sistema oficial de codificación que se usa en Estados Unidos en el momento de la publicación de esta guía es la CIE-9-MC. La adopción oficial de la CIE-10-MC está programada para el 1º de octubre de 2014, por lo que no se deben utilizar los códigos correspondientes, que en esta guía se indican entre paréntesis, hasta que se produzca su implantación oficial. Los códigos CIE-9-MC y CIE-10-MC se han listado por un lado precediendo al nombre del trastorno en la clasificación y por otro acompañando al conjunto de criterios de cada trastorno. Para algunos diagnósticos (p. ej. trastornos neurocognitivos o trastornos inducidos por sustancias/medicamentos), el código correcto dependerá de su especificación posterior e irá incluido dentro de los criterios establecidos para definir el trastorno, en forma de notas de codificación, en algunos casos se explicarán con más detalle en una sección sobre procedimientos de registro. Los nombres de los trastornos van seguidos por una denominación alternativa entre paréntesis, que en la mayoría de los casos es el nombre dado al trastorno en el DSM-IV.

Mirando al futuro: herramientas de evaluación y seguimiento

Los diversos componentes del DSM-5 pretenden facilitar la evaluación del paciente y ayudar en el proceso de formulación del caso de forma integral. Mientras que los criterios de diagnóstico de la sección II son medidas bien definidas que han pasado por una amplia revisión, se considera que las herramientas de evaluación, la entrevista adaptada a los aspectos culturales y las condiciones para un estudio posterior que se incluyen en la sección III no disponen todavía de pruebas científicas suficientes para avalar su aplicación generalizada en la clínica. Estas ayudas y criterios de diagnóstico se incluyen para destacar la evolución y dirección de los avances científicos en estas áreas y para estimular que se siga investigando.

Cada una de las medidas de la sección III se ofrecen como ayuda para hacer una evaluación integral de los individuos que contribuirán al diagnóstico y a diseñar un plan de tratamiento ajustado a su cuadro clínico y a su contexto. Dado que la dinámica cultural es especialmente importante para la evaluación y el diagnóstico, la entrevista adaptada a los aspectos culturales se debería considerar un elemento de ayuda útil para comunicarse con el individuo. Los síntomas diagnósticos transversales y las escalas de gravedad específicas de los diagnósticos suponen una clasificación cuantitativa de importantes áreas clínicas y están diseñadas para utilizarse en la primera evaluación y poder establecer así una situación inicial que permita su comparación con las clasificaciones, para hacer un seguimiento en las visitas posteriores y fundamentar la planificación del tratamiento.

La aplicación de estas medidas sin duda será más fácil gracias a la tecnología digital; las escalas de medida se incluyen en la sección III para que sean evaluadas y desarrolladas. Igual que en cada edición del DSM, los criterios diagnósticos y la clasificación de los trastornos mentales del DSM-5 reflejan el consenso actual sobre la evolución de los conocimientos en este campo.

Declaración cautelar para el empleo forense del DSM-5

Aunque los criterios diagnósticos y el texto del DSM-5 se han pensado fundamentalmente para ayudar al clínico a realizar la evaluación clínica, la formulación del caso y el plan de tratamiento, el DSM-5 también lo utiliza como referencia en juzgados/tribunales y los abogados para evaluar las consecuencias forenses de los trastornos mentales. En consecuencia, es importante observar que la definición de trastorno mental que contiene el DSM-5 se redactó para satisfacer las necesidades de los clínicos, los profesionales de la salud pública y los investigadores, antes que las necesidades técnicas de los juzgados y de los profesionales que prestan servicios legales. También es importante observar que el DSM-5 no ofrece ninguna recomendación de tratamiento para ningún trastorno.

Si se usan adecuadamente, la información diagnóstica y el procedimiento para obtenerla pueden ayudar a los profesionales de la ley a tomar decisiones. Por ejemplo, cuando es fundamental confirmar la presencia de un trastorno mental para cualquier determinación legal posterior (p. ej. confinamiento civil involuntario), la aplicación de un sistema de diagnóstico consensuado refuerza la validez y la fiabilidad dicha determinación. Al ser un compendio basado en la revisión de la correspondiente bibliografía clínica y de investigación, el DSM-5 ayuda a quien corresponda tomar decisiones legales a comprender las características relevantes de los trastornos mentales. La literatura relacionada con los diagnósticos también sirve para descartar cualquier especulación sin fundamento sobre el trastorno mental y para entender el comportamiento de un individuo. Finalmente, la información sobre la evolución clínica ayudará a mejorar la toma de decisiones cuando la cuestión legal se relacione con el funcionamiento mental del individuo en instantes pasados o futuros.

Sin embargo, la aplicación del DSM-5 debe ir acompañada de la advertencia sobre los riesgos y limitaciones que plantea su utilización en cuestiones forenses. Cuando se emplean las categorías, los criterios y las descripciones textuales del DSM-5 con fines legales, existe el riesgo de que la información sobre el diagnóstico se use o entienda incorrectamente. Estos peligros se derivan del desajuste existente entre las cuestiones fundamentales que interesan a la ley y la información que contiene el diagnóstico clínico. En la mayoría de los casos, el diagnóstico clínico de un trastorno mental del DSM-5, como una discapacidad intelectual (trastorno del desarrollo intelectual), una esquizofrenia, un trastorno neurocognitivo mayor, una ludopatía o una pedofilia, no implica que el individuo con dicha afección cumpla los criterios legales respecto a la existencia de un trastorno mental, ni los de una norma legal concreta (por ejemplo, competencia, responsabilidad criminal o discapacidad). Para esto último acostumbra a ser necesaria más información que la que contiene el diagnóstico del DSM-5, como podría ser la información sobre el deterioro funcional del individuo y sobre la forma en que éste afecta a las capacidades en cuestión. Precisamente por el hecho de que los impedimentos, las capacidades y las discapacidades pueden variar mucho dentro de cada categoría diagnóstica, la atribución de un diagnóstico concreto no implica un grado específico de desequilibrio o discapacidad.

No se recomienda que las personas sin formación clínica o médica y, en general, sin formación adecuada, utilicen el DSM-5 para valorar la presencia de un trastorno mental. Asimismo, también debemos advertir a quienes tomen decisiones no clínicas que el diagnóstico no implica necesariamente una etiología o unas causas concretas del trastorno mental del individuo, ni constituye una valoración del grado de control que éste pueda tener sobre los comportamientos quizá asociados a dicho trastorno. Aunque la reducción de la capacidad de controlar el propio comportamiento sea una característica del trastorno, el diagnóstico en sí mismo no demuestra que el individuo en cuestión sea (o haya sido) incapaz de controlar su comportamiento en un momento dado.

SECCIÓN II

Criterios diagnósticos y Códigos

Discapacidades intelectuales

Discapacidad intelectual (trastorno del desarrollo intelectual)

La discapacidad intelectual (trastorno del desarrollo intelectual) es un trastorno que comienza durante el período de desarrollo y que incluye limitaciones del funcionamiento intelectual como también del comportamiento adaptativo en los dominios conceptual, social y práctico. Se deben cumplir los tres criterios siguientes:

A. Deficiencias de las funciones intelectuales, como el razonamiento, la resolución de problemas, la planificación, el pensamiento abstracto, el juicio, el aprendizaje académico y el aprendizaje a partir de la experiencia, confirmados mediante la evaluación clínica y pruebas de inteligencia estandarizadas individualizadas.

B. Deficiencias del comportamiento adaptativo que producen fracaso del cumplimiento de los estándares de desarrollo y socioculturales para la autonomía personal y la responsabilidad social. Sin apoyo continuo, las deficiencias adaptativas limitan el funcionamiento en una o más actividades de la vida cotidiana, como la comunicación, la participación social y la vida independiente en múltiples entornos tales como el hogar, la escuela, el trabajo y la comunidad.

C. Inicio de las deficiencias intelectuales y adaptativas durante el período de desarrollo.

Especificar la gravedad actual (véase la Tabla 1):

    317 (F70) Leve
    318.0 (F71) Moderado
    318.1 (F72) Grave
    318.2 (F73) Profundo

TABLA 1 Escala de gravedad de la discapacidad intelectual (trastorno del desarrollo intelectual)

Escala de gravedad	Dominio conceptual	Dominio social	Dominio práctico
Leve	En niños de edad preescolar, puede no haber diferencias conceptuales manifiestas. En niños de edad escolar y en adultos, existen dificultades en el aprendizaje de aptitudes académicas relativas a la lectura, la escritura, la aritmética, el tiempo o el dinero, y se necesita ayuda en uno o más campos para cumplir las expectativas relacionadas con la edad. En adultos, existe alteración del pensamiento abstracto, la función ejecutiva (es decir, planificación, definición de estrategias, determinación de prioridades y flexibilidad cognitiva) y de la memoria a corto plazo, así como del uso funcional de las aptitudes académicas (p. ej., leer, manejar el dinero). Existe un enfoque algo concreto a los problemas y soluciones en comparación con los grupos de la misma edad.	En comparación con los grupos de edad de desarrollo similar, el individuo es inmaduro en cuanto a las relaciones sociales. Por ejemplo, puede haber dificultad para percibir de forma precisa las señales sociales de sus iguales. La comunicación, la conversación y el lenguaje son más concretos o inmaduros de lo esperado por la edad. Puede haber dificultades de regulación de la emoción y el comportamiento de forma apropiada a la edad; estas dificultades son apreciadas por sus iguales en situaciones sociales. Existe una comprensión limitada del riesgo en situaciones sociales; el juicio social es inmaduro para la edad y el individuo corre el riesgo de ser manipulado por los otros (ingenuidad).	El individuo puede funcionar de forma apropiada a la edad en el cuidado personal. Los individuos necesitan cierta ayuda con tareas de la vida cotidiana complejas en comparación con sus iguales. En la vida adulta, la ayuda implica típicamente la compra, el transporte, la organización doméstica y del cuidado de los hijos, la preparación de los alimentos y la gestión bancaria y del dinero. Las habilidades recreativas son similares a las de los grupos de la misma edad, aunque el juicio relacionado con el bienestar y la organización del ocio necesita ayuda. En la vida adulta, con frecuencia se observa competitividad en trabajos que no destacan en habilidades conceptuales. Los individuos generalmente necesitan ayuda para tomar decisiones sobre el cuidado de la salud y legales, y para aprender a realizar de manera competente una vocación que requiere habilidad. Se necesita típicamente ayuda para criar una familia.

TABLA 1 Escala de gravedad de la discapacidad intelectual (trastorno del desarrollo intelectual) (cont.)

Escala de gravedad	Dominio conceptual	Dominio social	Dominio práctico
Moderado	Durante todo el desarrollo, las habilidades conceptuales de los individuos están notablemente retrasadas en comparación con sus iguales. En preescolares, el lenguaje y las habilidades preacadémicas se desarrollan lentamente. En niños de edad escolar, el progreso de la lectura, la escritura, las matemáticas y del tiempo de comprensión y el dinero se produce lentamente a lo largo de los años escolares y está notablemente reducido en comparación con sus iguales. En adultos, el desarrollo de las aptitudes académicas está típicamente en un nivel elemental y se necesita ayuda para todas las habilidades académicas, en el trabajo y en la vida personal. Se necesita ayuda continua diaria para completar tareas conceptuales de la vida cotidiana, y otros	El individuo presenta notables diferencias respecto a sus iguales en cuanto al comportamiento social y comunicativo a lo largo del desarrollo. El lenguaje hablado es típicamente un instrumento primario de comunicación social, pero es mucho menos complejo que en sus iguales. La capacidad de relación está vinculada de forma evidente a la familia y los amigos, y el individuo puede tener amistades satisfactorias a lo largo de la vida y, en ocasiones, relaciones sentimentales en la vida adulta. Sin embargo, los individuos pueden no percibir o interpretar con precisión las señales sociales. El juicio social y la capacidad para tomar decisiones son limitados, y los cuidadores han de ayudar al individuo en las decisiones de la vida. La amistad con los iguales en desarrollo con frecuencia está afectada por limitaciones	El individuo puede responsabilizarse de sus necesidades personales, como comer, vestirse, y de las funciones excretoras y la higiene como un adulto, aunque se necesita un período largo de aprendizaje y tiempo para que el individuo sea autónomo en estos campos, y se puede necesitar personas que le recuerden lo que tiene que hacer. De manera similar, se puede participar en todas las tareas domésticas en la vida adulta, aunque se necesita un período largo de aprendizaje, y se requiere ayuda continua para lograr un nivel de funcionamiento adulto. Se puede asumir un cargo independiente en trabajos que requieran habilidades conceptuales y de comunicación limitadas, pero se necesita ayuda considerable de los compañeros, supervisores y otras personas para administrar las expectativas sociales, las complejidades laborales y responsabilidades complementarias, como programación, transporte, beneficios sanitarios y gestión del dinero. Se pueden llevar a cabo una variedad de habilidades recreativas. Estas personas necesitan típicamente ayuda adicional y

TABLA 1 Escala de gravedad de la discapacidad intelectual (trastorno del desarrollo intelectual) (*cont.*)

Escala de gravedad	Dominio conceptual	Dominio social	Dominio práctico
	pueden encargarse totalmente de las responsabilidades del individuo.	de la comunicación o sociales. Se necesita ayuda importante social y comunicativa en el trabajo para obtener éxito.	oportunidades de aprendizaje durante un período de tiempo largo. Una minoría importante presenta comportamiento inadaptado que causa problemas sociales.
Grave	Las habilidades conceptuales están reducidas. El individuo tiene generalmente poca comprensión del lenguaje escrito o de conceptos que implican números, cantidades, tiempo y dinero. Los cuidadores proporcionan un grado notable de ayuda para la resolución de problemas durante toda la vida.	El lenguaje hablado está bastante limitado en cuanto a vocabulario y gramática. El habla puede consistir en palabras sueltas o frases y se puede complementar con medidas de aumento. El habla y la comunicación se centran en el aquí y ahora dentro de acontecimientos cotidianos. El lenguaje se utiliza para la comunicación social más que para la explicación. Los individuos comprenden el habla sencilla y la comunicación gestual. La relación con los miembros de la familia y otros parientes son fuente de placer y de ayuda.	El individuo necesita ayuda para todas las actividades de la vida cotidiana, como comer, vestirse, bañarse y las funciones excretoras. El individuo necesita supervisión constante. El individuo no puede tomar decisiones responsables en cuanto al bienestar propio o de otras personas. En la vida adulta, la participación en tareas domésticas, de ocio y de trabajo necesita apoyo y ayuda constante. La adquisición de habilidades en todos los dominios implica un aprendizaje a largo plazo y ayuda constante. En una minoría importante, existe comportamiento inadaptado que incluye autolesiones.

TABLA 1 Escala de gravedad de la discapacidad intelectual (trastorno del desarrollo intelectual) (*cont.*)

Escala de gravedad	Dominio conceptual	Dominio social	Dominio práctico
Profundo	Las habilidades conceptuales implican generalmente el mundo físico más que procesos simbólicos El individuo puede utilizar objetos dirigidos a un objetivo para el cuidado de sí mismo, el trabajo y el ocio. Se pueden haber adquirido algunas habilidades visuoespaciales, como la concordancia y la clasificación basada en características físicas. Sin embargo, la existencia concurrente de alteraciones motoras y sensitivas puede impedir un uso funcional de los objetos.	El individuo tiene una comprensión muy limitada de la comunicación simbólica en el habla y la gestualidad. El individuo puede comprender algunas instrucciones o gestos sencillos. El individuo expresa su propio deseo y sus emociones principalmente mediante comunicación no verbal y no simbólica El individuo disfruta de la relación con miembros bien conocidos de la familia, cuidadores y otros parientes, y da inicio y responde a interacciones sociales a través de señales gestuales y emocionales. La existencia concurrente de alteraciones sensoriales y físicas puede impedir muchas actividades sociales.	El individuo depende de otros para todos los aspectos del cuidado físico diario, la salud y la seguridad, aunque también puede participar en algunas de estas actividades. Los individuos sin alteraciones físicas graves pueden ayudar en algunas de las tareas de la vida cotidiana en el hogar, como llevar los platos a la mesa. Acciones sencillas con objetos pueden ser la base de la participación en algunas actividades vocacionales con alto nivel de ayuda continua. Las actividades recreativas pueden implicar, por ejemplo, disfrutar escuchando música, viendo películas, saliendo a pasear o participando en actividades acuáticas, todo ello con la ayuda de otros. La existencia concurrente de alteraciones físicas y sensoriales es un impedimento frecuente para la participación (más allá de la observación) en actividades domésticas, recreativas y vocacionales. En una minoría importante, existe comportamiento inadaptado.

Retraso global del desarrollo

315.8 (F88)

Este diagnóstico se reserva para individuos *menores de* 5 años cuando el nivel de gravedad clínica no se puede valorar de forma fiable durante los primeros años de la infancia. Esta categoría se diagnostica cuando un sujeto no cumple con los hitos del desarrollo esperados en varios campos del funcionamiento intelectual, y se aplica a individuos en los que no se puede llevar a cabo una valoración sistemática del funcionamiento intelectual, incluidos los niños demasiado pequeños para participar en pruebas estandarizadas. Esta categoría se debe volver a valorar después de un período de tiempo.

Discapacidad intelectual (trastorno del desarrollo intelectual) no especificada

319 (F79)

Esta categoría se reserva para individuos *mayores de* 5 años cuando la valoración del grado de discapacidad intelectual (trastorno del desarrollo intelectual) es difícil o imposible mediante los procedimientos localmente disponibles debido a deterioros sensoriales o físicos asociados, como la ceguera o la sordera prelingual y la discapacidad locomotora o la presencia de problemas de comportamiento graves o a la existencia concurrente de un trastorno mental. Esta categoría sólo se utilizará en circunstancias excepcionales y se debe volver a valorar después de un período de tiempo.

Trastornos de la comunicación

Trastorno del lenguaje

315.32 (F80.2)

A. Dificultades persistentes en la adquisición y uso del lenguaje en todas sus modalidades (es decir, hablado, escrito, lenguaje de signos u otro) debido a deficiencias de la comprensión o la producción que incluye lo siguiente:

1. Vocabulario reducido (conocimiento y uso de palabras).
2. Estructura gramatical limitada (capacidad para situar las palabras y las terminaciones de palabras juntas para formar frases basándose en reglas gramaticales y morfológicas).
3. Deterioro del discurso (capacidad para usar vocabulario y conectar frases para explicar o describir un tema o una serie de sucesos o tener una conversación).

B. Las capacidades de lenguaje están notablemente y desde un punto de vista cuantificable por debajo de lo esperado para la edad, lo que produce limitaciones funcionales en la comunicación eficaz, la participación social, los logros académicos o el desempeño laboral, de forma individual o en cualquier combinación.

C. El inicio de los síntomas se produce en las primeras fases del período de desarrollo.

D. Las dificultades no se pueden atribuir a un deterioro auditivo o sensorial de otro tipo, a una disfunción motora o a otra afección médica o neurológica y no se explica mejor por discapacidad intelectual (trastorno del desarrollo intelectual) o retraso global del desarrollo.

Trastorno fonológico

315.39 (F80.0)

A. Dificultad persistente en la producción fonológica que interfiere con la inteligibilidad del habla o impide la comunicación verbal de mensajes.

B. La alteración causa limitaciones en la comunicación eficaz que interfiere con la participación social, los logros académicos o el desempeño laboral, de forma individual o en cualquier combinación.

C. El inicio de los síntomas se produce en las primeras fases del período de desarrollo.

D. Las dificultades no se pueden atribuir a afecciones congénitas o adquiridas, como parálisis cerebral, paladar hendido, hipoacusia, traumatismo cerebral u otras afecciones médicas o neurológicas.

Trastorno de la fluidez de inicio en la infancia (tartamudeo)

315.35 (F80.81)

A. Alteraciones de la fluidez y la organización temporal normales del habla que son inadecuadas para la edad del individuo y las habilidades de lenguaje, persisten con el tiempo y se caracterizan por la aparición frecuente y notable de uno (o más) de los siguientes factores:

1. Repetición de sonidos y sílabas.

2. Prolongación de sonido de consonantes y de vocales.

3. Palabras fragmentadas (p. ej., pausas en medio de una palabra).

4. Bloqueo audible o silencioso (pausas en el habla, llenas o vacías).

5. Circunloquios (sustitución de palabras para evitar palabras problemáticas).

6. Palabras producidas con un exceso de tensión física.

7. Repetición de palabras completas monosilábicas (p. ej., "Yo-Yo-Yo-Yo lo veo").

B. La alteración causa ansiedad al hablar o limitaciones en la comunicación eficaz, la participación social, el rendimiento académico o laboral de forma individual o en cualquier combinación.

C. El inicio de los síntomas se produce en las primeras fases del período de desarrollo. (**Nota:** Los casos de inicio más tardío se diagnostican como 307.0 [F98.5] trastorno de la fluidez de inicio en el adulto.)

D. La alteración no se puede atribuir a un déficit motor o sensitivo del habla, disfluencia asociada a un daño neurológico (p. ej., ictus, tumor, traumatismo) o a otra afección médica y no se explica mejor por otro trastorno mental.

Trastorno de la comunicación social (pragmático)

315.39 (F80.89)

A. Dificultades persistentes en el uso social de la comunicación verbal y no verbal que se manifiesta por todos los siguientes factores:

1. Deficiencias en el uso de la comunicación para propósitos sociales, como saludar y compartir información, de manera que sea apropiada al contexto social.

2. Deterioro de la capacidad para cambiar la comunicación de forma que se adapte al contexto o a las necesidades del que escucha, como hablar de forma diferente en un aula o en un parque, conversar de forma diferente con un niño o con un adulto, y evitar el uso de un lenguaje demasiado formal.

3. Dificultades para seguir las normas de conversación y narración, como respetar el turno en la conversación, expresarse de otro modo cuando no se es bien comprendido y saber cuándo utilizar signos verbales y no verbales para regular la interacción.

4. Dificultades para comprender lo que no se dice explícitamente (p. ej., hacer inferencias) y significados no literales o ambiguos del lenguaje (p. ej., expresiones idiomaticas, hu-

mor, metáforas, múltiples significados que dependen del contexto para la interpretación).

B. Las deficiencias causan limitaciones funcionales en la comunicación eficaz, la participación social, las relaciones sociales, los logros académicos o el desempeño laboral, ya sea individualmente o en combinación.

C. Los síntomas comienzan en las primeras fases del período de desarrollo (pero las deficiencias pueden no manifestarse totalmente hasta que la necesidad de comunicación social supera las capacidades limitadas).

D. Los síntomas no se pueden atribuir a otra afección médica o neurológica ni a la baja capacidad en los dominios de morfología y gramática, y no se explican mejor por un trastorno del espectro autista, discapacidad intelectual (trastorno del desarrollo intelectual), retraso global del desarrollo u otro trastorno mental.

Trastorno de la comunicación no especificado

307.9 (F80.9)

Esta categoría se aplica a presentaciones en las que predominan los síntomas característicos del trastorno de la comunicación que causan malestar clínicamente significativo o deterioro en lo social, laboral u otras áreas importantes del funcionamiento, pero que no cumplen todos los criterios del trastorno de la comunicación o de ninguno de los trastornos de la categoría diagnóstica de los trastornos del neurodesarrollo. La categoría del trastorno de la comunicación no especificado se utiliza en situaciones en las que el clínico opta por no especificar el motivo de incumplimiento de los criterios de trastorno de la comunicación o de un trastorno del neurodesarrollo específico, e incluye presentaciones en las que no existe suficiente información para hacer un diagnóstico más específico.

Trastorno del espectro autista

Trastorno del espectro autista

299.00 (F84.0)

A. Deficiencias persistentes en la comunicación social y en la interacción social en diversos contextos, manifestado por lo siguiente, actualmente o por los antecedentes (los ejemplos son ilustrativos pero no exhaustivos):

1. Las deficiencias en la reciprocidad socioemocional, varían, por ejemplo, desde un acercamiento social anormal y fracaso de la conversación normal en ambos sentidos, pasando por la disminución en intereses, emociones o afectos compartidos, hasta el fracaso en iniciar o responder a interacciones sociales.

2. Las deficiencias en las conductas comunicativas no verbales utilizadas en la interacción social, varían, por ejemplo, desde una comunicación verbal y no verbal poco integrada, pasando por anomalías del contacto visual y del lenguaje corporal o deficiencias de la comprensión y el uso de gestos, hasta una falta total de expresión facial y de comunicación no verbal.

3. Las deficiencias en el desarrollo, mantenimiento y comprensión de las relaciones, varían, por ejemplo, desde dificultades para ajustar el comportamiento en diversos contextos sociales, pasando por dificultades para compartir juegos imaginativos o para hacer amigos, hasta la ausencia de interés por otras personas.

Especificar la gravedad actual:

La gravedad se basa en deterioros de la comunicación social y en patrones de comportamiento restringidos y repetitivos (véase la Tabla 2).

B. Patrones restrictivos y repetitivos de comportamiento, intereses o actividades, que se manifiestan en dos o más de los siguientes puntos, actualmente o por los antecedentes (los ejemplos son ilustrativos pero no exhaustivos):

1. Movimientos, utilización de objetos o habla estereotipados o repetitivos (p. ej., estereotipias motoras simples, alineación de los juguetes o cambio de lugar de los objetos, ecolalia, frases idiosincrásicas).

2. Insistencia en la monotonía, excesiva inflexibilidad de rutinas o patrones ritualizados de comportamiento verbal o no verbal (p. ej., gran angustia frente a cambios pequeños, dificultades con las transiciones, patrones de pensamiento rígidos, rituales de saludo, necesidad de tomar el mismo camino o de comer los mismos alimentos cada día).

3. Intereses muy restringidos y fijos que son anormales en cuanto a su intensidad o foco de interés (p. ej., fuerte apego o preocupación por objetos inusuales, intereses excesivamente circunscritos o perseverantes).

4. Hiper- o hiporreactividad a los estimulos sensoriales o interés inhabitual por aspectos sensoriales del entorno (p. ej., indiferencia aparente al dolor/temperatura, respuesta adversa a sonidos o texturas específicos, olfateo o palpación excesiva de objetos, fascinación visual por las luces o el movimiento).

Especificar la gravedad actual:

La gravedad se basa en deterioros de la comunicación social y en patrones de comportamiento restringidos y repetitivos (véase la Tabla 2).

C. Los síntomas deben estar presentes en las primeras fases del período de desarrollo (pero pueden no manifestarse totalmente hasta que la demanda social supera las capacidades limitadas, o pueden estar enmascarados por estrategias aprendidas en fases posteriores de la vida).

D. Los síntomas causan un deterioro clínicamente significativo en lo social, laboral u otras áreas importantes del funcionamiento habitual.

E. Estas alteraciones no se explican mejor por la discapacidad intelectual (trastorno del desarrollo intelectual) o por el retraso global del desarrollo. La discapacidad intelectual y el trastorno del espectro autista con frecuencia coinciden; para hacer diagnósticos de comorbilidades de un trastorno del espectro autista y discapacidad intelectual, la comunicación social ha de estar por debajo de lo previsto para el nivel general de desarrollo.

Nota: A los pacientes con un diagnóstico bien establecido según el DSM-IV de trastorno autista, enfermedad de Asperger o trastorno generalizado del desarrollo no especificado de otro modo, se les aplicará el diagnóstico de trastorno del espectro autista. Los pacientes con deficiencias notables de la comunicación social, pero cuyos síntomas no cumplen los criterios de trastorno del espectro autista, deben ser evaluados para diagnosticar el trastorno de la comunicación social (pragmática).

Especificar si:

Con o sin déficit intelectual acompañante

Con o sin deterioro del lenguaje acompañante

Asociado a una afección médica o genética, o a un factor ambiental conocidos (Nota de codificación: Utilizar un código adicional para identificar la afección médica o genética asociada).

Asociado a otro trastorno del neurodesarrollo, mental o del comportamiento (Nota de codificación: Utilizar un código(s) adicional(es) para identificar el trastorno(s) neurodesarrollo, mental o del comportamiento asociado[s]).

Con catatonía (véanse los criterios de catatonía asociados a otro trastorno mental; para la definición, véanse las págs. 65–66). **(Nota de codificación:** Utilizar el código adicional 293.89 [F06.1] catatonía asociada a trastorno del espectro autista para indicar la presencia de la catatonía concurrente).

Procedimientos de registro

Para el trastorno del espectro autista que está asociado a una afección médica o genética conocida, a un factor ambiental o a otro trastorno del neurodesarrollo, mental, o del comportamiento, se registrará el trastorno del espectro autista asociado a (nombre de la afección, trastorno o factor) (p. ej., trastorno del espectro autista asociado al síndrome de Rett). La gravedad se registrará de acuerdo con el grado de ayuda necesaria para cada uno de los dominios psicopatológicos de la Tabla 2 (p. ej., "necesita apoyo muy notable para deficiencias en la comunicación social y apoyo notable para comportamientos restringidos y repetitivos"). A continuación, se debe especificar "con deterioro intelectual acompañante" o "sin deterioro intelectual acompañante". Después se hará constar

TABLA 2   Niveles de gravedad del trastorno del espectro autista

Nivel de gravedad	Comunicación social	Comportamientos restringidos y repetitivos
Grado 3 "Necesita ayuda muy notable"	Las deficiencias graves de las aptitudes de comunicación social verbal y no verbal causan alteraciones graves del funcionamiento, inicio muy limitado de las interacciones sociales y respuesta mínima a la apertura social de otras personas. Por ejemplo, una persona con pocas palabras inteligibles que raramente inicia interacción y que, cuando lo hace, realiza estrategias inhabituales sólo para cumplir con las necesidades y únicamente responde a aproximaciones sociales muy directas.	La inflexibilidad de comportamiento, la extrema dificultad de hacer frente a los cambios u otros comportamientos restringidos/repetitivos interfieren notablemente con el funcionamiento en todos los ámbitos. Ansiedad intensa/dificultad para cambiar el foco de acción.
Grado 2 "Necesita ayuda notable"	Deficiencias notables de las aptitudes de comunicación social verbal y no verbal; problemas sociales aparentes incluso con ayuda *in situ*; inicio limitado de interacciones sociales; y reducción de respuesta o respuestas no normales a la apertura social de otras personas. Por ejemplo, una persona que emite frases sencillas, cuya interacción se limita a intereses especiales muy concretos y que tiene una comunicación no verbal muy excéntrica.	La inflexibilidad de comportamiento, la dificultad de hacer frente a los cambios u otros comportamientos restringidos/repetitivos aparecen con frecuencia claramente al observador casual e interfieren con el funcionamiento en diversos contextos. Ansiedad y/o dificultad para cambiar el foco de acción.

TABLA 2   Niveles de gravedad del trastorno del espectro autista

Nivel de gravedad	Comunicación social	Comportamientos restringidos y repetitivos
Grado 1 "Necesita ayuda"	Sin ayuda *in situ*, las deficiencias en la comunicación social causan problemas importantes. Dificultad para iniciar interacciones sociales y ejemplos claros de respuestas atípicas o insatisfactorias a la apertura social de otras personas. Puede parecer que tiene poco interés en las interacciones sociales. Por ejemplo, una persona que es capaz de hablar con frases completas y que establece comunicación pero cuya conversación amplia con otras personas falla y cuyos intentos de hacer amigos son excéntricos y habitualmente sin éxito.	La inflexibilidad de comportamiento causa una interferencia significativa con el funcionamiento en uno o más contextos. Dificultad para alternar actividades. Los problemas de organización y de planificación dificultan la autonomía.

la especificación de la deterioro del lenguaje. Si existe un deterioro del lenguaje acompañante, se registrará el grado actual de funcionamiento verbal (p. ej., "con deterioro del lenguaje acompañante-habla no inteligible" o "con deterioro del lenguaje acompañante-habla con frases"). Si existe catatonía, se registrará por separado "catatonía asociada a trastorno del espectro autista."

Trastorno por déficit de atención/hiperactividad

Trastorno por déficit de atención/hiperactividad

A. Patrón persistente de inatención y/o hiperactividad-impulsividad que interfiere con el funcionamiento o el desarrollo, que se caracteriza por (1) y/o (2):

1. **Inatención:** Seis (o más) de los siguientes síntomas se han mantenido durante al menos 6 meses en un grado que no concuerda con el nivel de desarrollo y que afecta directamente las actividades sociales y académicas/laborales:

   Nota: Los síntomas no son sólo una manifestación del comportamiento de oposición, desafío, hostilidad o fracaso en la comprensión de tareas o instrucciones. Para adolescentes mayores y adultos (a partir de 17 años de edad), se requiere un mínimo de cinco síntomas.

   a. Con frecuencia falla en prestar la debida atención a detalles o por descuido se cometen errores en las tareas escolares, en el trabajo o durante otras actividades (p. ej., se pasan por alto o se pierden detalles, el trabajo no se lleva a cabo con precisión).

   b. Con frecuencia tiene dificultades para mantener la atención en tareas o actividades recreativas (p. ej., tiene dificultad para mantener la atención en clases, conversaciones o la lectura prolongada).

c. Con frecuencia parece no escuchar cuando se le habla directamente (p. ej., parece tener la mente en otras cosas, incluso en ausencia de cualquier distracción aparente).

d. Con frecuencia no sigue las instrucciones y no termina las tareas escolares, los quehaceres o los deberes laborales (p. ej., inicia tareas pero se distrae rápidamente y se evade con facilidad).

e. Con frecuencia tiene dificultad para organizar tareas y actividades (p. ej., dificultad para gestionar tareas secuenciales; dificultad para poner los materiales y pertenencias en orden; descuido y desorganización en el trabajo; mala gestión del tiempo; no cumple los plazos).

f. Con frecuencia evita, le disgusta o se muestra poco entusiasta en iniciar tareas que requieren un esfuerzo mental sostenido (p. ej., tareas escolares o quehaceres domésticos; en adolescentes mayores y adultos, preparación de informes, completar formularios, revisar artículos largos).

g. Con frecuencia pierde cosas necesarias para tareas o actividades (p. ej., materiales escolares, lápices, libros, instrumentos, billetero, llaves, papeles del trabajo, gafas, móvil).

h. Con frecuencia se distrae con facilidad por estímulos externos (para adolescentes mayores y adultos, puede incluir pensamientos no relacionados).

i. Con frecuencia olvida las actividades cotidianas (p. ej., hacer las tareas, hacer las diligencias; en adolescentes mayores y adultos, devolver las llamadas, pagar las facturas, acudir a las citas).

2. **Hiperactividad e impulsividad:** Seis (o más) de los siguientes síntomas se han mantenido durante al menos 6 meses en un grado que no concuerda con el nivel de desarrollo y que afecta directamente a las actividades sociales y académicas/laborales:

    Nota: Los síntomas no son sólo una manifestación del comportamiento de oposición, desafío, hostilidad o fracaso para comprender tareas o instrucciones. Para adolescentes mayores y adultos (a partir de 17 años de edad), se requiere un mínimo de cinco síntomas.

a. Con frecuencia juguetea con o golpea las manos o los pies o se retuerce en el asiento.

b. Con frecuencia se levanta en situaciones en que se espera que permanezca sentado (p. ej., se levanta en la clase, en la oficina o en otro lugar de trabajo, o en otras situaciones que requieren mantenerse en su lugar).

c. Con frecuencia corretea o trepa en situaciones en las que no resulta apropiado. (**Nota:** En adolescentes o adultos, puede limitarse a estar inquieto.)

d. Con frecuencia es incapaz de jugar o de ocuparse tranquilamente en actividades recreativas.

e. Con frecuencia está "ocupado," actuando como si "lo impulsara un motor" (p. ej., es incapaz de estar o se siente incómodo estando quieto durante un tiempo prolongado, como en restaurantes, reuniones; los otros pueden pensar que está intranquilo o que le resulta difícil seguirlos).

f. Con frecuencia habla excesivamente.

g. Con frecuencia responde inesperadamente o antes de que se haya concluido una pregunta (p. ej., termina las frases de otros; no respeta el turno de conversación).

h. Con frecuencia le es difícil esperar su turno (p. ej., mientras espera en una cola).

i. Con frecuencia interrumpe o se inmiscuye con otros (p. ej., se mete en las conversaciones, juegos o actividades; puede empezar a utilizar las cosas de otras personas sin esperar o recibir permiso; en adolescentes y adultos, puede inmiscuirse o adelantarse a lo que hacen otros).

B. Algunos síntomas de inatención o hiperactivo-impulsivos estaban presentes antes de los 12 años.

C. Varios síntomas de inatención o hiperactivo-impulsivos están presentes en dos o más contextos (p. ej., en casa, en la escuela o en el trabajo; con los amigos o parientes; en otras actividades).

D. Existen pruebas claras de que los síntomas interfieren con el funcionamiento social, académico o laboral, o reducen la calidad de los mismos.

E. Los síntomas no se producen exclusivamente durante el curso de la esquizofrenia o de otro trastorno psicótico y no se explican mejor por otro trastorno mental (p. ej., trastorno del estado de ánimo, trastorno de ansiedad, trastorno disociativo, trastorno de la personalidad, intoxicación o abstinencia de sustancias).

Especificar si:

314.01 (F90.2) Presentación combinada: Si se cumplen el Criterio A1 (inatención) y el Criterio A2 (hiperactividad-impulsividad) durante los últimos 6 meses.

314.00 (F90.0) Presentación predominante con falta de atención: Si se cumple el Criterio A1 (inatención) pero no se cumple el Criterio A2 (hiperactividad-impulsividad) durante los últimos 6 meses.

314.01 (F90.1) Presentación predominante hiperactiva/impulsiva: Si se cumple el Criterio A2 (hiperactividad-impulsividad) y no se cumple el Criterio A1 (inatención) durante los últimos 6 meses.

Especificar si:

En remisión parcial: Cuando previamente se cumplían todos los criterios, no todos los criterios se han cumplido durante los últimos 6 meses, y los síntomas siguen deteriorando el funcionamiento social, académico o laboral.

Especificar la gravedad actual:

Leve: Pocos o ningún síntoma están presentes más que los necesarios para el diagnóstico, y los síntomas sólo producen deterioro mínimo del funcionamiento social o laboral.

Moderado: Síntomas o deterioros funcionales presentes entre "leve" y "grave".

Grave: Presencia de muchos síntomas aparte de los necesarios para el diagnóstico o de varios síntomas particularmente graves, o los síntomas producen deterioro notable del funcionamiento social o laboral.

Otro trastorno por déficit de atención/hiperactividad especificado

314.01 (F90.8)

Esta categoría se aplica a presentaciones en las que predominan los síntomas característicos de trastorno por déficit de atención/hiperactividad que causan malestar clínicamente significativo o deterioro del funcionamiento social, laboral o de otras áreas importantes, pero que no cumplen todos los criterios del trastorno por déficit de atención/hiperactividad o de ninguno de los trastornos de la categoría diagnóstica de los trastornos del neurodesarrollo. La categoría de otro trastorno por déficit de atención/hiperactividad especificado se utiliza en situaciones en las que el clínico opta por comunicar el motivo específico por el que la presentación no cumple los criterios de trastorno por déficit de atención/hiperactividad o de algún trastorno específico del neurodesarrollo. Esto se hace registrando "otro trastorno por déficit de atención/hiperactividad específico" y a continuación el motivo específico (p. ej., "con síntomas de inatención insuficientes").

Trastorno por déficit de atención/hiperactividad no especificado

314.01 (F90.9)

Esta categoría se aplica a presentaciones en las que predominan los síntomas característicos del trastorno por déficit de atención/hiperactividad que causan malestar clínicamente significativo o deterioro del funcionamiento social, laboral o de otras áreas importantes, pero que no cumplen todos los criterios del trastorno por déficit de atención/hiperactividad o de ninguno de los trastornos de la categoría diagnóstica de los trastornos del neurodesarrollo. La categoría de trastorno por déficit de atención/hiperactividad no especificado se utiliza en situaciones en las que el clínico opta por no especificar el motivo de incumplimiento de los criterios de trastorno por déficit de atención/hiperactividad o de un trastorno del neurodesarrollo espe-

cífico, e incluye presentaciones en las que no existe suficiente información para hacer un diagnóstico más específico.

Trastorno específico del aprendizaje

Trastorno específico del aprendizaje

A. Dificultad en el aprendizaje y en la utilización de las aptitudes
   académicas, evidenciado por la presencia de al menos uno de
   los siguientes síntomas que han persistido por lo menos durante
   6 meses, a pesar de intervenciones dirigidas a estas dificultades:

   1. Lectura de palabras imprecisa o lenta y con esfuerzo (p. ej.,
      lee palabras sueltas en voz alta incorrectamente o con lenti-
      tud y vacilación, con frecuencia adivina palabras, dificultad
      para expresar bien las palabras).

   2. Dificultad para comprender el significado de lo que lee (p.
      ej., puede leer un texto con precisión pero no comprende la
      oración, las relaciones, las inferencias o el sentido profundo
      de lo que lee).

   3. Dificultades ortográficas (p. ej., puede añadir, omitir o susti-
      tuir vocales o consonantes).

   4. Dificultades con la expresión escrita (p. ej., hace múltiples
      errores gramaticales o de puntuación en un oración; orga-
      niza mal el párrafo; la expresión escrita de ideas no es clara).

   5. Dificultades para dominar el sentido numérico, los datos nu-
      méricos o el cálculo (p. ej., comprende mal los números, su
      magnitud y sus relaciones; cuenta con los dedos para sumar
      números de un solo dígito en lugar de recordar la operación
      matemática como hacen sus iguales; se pierde en el cálculo
      aritmético y puede intercambiar los procedimientos).

   6. Dificultades con el razonamiento matemático (p. ej., tiene
      gran dificultad para aplicar los conceptos, hechos u opera-
      ciones matemáticas para resolver problemas cuantitativos).

B. Las aptitudes académicas afectadas están sustancialmente y en grado cuantificable por debajo de lo esperado para la edad cronológica del individuo, e interfieren significativamente con el rendimiento académico o laboral, o con actividades de la vida cotidiana, que se confirman con medidas (pruebas) estandarizadas administradas individualmente y una evaluación clínica integral. En individuos de 17 y más años, la historia documentada de las dificultades del aprendizaje se puede sustituir por la evaluación estandarizada.

C. Las dificultades de aprendizaje comienzan en la edad escolar, pero pueden no manifestarse totalmente hasta que las demandas de las aptitudes académicas afectadas superan las capacidades limitadas del individuo (p. ej., en exámenes cronometrados, la lectura o escritura de informes complejos y largos para una fecha límite inaplazable, tareas académicas excesivamente pesadas).

D. Las dificultades de aprendizaje no se explican mejor por discapacidades intelectuales, trastornos visuales o auditivos no corregidos, otros trastornos mentales o neurológicos, adversidad psicosocial, falta de dominio en el lenguaje de instrucción académica o directrices educativas inadecuadas.

Nota: Se han de cumplir los cuatro criterios diagnósticos basándose en una síntesis clínica de la historia del individuo (del desarrollo, médica, familiar, educativa), informes escolares y evaluación psicoeducativa.

Nota de codificación: Especificar todas las áreas académicas y subaptitudes alteradas. Cuando más de un área está alterada, cada una de ellas se codificará individualmente de acuerdo con los siguientes especificadores.

Especificar si:

315.00 (F81.0) Con dificultades en la lectura:

Precisión en la lectura de palabras

Velocidad o fluidez de la lectura

Comprensión de la lectura

Nota: *La dislexia* es un término alternativo utilizado para referirse a un patrón de dificultades del aprendizaje que se caracteriza por problemas con el reconocimiento de palabras en forma precisa o fluida, deletrear mal y poca capacidad ortográfica. Si se utiliza dislexia para especificar este patrón particular de dificultades, también es importante especificar cualquier dificultad adicional presente, como dificultades de comprensión de la lectura o del razonamiento matemático.

315.2 (F81.81) Con dificultad en la expresión escrita:

Corrección ortográfica
Corrección gramatical y de la puntuación
Claridad u organización de la expresión escrita

315.1 (F81.2) Con dificultad matemática:

Sentido de los números
Memorización de operaciones aritméticas
Cálculo correcto o fluido
Razonamiento matemático correcto

Nota: *Discalculia* es un término alternativo utilizado para referirse a un patrón de dificultades que se caracteriza por problemas de procesamiento de la información numérica, aprendizaje de operaciones aritméticas y cálculo correcto o fluido. Si se utiliza discalculia para especificar este patrón particular de dificultades matemáticas, también es importante especificar cualquier dificultad adicional presente, como dificultades del razonamiento matemático o del razonamiento correcto de las palabras.

Especificar la gravedad actual:

Leve: Algunas dificultades con las aptitudes de aprendizaje en uno o dos áreas académicas, pero suficientemente leves para que el individuo pueda compensarlas o funcionar bien cuando recibe una adaptación adecuada o servicios de ayuda, especialmente durante la edad escolar.

Moderado: Dificultades notables con las aptitudes de aprendizaje en una o más áreas académicas, de manera que el individuo tiene pocas probabilidades de llegar a ser competente sin algunos períodos de enseñanza intensiva y especializada durante la edad escolar. Se puede necesitar alguna adaptación o servicios de ayuda al menos durante una parte del horario en la escuela, en el lugar de trabajo o en casa para realizar las actividades de forma correcta y eficaz.

Grave: Dificultades graves en las aptitudes de aprendizaje que afectan varias áreas académicas, de manera que el individuo tiene pocas probabilidades de aprender esas aptitudes sin enseñanza constante e intensiva individualizada y especializada durante la mayor parte de los años escolares. Incluso con diversos métodos de adaptación y servicios adecuados en casa, en la escuela o en el lugar de trabajo, el individuo puede no ser capaz de realizar con eficacia todas las actividades.

Procedimientos de registro

Se registrará cada una de las áreas académicas y subaptitudes afectadas del trastorno de aprendizaje específico. Debido a los requisitos de codificación CIE, se codificarán por separado las dificultades en la lectura, la expresión escrita y las matemáticas, junto con sus deficiencias correspondientes de subaptitudes. Por ejemplo, las dificultades en la lectura y matemáticas y las deficiencias en las subaptitudes de velocidad o fluidez de lectura, comprensión de la lectura, cálculo correcto o fluido, y razonamiento matemático correcto se codificarán y registrarán como 315.00 (F81.0) trastorno de aprendizaje específico con dificultades en la lectura, con dificultades de la velocidad y la fluidez en lectura y dificultad de comprensión de la lectura; 315.1 (F81.2) trastorno del aprendizaje específico con dificultad matemática, con dificultad del cálculo correcto o fluido y dificultad de razonamiento matemático correcto.

Trastornos motores

Trastorno del desarrollo de la coordinación

315.4 (F82)

A. La adquisición y ejecución de habilidades motoras coordinadas está muy por debajo de lo esperado para la edad cronológica del individuo y la oportunidad de aprendizaje y el uso de las aptitudes. Las dificultades se manifiestan como torpeza (p. ej., dejar

caer o chocar con objetos) así como lentitud e imprecisión en la
realización de habilidades motoras (p. ej., coger un objeto, utilizar las tijeras o los cubiertos, escribir a mano, montar en bicicleta
o participar en deportes).

B. El déficit de actividades motoras del Criterio A interfiere de forma
significativa y persistente con las actividades de la vida cotidiana
apropiadas para la edad cronológica (p. ej., el cuidado y mantenimiento de uno mismo) y afecta a la productividad académica/
escolar, las actividades prevocacionales y vocacionales, el ocio
y el juego.

C. Los síntomas comienzan en las primeras fases del período de
desarrollo.

D. Las deficiencias de las habilidades motoras no se explican mejor
por la discapacidad intelectual (trastorno del desarrollo intelectual) o deterioros visuales, y no se pueden atribuir a una afección
neurológica que altera el movimiento (p. ej., parálisis cerebral,
distrofia muscular, trastorno degenerativo).

Trastorno de movimientos estereotipados

307.3 (F98.4)

A. Comportamiento motor repetitivo, aparentemente guiado y sin
objetivo (p. ej., sacudir o agitar las manos, mecer el cuerpo, golpearse la cabeza, morderse, golpearse el propio cuerpo).

B. El comportamiento motor repetitivo interfiere en las actividades
sociales, académicas u otras y puede dar lugar a la autolesión.

C. Comienza en las primeras fases del período de desarrollo.

D. El comportamiento motor repetitivo no se puede atribuir a los
efectos fisiológicos de una sustancia o una afección neurológica
y no se explica mejor por otro trastorno del neurodesarrollo o
mental (p. ej., tricotilomanía [trastorno de arrancarse el cabello],
trastorno obsesivo-compulsivo).

Especificar si:

Con comportamiento autolesivo (o comportamiento que deri-
varía en lesión si no se emplearan medidas preventivas).
Sin comportamiento autolesivo

Especificar si:

Asociado a una afección médica o genética, a un trastorno del neurodesarrollo o a un factor ambiental conocidos (p. ej., síndrome de Lesch-Nyhan, discapacidad intelectual [trastorno del desarrollo intelectual], exposición intrauterina al alcohol).

Nota de codificación: Utilizar un código adicional para identificar la afección médica o genética, o trastorno del neurodesarrollo asociado.

Especificar la gravedad actual:

Leve: Los síntomas desaparecen fácilmente mediante estímulo sensorial o distracción.

Moderado: Los síntomas requieren medidas de protección explícitas y modificación del comportamiento.

Grave: Se necesita vigilancia continua y medidas de protección para prevenir lesiones graves.

Procedimientos de registro

En el trastorno de movimientos estereotipados asociado a una afección médica o genética, a un trastorno del neurodesarrollo o a un factor ambiental conocidos, se registrará trastorno de movimientos estereotipados asociado a (nombre de la afección, trastorno o factor) (p. ej., trastorno de movimientos estereotipados asociado a síndrome de Lesch-Nyhan).

Trastornos de tics

Nota: Un tic es una vocalización o movimiento súbito, rápido, recurrente, no rítmico.

Trastorno de la Tourette.   **307.23** (F95.2)

A. Los tics motores múltiples y uno o más tics vocales han estado presentes en algún momento durante la enfermedad, aunque no necesariamente de forma concurrente.

B. Los tics pueden aparecer intermitentemente en frecuencia, pero persisten durante más de un año desde la aparición del primer tic.

C. Comienza antes de los 18 años.

D. El trastorno no se puede atribuir a los efectos fisiológicos de una sustancia (p. ej., cocaína) o a otra afección médica (p. ej., enfermedad de Huntington, encefalitis posvírica).

Trastorno de tics motores o vocales persistente (crónico).   307.22 (F95.1)

A. Los tics motores o vocales únicos o múltiples han estado presentes durante la enfermedad, pero no ambos a la vez.

B. Los tics pueden aparecer intermitentemente en frecuencia, pero persisten durante más de un año desde la aparición del primer tic.

C. Comienza antes de los 18 años.

D. El trastorno no se puede atribuir a los efectos fisiológicos de una sustancia (p. ej., cocaína) o a otra afección médica (p. ej., enfermedad de Huntington, encefalitis posvírica).

E. Nunca se han cumplido los criterios de trastorno de la Tourette.

Especificar si:
  Sólo con tics motores
  Sólo con tics vocales

Trastorno de tics transitorio.   307.21 (F95.0)

A. Tics motores y/o vocales únicos o múltiples.

B. Los tics han estado presentes durante menos de un año desde la aparición del primer tic.

C. Comienza antes de los 18 años.

D. El trastorno no se puede atribuir a los efectos fisiológicos de una sustancia (p. ej., cocaína) o a otra afección médica (p. ej., enfermedad de Huntington, encefalitis posvírica).

E. Nunca se han cumplido los criterios de trastorno de la Tourette o de trastorno de tics motores o vocales persistente (crónico).

Otro trastorno de tics especificado

307.20 (F95.8)

Esta categoría se aplica a presentaciones en las que predominan los síntomas característicos de un trastorno de tics que causa malestar clínicamente significativo o deterioro en lo social, laboral u otras áreas importantes del funcionamiento pero que no cumplen todos los criterios de un trastorno de tics o de ninguno de los trastornos de la categoría diagnóstica de los trastornos del neurodesarrollo. La categoría de otro trastorno de tics especificado se utiliza en situaciones en las que el clínico opta por comunicar el motivo específico por el que la presentación no cumple los criterios de un trastorno de tics o de un trastorno específico del neurodesarrollo. Esto se hace registrando "otro trastorno de tics especificado" y a continuación el motivo específico (p. ej., "inicio después de los 18 años").

Trastorno de tics no especificado

307.20 (F95.9)

Esta categoría se aplica a presentaciones en las que predominan los síntomas característicos de un trastorno de tics que causan malestar clínicamente significativo o deterioro en lo social, laboral u otras áreas importantes del funcionamiento pero que no cumplen todos los criterios de un trastorno de tics o de ninguno de los trastornos de la categoría diagnóstica de los trastornos del neurodesarrollo. La categoría trastorno de tics no especificado se utiliza en situaciones en las que el clínico opta por *no* especificar el motivo de incumplimiento de los criterios de un trastorno de tics o de un trastorno específico del neurodesarrollo, e incluye presentaciones en las que no existe suficiente información para hacer un diagnóstico más específico.

Otros trastornos del neurodesarrollo

Otro trastorno del neurodesarrollo especificado

315.8 (F88)

Esta categoría se aplica a presentaciones en las que predominan los síntomas característicos de un trastorno del neurodesarrollo que causan deterioro en lo social, laboral u otras áreas importantes del funcionamiento, pero que no cumplen todos los criterios de ninguno de los trastornos de la categoría diagnóstica de los trastornos del neurodesarrollo. La categoría de otro trastorno del neurodesarrollo especificado se utiliza en situaciones en las que el clínico opta por comunicar el motivo específico por el que la presentación no cumple los criterios de ningún trastorno específico del neurodesarrollo. Esto se hace registrando "otro trastorno del neurodesarrollo especificado" y a continuación el motivo específico (p. ej., "trastorno del neurodesarrollo asociado a exposición intrauterina al alcohol").

Una presentación que se puede especificar utilizando "otro especificado" es, por ejemplo, la siguiente:

Trastorno del neurodesarrollo asociado a exposición intrauterina al alcohol: El trastorno del neurodesarrollo asociado a exposición intrauterina al alcohol se caracteriza por diversas discapacidades del desarrollo después de la exposición *in utero* al alcohol.

Trastorno del neurodesarrollo no especificado

315.9 (F89)

Esta categoría se aplica a presentaciones en las que predominan los síntomas característicos de un trastorno del neurodesarrollo que causan deterioro en lo social, laboral u otras áreas importantes del funcionamiento, pero que no cumplen todos los criterios de ninguno de los trastornos de la categoría diagnóstica de los trastornos del neurodesarrollo. La categoría trastorno del neurodesarrollo no especificado se utiliza en situaciones en las que el clínico opta por *no* especificar el motivo de incumplimiento de los criterios de un trastorno específico del neurodesarrollo, e incluye presentaciones en las que no existe suficiente información para hacer un diagnóstico más específico (por ejemplo, en el ámbito de urgencias).

Espectro de la esquizofrenia y otros trastornos psicóticos

Trastorno esquizotípico (de la personalidad)

Los criterios y el texto relativos al trastorno de la personalidad esquizotípica pueden encontrarse en el capítulo "Trastornos de la personalidad". Este trastorno se menciona en el presente capítulo ya que se considera parte del espectro de la esquizofrenia y, según la CIE-9 y la CIE-10, está catalogado como trastorno esquizotípico dentro de esta sección, abordándose en profundidad en el capítulo "Trastornos de la personalidad".

Trastorno delirante

297.1 (F22)

A. Presencia de uno (o más) delirios de un mes o más de duración.

B. Nunca se ha cumplido el Criterio A de esquizofrenia.

   Nota: Las alucinaciones, si existen, no son importantes y están relacionadas con el tema delirante (p. ej., la sensación de estar infestado por insectos asociada a delirios de infestación).

C. Aparte del impacto del delirio(s) o sus ramificaciones, el funcionamiento no está muy alterado y el comportamiento no es manifiestamente extravagante o extraño.

D. Si se han producido episodios maníacos o depresivos mayores, han sido breves en comparación con la duración de los períodos delirantes.

E. El trastorno no se puede atribuir a los efectos fisiológicos de una sustancia o a otra afección médica y no se explica mejor por otro trastorno mental, como el trastorno dismórfico corporal o el trastorno obsesivo-compulsivo.

Especificar si:

   Tipo erotomaníaco: Este subtipo se aplica cuando el tema central del delirio es que otra persona está enamorada del individuo.

Tipo de grandeza: Este subtipo se aplica cuando el tema central del delirio es la convicción de tener cierto talento o conocimientos (no reconocidos) o de haber hecho algún descubrimiento importante.

Tipo celotípico: Este subtipo se aplica cuando el tema central del delirio del individuo es que su cónyuge o amante le es infiel.

Tipo persecutorio: Este subtipo de aplica cuanto el tema central del delirio implica la creencia del individuo de que están conspirando en su contra, o que lo engañan, lo espían, lo siguen, lo envenenan o drogan, lo difaman, lo acosan o impiden que consiga objetivos a largo plazo.

Tipo somático: Este subtipo se aplica cuando el tema central del delirio implica funciones o sensaciones corporales.

Tipo mixto: Este tipo se aplica cuando no predomina ningún tipo de delirio.

Tipo no especificado: Este subtipo se aplica cuando el delirio dominante no se puede determinar claramente o no está descrito en los tipos específicos (p. ej., delirios referenciales sin un componente persecutorio o de grandeza importante).

Especificar si:

Con contenido extravagante: Los delirios se consideran extravagantes si son claramente inverosímiles, incomprensibles y no proceden de experiencias de la vida corriente (p. ej., la creencia de un individuo de que un extraño le ha quitado sus órganos internos y se los ha sustituido por los de otro sin dejar heridas ni cicatrices).

Especificar si:

Los siguientes especificadores de evolución sólo se utilizarán después de un año de duración del trastorno:

Primer episodio, actualmente en episodio agudo: La primera manifestación del trastorno cumple los criterios definidos de síntoma diagnóstico y tiempo. Un *episodio agudo* es el período en que se cumplen los criterios sintomáticos.

Primer episodio, actualmente en remisión parcial: *Remisión parcial* es el período durante el cual se mantiene una mejoría después de un episodio anterior y en el que los criterios que definen el trastorno sólo se cumplen parcialmente.

Primer episodio, actualmente en remisión total: *Remisión to-*

tal es un período después de un episodio anterior durante el cual los síntomas específicos del trastorno no están presentes.

Episodios múltiples, actualmente en episodio agudo

Episodios múltiples, actualmente en remisión parcial

Episodios múltiples, actualmente en remisión total

Continuo: Los síntomas que cumplen los criterios de diagnóstico del trastorno están presentes durante la mayor parte del curso de la enfermedad, con períodos sintomáticos por debajo del umbral que son muy breves en comparación con el curso global.

No especificado

Especificar la gravedad actual:

La gravedad se clasifica según una evaluación cuantitativa de los síntomas primarios de psicosis que incluye: delirios, alucinaciones, discurso desorganizado, comportamiento psicomotor anormal y síntomas negativos. Cada uno de estos síntomas se puede clasificar por su gravedad actual (máxima gravedad en los últimos siete días) sobre una escala de 5 puntos de 0 (ausente) a 4 (presente y grave). (Véase la escala clínica Gravedad de los síntomas de las dimensiones de psicosis en el capítulo "Medidas de evaluación" en la Sección III del DSM-5).

Nota: El diagnóstico de trastorno delirante se puede hacer sin utilizar este especificador de gravedad.

Trastorno psicótico breve

298.8 (F23)

A. Presencia de uno (o más) de los síntomas siguientes. Al menos uno de ellos ha de ser (1), (2) o (3):

1. Delirios.
2. Alucinaciones.
3. Discurso desorganizado (p. ej., disgregación o incoherencia frecuente).
4. Comportamiento muy desorganizado o catatónico.

Nota: No incluir un síntoma si es una respuesta aprobada culturalmente.

B. La duración de un episodio del trastorno es al menos de un día pero menos de un mes, con retorno final total al grado de funcionamiento previo a la enfermedad.

C. El trastorno no se explica mejor por un trastorno depresivo mayor o bipolar con características psicóticas u otro trastorno psicótico como esquizofrenia o catatonía, y no se puede atribuir a los efectos fisiológicos de una sustancia (p. ej., una droga o un medicamento) o a otra afección médica.

Especificar si:

Con factor(es) de estrés notable(s) (psicosis reactiva breve): Si los síntomas se producen en respuesta a sucesos que, por separado o juntos, causarían mucho estrés prácticamente a todo el mundo en circunstancias similares en el medio cultural del individuo.

Sin factor(es) de estrés notable(s): Si los síntomas no se producen en respuesta a sucesos que, por separado o juntos, causarían mucho estrés prácticamente a todo el mundo en circunstancias similares en el medio cultural del individuo.

Con inicio posparto: Si comienza durante el embarazo o en las primeras 4 semanas después del parto.

Especificar si:

Con catatonía (para la definición véanse los criterios de catatonía asociada a otro trastorno mental; págs. 65–66).

Nota de codificación: Utilizar el código adicional 293.89 [F06.1] catatonía asociada a trastorno psicótico breve para indicar la presencia de catatonía concurrente.

Especificar la gravedad actual:

La gravedad se clasifica mediante evaluación cuantitativa de los síntomas primarios de psicosis: delirios, alucinaciones, discurso desorganizado, comportamiento psicomotor anormal y síntomas negativos. Cada uno de estos síntomas se puede clasificar por su gravedad actual (máxima gravedad en los últimos siete días) sobre una escala de 5 puntos de 0 (ausente) a 4 (presente y grave). (Véase la escala clínica Gravedad de los síntomas de las dimensiones de psicosis en el capítulo "Medidas de evaluación" en la Sección III del DSM-5).

Nota: El diagnóstico de trastorno psicótico se puede hacer sin utilizar este especificador de gravedad.

Trastorno esquizofreniforme
295.40 (F20.81)

A. Dos (o más) de los síntomas siguientes, cada uno de ellos presente durante una parte significativa de tiempo durante un período de un mes (o menos si se trató con éxito). Al menos unos de ellos ha de ser (1), (2) o (3):

1. Delirios.
2. Alucinaciones.
3. Discurso desorganizado (p. ej., disgregación o incoherencia frecuente).
4. Comportamiento muy desorganizado o catatónico.
5. Síntomas negativos (es decir, expresión emotiva disminuida o abulia).

B. Un episodio del trastorno dura como mínimo un mes pero menos de seis meses. Cuando el diagnóstico se ha de hacer sin esperar a la recuperación, se calificará como "provisional."

C. Se han descartado el trastorno esquizoafectivo y el trastorno depresivo o bipolar con características psicóticas porque 1) no se han producido episodios maníacos o depresivos mayores de forma concurrente con los síntomas de la fase activa, o 2) si se han producido episodios del estado de ánimo durante los síntomas de fase activa, han estado presentes durante una parte mínima de la duración total de los períodos activo y residual de la enfermedad.

D. El trastorno no se puede atribuir a los efectos fisiológicos de una sustancia (p. ej., una droga o un medicamento) u otra afección médica.

Especificar si:

Con características de buen pronóstico: Este especificador requiere la presencia de dos o más de las siguientes características: aparición de síntomas psicóticos notables en las primeras cuatro semanas después del primer cambio apreciable del comportamiento o funcionamiento habitual; confusión o perplejidad; buen funcionamiento social y laboral antes de la enfermedad; y ausencia de afecto embotado o plano.

Sin características de buen pronóstico: Este especificador se aplica si no han estado presentes dos o más de las características anteriores.

Especificar si:

Con catatonía (para la definición véanse los criterios de catatonía asociada a otro trastorno mental; págs. 65–66).

Nota de codificación: Utilizar el código adicional 293.89 [F06.1] catatonía asociada a trastorno esquizofreniforme para indicar la presencia de catatonía concurrente.

Especificar la gravedad actual:

La gravedad se clasifica mediante una evaluación cuantitativa de los síntomas primarios de psicosis: delirios, alucinaciones, discurso desorganizado, comportamiento psicomotor anormal y síntomas negativos. Cada uno de estos síntomas se puede clasificar por su gravedad actual (máxima gravedad en los últimos siete días) sobre una escala de 5 puntos de 0 (ausente) a 4 (presente y grave). (Véase la escala clínica Gravedad de los síntomas de las dimensiones de psicosis en el capítulo "Medidas de evaluación" en la Sección III del DSM-5).

Nota: El diagnóstico de trastorno esquizofreniforme se puede hacer sin utilizar este especificador de gravedad.

Esquizofrenia

295.90 (F20.9)

A. Dos (o más) de los síntomas siguientes, cada uno de ellos presente durante una parte significativa de tiempo durante un período de un mes (o menos si se trató con éxito). Al menos unos de ellos ha de ser (1), (2) o (3):

1. Delirios.
2. Alucinaciones.
3. Discurso desorganizado (p. ej., disgregación o incoherencia frecuente).
4. Comportamiento muy desorganizado o catatónico.
5. Síntomas negativos (es decir, expresión emotiva disminuida o abulia).

B. Durante una parte significativa del tiempo desde el inicio del trastorno, el nivel de funcionamiento en uno o más ámbitos principales, como el trabajo, las relaciones interpersonales o el cuidado personal, está muy por debajo del nivel alcanzado antes del inicio (o cuando comienza en la infancia o la adolescencia, fracasa la consecución del nivel esperado de funcionamiento interpersonal, académico o laboral).

C. Los signos continuos del trastorno persisten durante un mínimo de seis meses. Este período de seis meses ha de incluir al menos un mes de síntomas (o menos si se trató con éxito) que cumplan el Criterio A (es decir, síntomas de fase activa) y puede incluir períodos de síntomas prodrómicos o residuales. Durante estos períodos prodrómicos o residuales, los signos del trastorno se pueden manifestar únicamente por síntomas negativos o por dos o más síntomas enumerados en el Criterio A presentes de forma atenuada (p. ej., creencias extrañas, experiencias perceptivas inhabituales).

D. Se han descartado el trastorno esquizoafectivo y el trastorno depresivo o bipolar con características psicóticas porque 1) no se han producido episodios maníacos o depresivos mayores de forma concurrente con los síntomas de fase activa, o 2) si se han producido episodios del estado de ánimo durante los síntomas de fase activa, han estado presentes sólo durante una mínima parte de la duración total de los períodos activo y residual de la enfermedad.

E. El trastorno no se puede atribuir a los efectos fisiológicos de una sustancia (p. ej., una droga o medicamento) o a otra afección médica.

F. Si existen antecedentes de un trastorno del espectro autista o de un trastorno de la comunicación de inicio en la infancia, el diagnóstico adicional de esquizofrenia sólo se hace si los delirios o alucinaciones notables, además de los otros síntomas requeridos para la esquizofrenia, también están presentes durante un mínimo de un mes (o menos si se trató con éxito).

Especificar si:

Los siguientes especificadores del curso de la enfermedad sólo se utilizarán después de un año de duración del trastorno y si no están en contradicción con los criterios de evolución diagnósticos.

Primer episodio, actualmente en episodio agudo: La primera manifestación del trastorno cumple los criterios definidos de síntoma diagnóstico y tiempo. Un *episodio agudo* es el período en que se cumplen los criterios sintomáticos.

Primer episodio, actualmente en remisión parcial: *Remisión parcial* es el período durante el cual se mantiene una mejoría después de un episodio anterior y en el que los criterios que definen el trastorno sólo se cumplen parcialmente.

Primer episodio, actualmente en remisión total: *Remisión total* es el período después de un episodio anterior durante el cual los síntomas específicos del trastorno no están presentes.

Episodios múltiples, actualmente en episodio agudo: Los episodios múltiples se pueden determinar después de un mínimo de dos episodios (es decir, después de un primer episodio, una remisión y un mínimo de una recidiva).

Episodios múltiples, actualmente en remisión parcial

Episodios múltiples, actualmente en remisión total

Continuo: Los síntomas que cumplen los criterios de diagnóstico del trastorno están presentes durante la mayor parte del curso de la enfermedad, y los períodos sintomáticos por debajo del umbral son muy breves en comparación con el curso global.

No especificado

Especificar si:

Con catatonía (para la definición véanse los criterios de catatonía asociada a otro trastorno mental, págs. 65–66).

Nota de codificación: Utilizar el código adicional 293.89 [F06.1] catatonía asociada a esquizofrenia para indicar la presencia de catatonía concurrente.

Especificar la gravedad actual:

La gravedad se clasifica mediante evaluación cuantitativa de los síntomas primarios de psicosis: ideas delirantes, alucinaciones, habla desorganizada, comportamiento psicomotor anormal y síntomas negativos. Cada uno de estos síntomas se puede clasificar por su gravedad actual (máxima gravedad en los últimos siete días) sobre una escala de 5 puntos de 0 (ausente) a 4 (presente y grave). (Véase la escala clínica Gravedad de los síntomas de las dimensiones de psicosis en el capítulo "Medidas de evaluación" en la Sección III del DSM-5).

Nota: El diagnóstico de esquizofrenia se puede hacer sin utilizar este especificador de gravedad.

Trastorno esquizoafectivo

A.　Un período ininterrumpido de enfermedad durante el cual existe un episodio mayor del estado de ánimo (maníaco o depresivo mayor) concurrente con el Criterio A de esquizofrenia.

　　　Nota: El episodio depresivo mayor ha de incluir el Criterio A1: Depresión del estado de ánimo.

B.　Delirios o alucinaciones durante dos o más semanas en ausencia de un episodio mayor del estado de ánimo (maníaco o depresivo) durante todo el curso de la enfermedad.

C.　Los síntomas que cumplen los criterios de un episodio mayor del estado de ánimo están presentes durante la mayor parte de la duración total de las fases activa y residual de la enfermedad.

D.　El trastorno no se puede atribuir a los efectos de una sustancia (p. ej., una droga o medicamento) o a otra afección médica.

Especificar si:

　　295.70 (F25.0) Tipo bipolar: Este subtipo se aplica si un episodio maníaco forma parte de la presentación. También se pueden producir episodios depresivos mayores.

　　295.70 (F25.1) Tipo depresivo: Este subtipo sólo se aplica si episodios depresivos mayores forman parte de la presentación.

Especificar si:

　　Con catatonía (para la definición véanse los criterios de catatonía asociada a otro trastorno mental; págs. 65–66).

　　　Nota de codificación: Utilizar el código adicional 293.89 [F06.1] catatonía asociada a trastorno esquizoafectivo para indicar la presencia de catatonía concurrente.

Especificar si:

　　Los siguientes especificadores del curso de la enfermedad sólo se utilizarán después de un año de duración del trastorno y si no están en contradicción con los criterios de evolución diagnósticos.

Primer episodio, actualmente en episodio agudo: La primera manifestación del trastorno cumple los criterios requeridos para el diagnóstico en cuanto a síntomas y tiempo. Un *episodio agudo* es un período en que se cumplen los criterios sintomáticos.

Primer episodio, actualmente en remisión parcial: *Remisión parcial* es el período durante el cual se mantiene una mejoría después de un episodio anterior y en el que los criterios que definen el trastorno sólo se cumplen parcialmente.

Primer episodio, actualmente en remisión total: *Remisión total* es el período después de un episodio anterior durante el cual los síntomas específicos del trastorno no están presentes.

Episodios múltiples, actualmente en episodio agudo: Los episodios múltiples se pueden determinar después de un mínimo de dos episodios (es decir, después de un primer episodio, una remisión y un mínimo de una recidiva).

Episodios múltiples, actualmente en remisión parcial

Episodios múltiples, actualmente en remisión total

Continuo: Los síntomas que cumplen los criterios de diagnóstico del trastorno están presentes durante la mayor parte del curso de la enfermedad, con períodos sintomáticos por debajo del umbral muy breves en comparación con el curso global.

No especificado

Especificar la gravedad actual:

La gravedad se clasifica mediante una evaluación cuantitativa de los síntomas primarios de psicosis que incluye: delirios, alucinaciones, discurso desorganizado, comportamiento psicomotor anormal y síntomas negativos. Cada uno de estos síntomas se puede clasificar por su gravedad actual (máxima gravedad en los últimos siete días) sobre una escala de 5 puntos de 0 (ausente) a 4 (presente y grave). (Véase la escala clínica Gravedad de los síntomas de las dimensiones de psicosis en el capítulo "Medidas de evaluación" en la Sección III del DSM-5).

Nota: El diagnóstico de trastorno esquizoafectivo se puede hacer sin utilizar este especificador de gravedad.

Trastorno psicótico inducido por sustancias/medicamentos

A. Presencia de uno o los dos síntomas siguientes:

1. Delirios.
2. Alucinaciones.

B. Existen pruebas a partir de la historia clínica, la exploración física o las pruebas de laboratorio de (1) y (2):

1. Síntomas del Criterio A desarrollados durante o poco después de la intoxicación o abstinencia de la sustancia o después de la exposición a un medicamento.
2. La sustancia/medicamento implicado puede producir los síntomas del Criterio A.

C. El trastorno no se explica mejor por un trastorno psicótico no inducido por sustancias/medicamentos. Estas pruebas de un trastorno psicótico independiente pueden incluir lo siguiente:

Los síntomas fueron anteriores al inicio del uso de la sustancia/medicamento; los síntomas persisten durante un período importante (p. ej., aproximadamente un mes) después del cese de la abstinencia aguda o intoxicación grave; o existen otras pruebas de un trastorno psicótico independiente no inducido por sustancias/medicamentos (p. ej., antecedentes de episodios recurrentes no relacionados con sustancias/medicamentos).

D. El trastorno no se produce exclusivamente durante el curso de un delirium.

E. El trastorno causa malestar clínicamente significativo o deterioro en los ámbitos social, laboral u otros campos importantes del funcionamiento.

Nota: Este diagnóstico sólo se puede hacer en lugar de un diagnóstico de intoxicación por sustancias o de abstinencia de sustancias cuando en el cuadro clínico predominan los síntomas del Criterio A y cuando son suficientemente graves para merecer atención clínica.
Nota de codificación: Los códigos CIE-9-MC y CIE-10-MC para los trastornos psicóticos inducidos por [una sustancia/medicamento es-

pecífico] se indican en la tabla siguiente. Obsérvese que el código CIE-10-MC depende de si existe o no algún trastorno concomitante por consumo de sustancias de la misma clase. Si un trastorno leve por consumo de sustancias coincide con el trastorno psicótico inducido por sustancias, el carácter en 4ª posición es "1," y el clínico hará constar "trastorno leve por consumo de [sustancia]" antes del trastorno psicótico inducido por sustancias (p. ej., "trastorno leve por consumo de cocaína con trastorno psicótico inducido por cocaína"). Si un trastorno moderado o grave por consumo de sustancias coincide con el trastorno psicótico inducido por sustancias, el carácter en 4ª posición es "2," y el clínico hará constar "trastorno moderado por consumo de [sustancia]" o "trastorno grave por consumo de [sustancia]" según la gravedad del trastorno concurrente por consumo de sustancias. Si no existe un trastorno concurrente por consumo de sustancias (p. ej., después de un consumo importante puntual de la sustancia), el carácter en 4ª posición es "9," y el clínico sólo hará constar el trastorno psicótico inducido por sustancias.

		CIE-10-MC		
	CIE-9-MC	Con trastorno por consumo, leve	Con trastorno por consumo, moderado o grave	Sin trastorno por consumo
Alcohol	291.9	F10.159	F10.259	F10.959
Cannabis	292.9	F12.159	F12.259	F12.959
Fenciclidina	292.9	F16.159	F16.259	F16.959
Otro alucinógeno	292.9	F16.159	F16.259	F16.959
Inhalante	292.9	F18.159	F18.259	F18.959
Sedante, hipnótico o ansiolítico	292.9	F13.159	F13.259	F13.959
Anfetamina (u otro estimulante)	292.9	F15.159	F15.259	F15.959
Cocaína	292.9	F14.159	F14.259	F14.959
Otra sustancia (o sustancia desconocida)	292.9	F19.159	F19.259	F19.959

Especificar si (véase la Tabla 1 en el capítulo "Trastornos relacionados con sustancias y trastornos adictivos" para diagnósticos asociados a la clase de sustancia):

Con inicio durante la intoxicación: Si se cumplen los criterios de intoxicación con la sustancia y los síntomas aparecen durante la intoxicación.

Con inicio durante la abstinencia: Si se cumplen los criterios de abstinencia de la sustancia y los síntomas aparecen durante, o poco después de dejar la sustancia.

Especificar la gravedad actual:

La gravedad se clasifica mediante una evaluación cuantitativa de los síntomas primarios de psicosis tales como: delirios, alucinaciones, comportamiento psicomotor anormal y síntomas negativos. Cada uno de estos síntomas se puede clasificar por su gravedad actual (máxima gravedad en los últimos siete días) sobre una escala de 5 puntos de 0 (ausente) a 4 (presente y grave). (Véase la escala clínica Gravedad de los síntomas de las dimensiones de psicosis en el capítulo "Medidas de evaluación" en la Sección III del DSM-5).

Nota: El diagnóstico de trastorno psicótico inducido por sustancias/medicamentos se puede hacer sin utilizar este especificador de gravedad.

Procedimientos de registro

CIE-9-MC. El nombre del trastorno psicótico inducido por sustancias/medicamentos empieza con la sustancia específica (p. ej., cocaína, dexametasona) que se supone que es la causante de los delirios o alucinaciones. El código diagnóstico se selecciona de la tabla incluida en el conjunto de criterios, que se basa en la clase de sustancia. Para sustancias que no se ajustan a ninguna de las clases (p. ej., dexametasona), se utilizará el código "otra sustancia"; y en los casos en que se considere que una sustancia es un factor etiológico pero se desconoce la clase específica de sustancia, se utilizará la categoría "sustancia desconocida".

Después del nombre del trastorno figura la especificación del inicio (es decir, inicio durante la intoxicación, inicio durante la abstinencia). A diferencia de los procedimientos de registro de la CIE-10-MC, que combinan en un mismo código el trastorno inducido por sustancias y el trastorno por consumo de sustancias, en la CIE-9-MC se utiliza un código diagnóstico aparte para el trastorno por consumo de sustancias. Por ejemplo, en el caso de delirios que se producen durante la intoxicación en un sujeto con un trastorno grave por consumo de cocaína, el diagnóstico es 292.9 trastorno psicótico inducido por cocaína, con inicio durante la intoxicación. También se hace constar un diagnóstico adicional 304.20 trastorno grave por consumo de cocaína. Cuando se considera que más de una sustancia tiene un papel importante en el desarrollo de síntomas psicóticos, cada una de ellas se indicará por separado (p. ej., 292.9 trastorno psicótico inducido por cannabis con inicio durante la intoxicación, con trastorno grave por consumo de cannabis; 292.9 trastorno psicótico inducido por fenciclidina, con inicio durante la intoxicación, con trastorno leve por consumo de fenciclidina).

CIE-10-MC. El nombre del trastorno psicótico inducido por sustancias/medicamentos empieza con la sustancia específica (p. ej., cocaína, dexametasona) que se supone que es la causante de los delirios o las alucinaciones. El código diagnóstico se selecciona de la tabla incluida en el conjunto de criterios, que se basa en la clase de sustancia y en la presencia o ausencia de un trastorno concurrente por consumo de sustancias. Para sustancias que no se ajustan a ninguna de las clases (p. ej., dexametasona), se utilizará el código "otra sustancia" sin consumo concurrente de sustancias; y en los casos en que se considere que una sustancia es un factor etiológico pero se desconoce la clase específica de sustancia, se utilizará la categoría "sustancia desconocida" sin consumo concurrente de sustancias.

Para registrar el nombre del trastorno, se indica en primer lugar el trastorno concurrente por consumo de sustancias (si existe) y, a continuación, la palabra "con" seguida del nombre del trastorno psicótico inducido por sustancias, seguido de la especificación del inicio (es decir, inicio durante la intoxicación, inicio durante la abstinencia). Por ejemplo, en el caso de los delirios que se producen durante la intoxicación en un sujeto con un trastorno grave por consumo de cocaína, el diagnóstico es F14.259 trastorno grave por consumo de cocaína con trastorno psicótico inducido por cocaína, con inicio durante la intoxicación. No se utiliza un diagnóstico aparte del trastorno concurrente grave por consumo de cocaína. Si el trastorno psicótico inducido por sustancias se produce sin un trastorno concurrente por consumo de sustancias (p. ej., después de un consumo fuerte puntual de la sustancia), no se hace constar el trastorno acompañante por consumo de sustancias (p. ej., F16.959 trastorno psicótico inducido por fenciclidina, con inicio durante la intoxicación). Cuando se considera que más de una sustancia tiene un papel importante en el desarrollo de síntomas psicóticos, cada una de ellas se indicará por separado (p. ej., F12.259 trastorno grave por consumo de cannabis con trastorno psicótico inducido por cannabis, con inicio durante la intoxicación; F16.159 trastorno leve por consumo de fenciclidina con trastorno psicótico inducido por fenciclidina, con inicio durante la intoxicación).

Trastorno psicótico debido a otra afección médica

A. Alucinaciones o delirios destacados.
B. Existen pruebas a partir de la historia clínica, la exploración física o las pruebas de laboratorio de que el trastorno es la consecuencia fisiopatológica directa de otra afección médica.
C. El trastorno no se explica mejor por otro trastorno mental.
D. El trastorno no se produce exclusivamente durante el curso de un delirium.
E. El trastorno causa malestar clínicamente significativo o deterioro en los ámbitos social, laboral u otras áreas importantes del funcionamiento.

Especificar si:

Código basado en el síntoma predominante:

293.81 (F06.2) Con delirios: Si los delirios son el síntoma predominante.

293.82 (F06.0) Con alucinaciones: Si las alucinaciones son el síntoma predominante.

Nota de codificación: Incluir el nombre de la otra afección médica en el nombre del trastorno mental (p. ej., 293.81 [F06.2] trastorno psicótico debido a neoplasia pulmonar maligna, con delirios). La otra afección médica se codificará y se indicará por separado inmediatamente antes del trastorno psicótico debido a la afección médica (p. ej., 162.9 [C34.90] neoplasia pulmonar maligna; 293.81 [F06.2] trastorno psicótico debido a neoplasia pulmonar maligna, con delirios).

Especificar la gravedad actual:

La gravedad se clasifica mediante evaluación cuantitativa de los síntomas primarios de psicosis, tales como: delirios, alucinaciones, comportamiento psicomotor anormal y síntomas negativos. Cada uno de estos síntomas se puede clasificar por su gravedad actual (máxima gravedad en los últimos siete días) sobre una escala de 5 puntos de 0 (ausente) a 4 (presente y grave). (Véase la escala clínica Gravedad de los síntomas de las dimensiones de psicosis en el capítulo "Medidas de evaluación" en la Sección III del DSM-5).

Nota: El diagnóstico de trastorno psicótico debido a otra afección médica se puede hacer sin utilizar este especificador de gravedad.

Catatonía

Catatonía asociada a otro trastorno mental (especificador de catatonía)

293.89 (F06.1)

A. El cuadro clínico está dominado por tres (o más) de los síntomas siguientes:

1. Estupor (es decir, ausencia de actividad psicomotora; no interactuar activamente con el entorno).
2. Catalepsia (es decir., inducción pasiva de una postura mantenida contra la gravedad).
3. Flexibilidad cérea (es decir, resistencia leve y constante al cambio de postura dirigida por el examinador).
4. Mutismo (es decir, respuesta verbal ausente o escasa [excluir si hay afasia confirmada]).
5. Negativismo (es decir, oposición o ausencia de respuesta a instrucciones o estímulos externos).
6. Adopción de una postura (es decir, mantenimiento espontáneo y activo de una postura contra la gravedad).
7. Manierismo (es decir, caricatura extraña, circunstancial de acciones normales).
8. Estereotipia (es decir, movimientos repetitivos, anormalmente frecuentes, no dirigidos hacia un objetivo).
9. Agitación, no influida por estímulos externos.
10. Muecas.
11. Ecolalia (es decir, imitación del habla de otra persona.
12. Ecopraxia (es decir, imitación de los movimientos de otra persona).

Nota de codificación: Cuando se registre el nombre de la afección, indicar el nombre del trastorno mental asociado (p. ej., 293.89 [F06.1] catatonía asociada a trastorno depresivo mayor). Codificar en primer lugar el trastorno mental asociado (es decir, trastorno del neurodesarrollo, trastorno psicótico breve, trastorno esquizofreniforme, esquizofrenia, trastorno esquizoafectivo, trastorno bipolar, trastorno depresivo mayor u otro trastorno mental) (p. ej., 295.70 [F25.1] trastorno esquizoafectivo, tipo depresivo; 293.89 [F06.1] catatonía asociada a trastorno esquizoafectivo).

Trastorno catatónico debido a otra afección médica

293.89 (F06.1)

A. El cuadro clínico está dominado por tres (o más) de los síntomas siguientes:

1. Estupor (es decir, ausencia de actividad psicomotora; no relacionado activamente con el entorno).
2. Catalepsia (es decir, inducción pasiva de una postura mantenida contra la gravedad).
3. Flexibilidad cérea (es decir, resistencia leve y constante al cambio de postura dirigida por el examinador).
4. Mutismo (es decir, respuesta verbal ausente o escasa [**Nota:** no aplicable si existe afasia establecida]).
5. Negativismo (es decir, oposición o ausencia de respuesta a instrucciones o estímulos externos).
6. Adopción de una postura (es decir, mantenimiento espontáneo y activo de una postura contra la gravedad).
7. Manierismo (es decir, caricatura extraña, circunstancial de acciones normales).
8. Estereotipia (es decir, movimientos repetitivos, anormalmente frecuentes, no dirigidos a un objetivo).
9. Agitación, no influida por estímulos externos.
10. Muecas.
11. Ecolalia (es decir, imitación del habla de otra persona).

12. Ecopraxia (es decir, imitación de los movimientos de otra persona).

B. Existen pruebas a partir de la historia clínica, la exploración física o las pruebas de laboratorio de que el trastorno es la consecuencia fisiopatológica directa de otra afección médica.

C. El trastorno no se explica mejor por otro trastorno mental (p. ej., un episodio maníaco).

D. El trastorno no se produce exclusivamente durante el curso de un delirium.

E. El trastorno causa malestar clínicamente significativo o deterioro en lo social, laboral u otras áreas importantes del funcionamiento.

Nota de codificación: Incluir el nombre de la afección médica en el nombre del trastorno mental (p. ej., 293.89 [F06.1] trastorno catatónico debido a encefalopatía hepática). La otra afección médica se codificará y se indicará por separado inmediatamente antes del trastorno catatónico debido a la afección médica (p. ej., 572.2 [K71.90] encefalopatía hepática; 293.89 [F06.1] trastorno catatónico debido a encefalopatía hepática).

Catatonía no especificada

Esta categoría se aplica a presentaciones en las que los síntomas característicos de catatonía causan malestar clínicamente significativo o deterioro en lo social, laboral u otras áreas importantes del funcionamiento, pero la naturaleza del trastorno mental subyacente u otra afección médica no está clara, no se cumplen todos los criterios de catatonía o no existe información suficiente para hacer un diagnóstico más específico (p. ej., en servicios de urgencias).

Nota de codificación: Codificar en primer lugar **781.99 (R29.818)** otros síntomas que afectan los sistemas nervioso y musculoesquelético, y a continuación **293.89 (F06.1)** catatonía no especificada.

Otro trastorno del espectro de la esquizofrenia especificado y otro trastorno psicótico

298.8 (F28)

Esta categoría se aplica a presentaciones en las que predominan los síntomas característicos de un trastorno del espectro de la esquizofrenia y otro trastorno psicótico que causan malestar clínicamente significativo o deterioro en lo social, laboral u otras áreas importantes del funcionamiento, pero que no cumplen todos los criterios de ninguno de los trastornos de la categoría diagnóstica del trastorno del espectro de la esquizofrenia y otros trastornos psicóticos. La categoría de otro trastorno del espectro de la esquizofrenia especificado y otro trastorno psicótico se utiliza en situaciones en las que el clínico opta por comunicar el motivo específico por el que la presentación no cumple los criterios de un trastorno específico del espectro de la esquizofrenia u otro trastorno psicótico. Esto se hace registrando "otro trastorno del espectro de la esquizofrenia especificado y otro trastorno psicótico" y a continuación el motivo específico (p. ej., "alucinaciones auditivas persistentes").

Algunos ejemplos de presentaciones que se pueden especificar utilizando la designación "otro especificado" son los siguientes:

1. **Alucinaciones auditivas persistentes** que se producen en ausencia de cualquier otra característica.

2. **Delirios con episodios importantes del estado de ánimo superpuestos:** Incluye delirios persistentes con períodos de episodios del estado de ánimo superpuestos que están presentes durante una parte importante del trastorno delirante (de tal manera que no se cumple el criterio que estipula sólo una alteración breve del estado de ánimo en el trastorno delirante).

3. **Síndrome de psicosis atenuado:** Este síndrome se caracteriza por presentar síntomas parecidos a los psicóticos que están por debajo del umbral de la psicosis establecida (p. ej., los síntoma son menos graves y más transitorios, y la introspección se mantiene relativamente).

4. **Síntomas delirantes en la pareja de un individuo con trastorno delirante:** En el contexto de una relación de pareja, el miembro dominante puede traspasar su delirio al otro, sin que por

ello éste último deba cumplir de forma precisa los criterios del trastorno delirante.

298.9 (F29)

Esta categoría se aplica a presentaciones en las que predominan los síntomas característicos de un trastorno del espectro de la esquizofrenia y otro trastorno psicótico que causan malestar clínicamente significativo o deterioro en lo social, laboral u otras áreas importantes del funcionamiento, pero que no cumplen todos los criterios de ninguno de los trastornos de la categoría diagnóstica del trastorno del espectro de la esquizofrenia y otros trastornos psicóticos. La categoría del trastorno del espectro de la esquizofrenia no especificado y otro trastorno psicótico se utiliza en situaciones en las que el clínico opta por *no* especificar el motivo del incumplimiento de los criterios de un trastorno específico del espectro de la esquizofrenia y otro trastorno psicótico, e incluye presentaciones en las que no existe suficiente información para hacer un diagnóstico más específico (p. ej., en servicios de urgencias).

Trastorno bipolar I

Para un diagnóstico de trastorno bipolar I, es necesario que se cumplan los criterios siguientes para un episodio maníaco. Antes o después del episodio maníaco pueden haber existido episodios hipomaníacos o episodios de depresión mayor.

Episodio maníaco.

A. Un período bien definido de estado de ánimo anormal y persistentemente elevado, expansivo o irritable, y un aumento anormal y persistente de la actividad o la energía dirigida a un objetivo, que dura como mínimo una semana y está presente la mayor parte del día, casi todos los días (o cualquier duración si se necesita hospitalización).

B. Durante el período de alteración del estado de ánimo y aumento de la energía o actividad, existen tres (o más) de los síntomas siguientes (cuatro si el estado de ánimo es sólo irritable) en un grado significativo y representan un cambio notorio del comportamiento habitual:

1. Aumento de la autoestima o sentimiento de grandeza.

2. Disminución de la necesidad de dormir (p. ej., se siente descansado después de sólo tres horas de sueño).

3. Más hablador de lo habitual o presión para mantener la conversación.

4. Fuga de ideas o experiencia subjetiva de que los pensamientos van a gran velocidad.

5. Facilidad de distracción (es decir, la atención cambia demasiado fácilmente a estímulos externos poco importantes o irrelevantes), según se informa o se observa.

6. Aumento de la actividad dirigida a un objetivo (social, en el trabajo o la escuela, o sexual) o agitación psicomotora (es decir, actividad sin ningún propósito no dirigida a un objetivo).

7. Participación excesiva en actividades que tienen muchas posibilidades de consecuencias dolorosas (p. ej., dedicarse de forma desenfrenada a compras, juergas, indiscreciones sexuales o inversiones de dinero imprudentes).

C. La alteración del estado del ánimo es suficientemente grave para causar un deterioro importante en el funcionamiento social o laboral, para necesitar hospitalización con el fin de evitar el daño a sí mismo o a otros, o porque existen características psicóticas.

D. El episodio no se puede atribuir a los efectos fisiológicos de una sustancia (p. ej., una droga, un medicamento, otro tratamiento) o a otra afección médica.

Nota: Un episodio maníaco completo que aparece durante el tratamiento antidepresivo (p. ej., medicación, terapia electroconvulsiva) pero persiste en un grado totalmente sindrómico más allá del efecto fisiológico de ese tratamiento es prueba suficiente de un episodio maníaco y, en consecuencia, un diagnóstico de trastorno bipolar I.

Nota: Los Criterios A–D constituyen un episodio maníaco. Se necesita al menos un episodio maníaco a lo largo de la vida para el diagnóstico de trastorno bipolar I.

Episodio hipomaníaco.

A. Un período bien definido de estado de ánimo anormal y persistentemente elevado, expansivo o irritable, y un aumento anormal y persistente de la actividad o la energía, que dura como mínimo cuatro días consecutivos y está presente la mayor parte del día, casi todos los días.

B. Durante el período de alteración del estado de ánimo y aumento de la energía y actividad, han persistido tres (o más) de los síntomas siguientes (cuatro si el estado de ánimo es sólo irritable), representan un cambio notorio del comportamiento habitual y han estado presentes en un grado significativo:

1. Aumento de la autoestima o sentimiento de grandeza.

2. Disminución de la necesidad de dormir (p. ej., se siente descansado después de sólo tres horas de sueño).

3. Más hablador de lo habitual o presión para mantener la conversación.

4. Fuga de ideas o experiencia subjetiva de que los pensamientos van a gran velocidad.

5. Facilidad de distracción (es decir, la atención cambia demasiado fácilmente a estímulos externos poco importantes o irrelevantes), según se informa o se observa.

6. Aumento de la actividad dirigida a un objetivo (social, en el trabajo o la escuela, o sexual) o agitación psicomotora.

7. Participación excesiva en actividades que tienen muchas posibilidades de consecuencias dolorosas (p. ej., dedicarse de forma desenfrenada a compras, juergas, indiscreciones sexuales o inversiones de dinero imprudentes).

C. El episodio se asocia a un cambio inequívoco del funcionamiento que no es característico del individuo cuando no presenta síntomas.

D. La alteración del estado de ánimo y el cambio en el funcionamiento son observables por parte de otras personas.

E. El episodio no es suficientemente grave para causar una alteración importante del funcionamiento social o laboral, o necesitar hospitalización. Si existen características psicóticas, el episodio es, por definición, maníaco.

F. El episodio no se puede atribuir a los efectos fisiológicos de una sustancia (p. ej., una droga, un medicamento, otro tratamiento).

Nota: Un episodio hipomaníaco completo que aparece durante el tratamiento antidepresivo (p. ej., medicación, terapia electroconvulsiva) pero persiste en un grado totalmente sindrómico más allá del efecto fisiológico de ese tratamiento, es prueba suficiente de un episodio hipomaníaco. Sin embargo, se recomienda precaución porque uno o dos síntomas (particularmente el aumento de la irritabilidad, nerviosismo o agitación después del uso de antidepresivos) no se consideran suficientes para el diagnóstico de un episodio hipomaníaco, ni indica necesariamente una diátesis bipolar.

Nota: Los criterios A–F constituyen un episodio hipomaníaco. Los episodios hipomaníacos son frecuentes en el trastorno bipolar I, pero no son necesarios para el diagnóstico de trastorno bipolar I.

Episodio de depresión mayor.

A. Cinco (o más) de los síntomas siguientes han estado presentes durante el mismo período de dos semanas y representan un cambio del funcionamiento anterior; al menos uno de los síntomas es (1) estado de ánimo deprimido o (2) pérdida de interés o de placer.

   Nota: No incluye síntomas que se puedan atribuir claramente a otra afección médica

   1. Estado de ánimo deprimido la mayor parte del día, casi todos los días, según se desprende de la información subjetiva (p. ej., se siente triste, vacío o sin esperanza) o de la observación por parte de otras personas (p. ej., se le ve lloroso). (**Nota:** En niños y adolescentes, el estado de ánimo puede ser irritable.)

   2. Disminución importante del interés o el placer por todas o casi todas las actividades la mayor parte del día, casi todos los días (como se desprende de la información subjetiva o de la observación).

   3. Pérdida importante de peso sin hacer dieta o aumento de peso (p. ej., modificación de más del 5% del peso corporal en un mes), o disminución o aumento del apetito casi todos los días. (**Nota:** En los niños, considerar el fracaso en el aumento del peso esperado.)

   4. Insomnio o hipersomnia casi todos los días.

   5. Agitación o retraso psicomotor casi todos los días (observable por parte de otros; no simplemente la sensación subjetiva de inquietud o enlentecimiento).

   6. Fatiga o pérdida de la energía casi todos los días.

   7. Sentimientos de inutilidad o de culpabilidad excesiva o inapropiada (que puede ser delirante) casi todos los días (no simplemente el autorreproche o culpa por estar enfermo).

8. Disminución de la capacidad para pensar o concentrarse, o de tomar decisiones, casi todos los días (a partir del relato subjetivo o de la observación por parte de otras personas).

9. Pensamientos de muerte recurrentes (no sólo miedo a morir), ideas suicidas recurrentes sin un plan determinado, intento de suicidio o un plan específico para llevarlo a cabo.

B. Los síntomas causan malestar clínicamente significativo o deterioro en lo social, laboral u otras áreas importantes del funcionamiento.

C. El episodio no se puede atribuir a los efectos fisiológicos de una sustancia o de otra afección médica.

Nota: Los Criterios A–C constituyen un episodio de depresión mayor. Los episodios de depresión mayor son frecuentes en el trastorno bipolar I, pero no son necesarios para el diagnóstico de trastorno bipolar I.

Nota: Las respuestas a una pérdida significativa (p. ej., duelo, ruina económica, pérdidas debidas a una catástrofe natural, una enfermedad o una discapacidad grave) pueden incluir el sentimiento de tristeza intensa, rumiación acerca de la pérdida, insomnio, falta del apetito y pérdida de peso descritos en el Criterio A, que pueden simular un episodio depresivo. Aunque estos síntomas pueden ser comprensibles o considerarse apropiados a la pérdida, también se debería considerar atentamente la presencia de un episodio de depresión mayor además de la respuesta normal a una pérdida significativa. Esta decisión requiere inevitablemente el criterio clínico basado en la historia del individuo y en las normas culturales para la expresión del malestar en el contexto de la pérdida.[1]

Trastorno bipolar I.

A. Se han cumplido los criterios al menos para un episodio maníaco (Criterios A–D en "Episodio maníaco" antes citados).

B. La aparición del episodio(s) maníaco(s) y de depresión mayor no se explica mejor por un trastorno esquizoafectivo, esquizofrenia, un trastorno esquizofreniforme, un trastorno delirante u otro trastorno del espectro de la esquizofrenia y otros trastornos psicóticos especificados o no especificados.

Procedimientos de codificación y registro

El código diagnóstico del trastorno bipolar I se basa en el tipo de episodio actual o más reciente, así como en la gravedad actual, la presencia de características psicóticas y el estado de remisión. La gravedad actual y las características psicóticas sólo están indicadas si se cumplen actualmente todos los criterios para un episodio maníaco o de depresión mayor. Los especificadores de remisión sólo se indican si actualmente no se cumplen todos los criterios para un epi-

---

[1]Para distinguir el duelo de un episodio de depresión mayor (EDM), es útil tener en cuenta que en el duelo el afecto predominante es el sentimiento de vacío y pérdida, mientras que en un EDM es el estado de ánimo deprimido persistente y la incapacidad de esperar felicidad o placer. La disforia en el duelo probablemente disminuya de intensidad en días o semanas y se produce en oleadas, las denominadas punzadas de culpa. Estas oleadas tienden a asociarse a pensamientos o recuerdos del difunto. El estado de ánimo deprimido de un EDM es más persistente y no se asocia a pensamientos o preocupaciones específicos. El dolor del duelo puede ir acompañado de humor y emociones positivas que no son característicos de la intensa infelicidad y miseria que caracteriza a un EDM. El contenido de los pensamientos asociados al duelo generalmente presenta preocupación vinculada a pensamientos y recuerdos del difunto, y no la autocrítica o la rumiación pesimista que se observa en un EDM. En el duelo, la autoestima por lo general se conserva, mientras que en un EDM son frecuentes los sentimientos de inutilidad y de desprecio por uno mismo. Si en el duelo existen ideas de autoanulación, implican típicamente la percepción de haber fallado al difunto (p. ej., no haberlo visitado con más frecuencia, no decirle lo mucho que lo quería). Si un individuo en duelo piensa en la muerte y en el hecho de morir, estos pensamientos se centran por lo general en el difunto y posiblemente en "reunirse" con él, mientras que en un EDM estos pensamientos se centran en poner fin a la propia vida debido al sentimiento de inutilidad, de no ser digno de vivir o de ser incapaz de hacer frente al dolor de la depresión.

sodio maníaco, hipomaníaco o de depresión mayor. Los códigos son los siguientes:

Trastorno bipolar I	Episodio maníaco actual o más reciente	Episodio hipomaníaco* actual o más reciente	Episodio depresivo actual o más reciente	Episodio no especificado actual o más reciente**
Leve (pág. 102)	296.41 (F31.11)	ND	296.51 (F31.31)	ND
Moderado (pág. 102)	296.42 (F31.12)	ND	296.52 (F31.32)	ND
Grave (pág. 102)	296.43 (F31.13)	ND	296.53 (F31.4)	ND
Con características psicóticas*** (pág. 98)	296.44 (F31.2)	ND	296.54 (F31.5)	ND
En remisión parcial (pág. 101)	296.45 (F31.73)	296.45 (F31.71)	296.55 (F31.75)	ND
En remisión total (pág. 102)	296.46 (F31.74)	296.46 (F31.72)	296.56 (F31.76)	ND
No especificado	296.40 (F31.9)	296.40 (F31.9)	296.50 (F31.9)	ND

*No se aplican los especificadores de gravedad y psicóticos; código 296.40 (F31.0) para los casos que no están en remisión.
**No se aplican los especificadores de gravedad, psicóticos y de remisión. Código 296.7 (F31.9).
***Si existen características psicóticas, codificar el especificador "con características psicóticas" independientemente de la gravedad del episodio.

A la hora de registrar el nombre de un diagnóstico, se enumerarán los términos en el orden siguiente: trastorno bipolar I, tipo de episodio actual o más reciente, especificadores de gravedad/psicóticos/remisión, y a continuación tantos especificadores sin código como correspondan al episodio actual o más reciente.

Especificar:

Con ansiedad (págs. 92–93)

Con características mixtas (págs. 93–95)

Con ciclos rápidos (pág. 95)

Con características melancólicas (págs. 95–97)

Con características atípicas (págs. 97–98)

Con características psicóticas congruentes con el estado de ánimo (pág. 98)

Con características psicóticas no congruentes con el estado de ánimo (pág. 98)

Con catatonía (pág. 98). **Nota de codificación:** Utilizar el código adicional 293.89 (F06.1).

Con inicio en el periparto (págs. 98–100)

Con patrón estacional (págs. 100–101)

Trastorno bipolar II

296.89 (F31.81)

Para un diagnóstico de trastorno bipolar II, es necesario que se cumplan los criterios siguientes para un episodio hipomaníaco actual o pasado *y* los criterios siguientes para un episodio de depresión mayor actual o pasado:

Episodio hipomaníaco.

A. Un período bien definido de estado de ánimo anormal y persistentemente elevado, expansivo o irritable, y un aumento anormal y persistente de la actividad o la energía, que dura como mínimo cuatro días consecutivos y está presente la mayor parte del día, casi todos los días.

B.   Durante el período de alteración del estado de ánimo y aumento
     de la energía y la actividad, han persistido tres (o más) de los
     síntomas siguientes (cuatro si el estado de ánimo es sólo irrita-
     ble), representan un cambio notorio del comportamiento habitual
     y han estado presentes en un grado significativo:

     1.   Aumento de la autoestima o sentimiento de grandeza.

     2.   Disminución de la necesidad de dormir (p. ej., se siente des-
          cansado después de sólo tres horas de sueño).

     3.   Más hablador de lo habitual o presión para mantener la con-
          versación.

     4.   Fuga de ideas o experiencia subjetiva de que los pensa-
          mientos van a gran velocidad.

     5.   Facilidad de distracción (es decir, la atención cambia dema-
          siado fácilmente a estímulos externos poco importantes o
          irrelevantes), según se informa o se observa.

     6.   Aumento de la actividad dirigida a un objetivo (social, en el
          trabajo o la escuela, o sexual) o agitación psicomotora.

     7.   Participación excesiva en actividades que tienen muchas
          posibilidades de consecuencias dolorosas (p. ej., dedicarse
          de forma desenfrenada a compras, juergas, indiscreciones
          sexuales o inversiones de dinero imprudentes).

C.   El episodio se asocia a un cambio inequívoco del funciona-
     miento que no es característico del individuo cuando no pre-
     senta síntomas.

D.   La alteración del estado de ánimo y el cambio en el funciona-
     miento son observables por parte de otras personas.

E.   El episodio no es suficientemente grave para causar una altera-
     ción importante del funcionamiento social o laboral o necesitar
     hospitalización. Si existen características psicóticas, el episodio
     es, por definición, maníaco.

F.   El episodio no se puede atribuir a los efectos fisiológicos de una
     sustancia (p. ej., una droga, un medicamento u otro tratamiento).

     Nota: Un episodio hipomaníaco completo que aparece durante
     el tratamiento antidepresivo (p. ej., medicación, terapia electro-
     convulsiva) pero persiste en un grado totalmente sindrómico

más allá del efecto fisiológico de ese tratamiento es prueba suficiente de un episodio hipomaníaco. Sin embargo, se recomienda precaución porque uno o dos síntomas (particularmente el aumento de la irritabilidad, nerviosismo o agitación después del uso de antidepresivos) no se consideran suficientes para el diagnóstico de un episodio hipomaníaco, ni indican necesariamente una diátesis bipolar.

Episodio de depresión mayor.

A. Cinco (o más) de los síntomas siguientes han estado presentes durante el mismo período de dos semanas y representan un cambio del funcionamiento anterior; al menos uno de los síntomas es (1) estado de ánimo deprimido o (2) pérdida de interés o de placer.

Nota: No incluir síntomas que se pueden atribuir claramente a una afección médica.

1. Estado de ánimo deprimido la mayor parte del día, casi todos los días, según se desprende de la información subjetiva (p. ej., se siente triste, vacío o sin esperanza) o de la observación por parte de otras personas (p. ej., se le ve lloroso). (**Nota:** En niños y adolescentes, el estado de ánimo puede ser irritable.)

2. Disminución importante del interés o el placer por todas o casi todas las actividades la mayor parte del día, casi todos los días (como se desprende de la información subjetiva o de la observación).

3. Pérdida importante de peso sin hacer dieta o aumento de peso (p. ej., modificación de más del 5% del peso corporal en un mes) o disminución o aumento del apetito casi todos los días. (**Nota:** En los niños, considerar el fracaso para el aumento del peso esperado.)

4. Insomnio o hipersomnia casi todos los días.

5. Agitación o retraso psicomotor casi todos los días (observable por parte de otros; no simplemente la sensación subjetiva de inquietud o enlentecimiento).

6. Fatiga o pérdida de la energía casi todos los días.

7. Sentimiento de inutilidad o culpabilidad excesiva o inapropiada (que puede ser delirante) casi todos los días (no simplemente el autorreproche o culpa por estar enfermo).

8. Disminución de la capacidad para pensar o concentrarse, o de tomar decisiones, casi todos los días (a partir del relato subjetivo o de la observación por parte de otras personas.

9. Pensamientos de muerte recurrentes (no sólo miedo a morir), ideas suicidas recurrentes sin un plan determinado, intento de suicidio o un plan específico para llevarlo a cabo.

B. Los síntomas causan malestar clínicamente significativo o deterioro en lo social, laboral u otras áreas importantes del funcionamiento.

C. El episodio no se puede atribuir a los efectos fisiológicos de una sustancia o de otra afección médica.

Nota: Los Criterios A–C anteriores constituyen un episodio de depresión mayor.

Nota: Las respuestas a una pérdida significativa (p. ej., duelo, ruina económica, pérdidas debidas a una catástrofe natural, una enfermedad o discapacidad grave) pueden incluir el sentimiento de tristeza intensa, rumiación acerca de la pérdida, insomnio, pérdida del apetito y pérdida de peso descritas en el Criterio A, que pueden simular un episodio depresivo. Aunque estos síntomas pueden ser incomprensibles o considerarse apropiados a la pérdida, también se debería considerar atentamente la presencia de un episodio de depresión mayor además de la respuesta normal a una pérdida significativa. Esta decisión requiere inevitablemente el criterio clínico basado en la historia del individuo y en las normas culturales para la expresión del malestar en el contexto de la pérdida.[2]

Trastorno bipolar II.

A. Se han cumplido los criterios al menos para un episodio maníaco (Criterios A–F en "Episodio maníaco" antes) y al menos para un episodio de depresión mayor (Criterios A–C en "Episodio de depresión mayor" antes citado).

B. Nunca ha habido un episodio maníaco.

C. La aparición del episodio(s) hipomaníaco(s) y de depresión mayor no se explica mejor por un trastorno esquizoafectivo, esquizofrenia, un trastorno esquizofreniforme, un trastorno de ideas delirantes, u otro trastorno del espectro de la esquizofrenia y otros trastornos psicóticos especificados o no especificados.

D. Los síntomas de depresión o de incertidumbre causados por la alternancia frecuente de períodos de depresión e hipomanía provocan malestar clínicamente significativo o deterioro en lo social, laboral u otras áreas importantes del funcionamiento.

---

[2]Para distinguir el duelo de un episodio de depresión mayor (EDM), es útil tener en cuenta que en el duelo el afecto predominante es el sentimiento de vacío y pérdida, mientras que en un EDM es el estado de ánimo deprimido persistente y la incapacidad de esperar felicidad o placer. La disforia en el duelo probablemente disminuye de intensidad en días o semanas y se produce en oleadas, las denominadas punzadas de culpa. Estas oleadas tienden a asociarse con pensamientos o recuerdos del difunto. El estado de ánimo deprimido de un EDM es más persistente y no se asocia a pensamientos o preocupaciones específicos. El dolor del duelo puede ir acompañado de emociones y humor positivos que no son característicos de la intensa infelicidad y miseria que caracteriza a un EDM. El contenido de los pensamientos asociados al duelo generalmente presenta preocupación vinculada a pensamientos y recuerdos del difunto, y no la autocrítica o la rumiación pesimista que se observa en un EDM. En el duelo, la autoestima está por lo general conservada, mientras que en un EDM son frecuentes los sentimientos de inutilidad y de desprecio por uno mismo. Si en el duelo existen ideas de autoanulación, implican típicamente la percepción de haber fallado al difunto (p. ej., no haberlo visitado con más frecuencia, no decirle lo mucho que lo quería). Si un individuo en duelo piensa sobre la muerte y el hecho de morir, estos pensamientos se centran por lo general en el difunto y posiblemente en "reunirse" con él, mientras que en un EDM estos pensamientos se centran en poner fin a la propia vida debido al sentimiento de inutilidad, de no ser digno de vivir o de ser incapaz de hacer frente al dolor de la depresión.

Procedimientos de codificación y registro

El trastorno bipolar II tiene un código diagnóstico: 296.89 (F31.81). Su gravedad actual, la presencia de características psicóticas, el curso y otros especificadores no se pueden codificar, pero deberían indicarse por escrito (p. ej., 296.89 [F31.81] trastorno bipolar II, episodio depresivo actual, gravedad moderada, con características mixtas; 296.89 [F31.81] trastorno bipolar II, episodio depresivo más frecuente, en remisión parcial).

Especificar el episodio actual o más reciente:

Hipomaníaco

Depresivo

Especificar si:

Con ansiedad (págs. 92–93)

Con características mixtas (págs. 93–95)

Con ciclos rápidos (pág. 95)

Con características psicóticas congruentes con el estado de ánimo (pág. 98)

Con características psicóticas no congruentes con el estado de ánimo (pág. 98)

Con catatonía (pág. 98). **Nota de codificación:** Utilizar el código adicional 293.89 (F06.1).

Con inicio en el periparto (págs. 98–100)

Con patrón estacional (págs. 100–101): Sólo se aplica al patrón de episodios de depresión mayor.

Especificar el curso si no se cumplen actualmente todos los criterios para un episodio del estado de ánimo:

En remisión parcial (pág. 101)

En remisión total (pág. 102)

Especificar la gravedad si se cumplen actualmente todos los criterios para un episodio del estado de ánimo:

Leve (pág. 102)

Moderado (pág. 102)

Grave (pág. 102)

Trastorno ciclotímico

301.13 (F34.0)

A. Durante dos años como mínimo (al menos un año en niños y adolescentes) han existido numerosos períodos con síntomas hipomaníacos que no cumplen los criterios para un episodio hipomaníaco y numerosos períodos con síntomas depresivos que no cumplen los criterios para un episodio de depresión mayor.

B. Durante el período de dos años citado anteriormente (un año en niños y adolescentes), los períodos hipomaníacos y depresivos han estado presentes al menos la mitad del tiempo y el individuo no ha presentado síntomas durante más de dos meses seguidos.

C. Nunca se han cumplido los criterios para un episodio de depresión mayor, maníaco o hipomaníaco.

D. Los síntomas del Criterio A no se explican mejor por un trastorno esquizoafectivo, esquizofrenia, un trastorno esquizofreniforme, un trastorno de ideas delirantes, u otro trastorno del espectro de la esquizofrenia y otros trastornos psicóticos especificados o no especificados.

E. Los síntomas no se pueden atribuir a los efectos fisiológicos de una sustancia (p. ej., una droga, un medicamento) o a otra afección médica (p. ej., hipertiroidismo).

F. Los síntomas causan malestar clínicamente significativo o deterioro en lo social, laboral u otras áreas importantes del funcionamiento.

Especificar si:

Con ansiedad (véase págs. 92–93)

Trastorno bipolar y trastorno relacionado inducido por sustancias/medicamentos

A. Una alteración importante y persistente del estado de ánimo que predomina en el cuadro clínico y que se caracteriza por un estado de ánimo elevado, expansivo o irritable, con o sin estado de ánimo deprimido, o disminución notable del interés o placer por todas o casi todas las actividades.

B. Existen evidencias a partir de la historia clínica, la exploración física o los análisis de laboratorio de (1) y (2):

1. Síntomas del Criterio A desarrollados durante o poco después de la intoxicación o abstinencia de una sustancia o después de la exposición a un medicamento.

2. La sustancia/medicamento implicado puede producir los síntomas del Criterio A.

C. El trastorno no se explica mejor por un trastorno bipolar o un trastorno relacionado no inducido por sustancias/medicamentos. La evidencia de un trastorno bipolar independiente puede incluir lo siguiente:

Los síntomas fueron anteriores al inicio del uso de la sustancia/medicamento; los síntomas persisten durante un período importante (p. ej., aproximadamente un mes) después del cese de la abstinencia aguda o intoxicación grave; o existen otras pruebas de la existencia de un trastorno bipolar o un trastorno relacionado independiente no inducido por sustancias/medicamentos (p. ej., antecedentes de episodios recurrentes no relacionados con sustancias/medicamentos)

D. El trastorno no se produce exclusivamente durante el curso de un delirium.

E. El trastorno causa malestar clínicamente significativo o deterioro en lo social, laboral u otras áreas importantes del funcionamiento.

Nota de codificación: Los códigos CIE-9-MC y CIE-10-MC para el trastorno bipolar y trastorno relacionado inducido por una [sustancia/medicamento específico] se indican en la tabla siguiente. Obsérvese que el código CIE-10-MC depende de si existe o no algún trastorno concomitante por uso de sustancias de la misma clase. Si un trastorno leve por consumo de sustancias coincide con el trastorno bipolar y relacionado inducido por sustancias, el carácter en 4ª posición es "1," y el clínico hará constar "trastorno leve por consumo de [sustancia]" antes del trastorno bipolar y relacionado inducido por sustancias (p. ej., "trastorno leve por consumo de cocaína con trastorno bipolar y trastornos relacionados inducidos por cocaína"). Si un trastorno moderado o grave por consumo de sustancias coincide con el trastorno bipolar y relacionado inducido por sustancias, el carácter en 4ª posición es "2", y el clínico hará constar "trastorno moderado por consumo de [sustancia]" o "trastorno grave por consumo de [sustancia]" según la gravedad del trastorno concurrente por consumo de sustancias. Si no existe un trastorno concurrente por consumo de sustancias (p. ej., después de un consumo importante puntual de la sustancia), el carácter en 4ª posición es "9", y el clínico sólo hará constar el trastorno bipolar y el trastorno relacionado inducido por sustancia.

	CIE-9-MC	CIE-10-MC		
		Con trastorno por consumo, leve	Con trastorno por consumo, moderado o grave	Sin trastorno por consumo
Alcohol	291.89	F10.14	F10.24	F10.94
Fenciclidina	292.84	F16.14	F16.24	F16.94
Otro alucinógeno	292.84	F16.14	F16.24	F16.94
Sedante, hipnótico o ansiolítico	292.84	F13.14	F13.24	F13.94
Anfetamina (u otro estimulante)	292.84	F15.14	F15.24	F15.94
Cocaína	292.84	F14.14	F14.24	F14.94
Otra sustancia (o sustancia desconocida)	292.84	F19.14	F19.24	F19.94

Especificar si (véase la Tabla 1 en el capítulo "Trastornos relacionados con sustancias y trastornos adictivos" para diagnósticos asociados a la clase de sustancias):

Con inicio durante la intoxicación: Si se cumplen los criterios
de intoxicación con la sustancia y los síntomas aparecen durante la intoxicación.

Con inicio durante la abstinencia: Si se cumplen los criterios
de abstinencia de la sustancia y los síntomas aparecen durante,
o poco después, de la retirada.

Procedimientos de registro

CIE-9-MC. El nombre del trastorno bipolar y trastorno relacionado
inducido por sustancias/medicamentos comienza con la sustancia
específica (p. ej., cocaína, dexametasona) que se supone que es la causante de los síntomas del estado de ánimo bipolar. El código diagnóstico se selecciona de la tabla incluida en el grupo de criterios, que
se basa en la clase de sustancia. Para sustancias que no se ajustan a
ninguna de las clases (p. ej., dexametasona), se utilizará el código
"otra sustancia", y en los casos en que se considere que una sustancia
es un factor etiológico pero se desconoce la clase específica de esa
sustancia, se utilizará la categoría "sustancia desconocida".

Después del nombre del trastorno figura la especificación del inicio (es decir, inicio durante la intoxicación, inicio durante la abstinencia). A diferencia de los procedimientos de registro de la CIE-10-MC,
que combinan en un mismo código el trastorno inducido por sustancias y el trastorno por consumo de sustancias, en la CIE-9-MC se utiliza un código diagnóstico aparte para el trastorno por consumo de
sustancias. Por ejemplo, en el caso de síntomas irritables que se producen durante la intoxicación en un sujeto con un trastorno grave por
consumo de cocaína, el diagnóstico es 292.84 trastorno bipolar y trastorno relacionado inducido por cocaína con inicio durante la intoxicación. También se hace constar un diagnóstico adicional 304.20 trastorno grave por consumo de cocaína. Cuando se considera que más
de una sustancia tienen un papel importante en el desarrollo de síntomas del estado de ánimo bipolar, se hará constar cada una de ellas
por separado (p. ej., 292.84 trastorno bipolar y trastorno relacionado
inducido por metilfenidato, con inicio durante la intoxicación; 292.84

trastorno bipolar y trastorno relacionado inducido por dexametasona, con inicio durante la intoxicación).

CIE-10-MC. El nombre del trastorno bipolar y trastorno relacionado
inducido por sustancias/medicamentos comienza con la sustancia
específica (p. ej., cocaína, dexametasona) que se supone que es la causante de los síntomas del estado de ánimo bipolar. El código diagnóstico se selecciona de la tabla incluida en el grupo de criterios, que se
basa en la clase de sustancia y en la presencia o ausencia de un trastorno concurrente por consumo de sustancias. Para sustancias que no
se ajustan a ninguna de las clases (p. ej., dexametasona), se utilizará
el código "otra sustancia"; y en los casos en que se considere que una
sustancia es un factor etiológico pero se desconoce la clase específica
de la sustancia, se utilizará la categoría "sustancia desconocida".

Para registrar el nombre del trastorno, se indica en primer lugar
el trastorno concurrente por consumo de sustancias (si existe) y a
continuación la palabra "con," seguida del nombre del trastorno bipolar y relacionado inducido por sustancias, seguido de la especificación del inicio (es decir, inicio durante la intoxicación, inicio durante la abstinencia). Por ejemplo, en el caso de los síntomas irritables
que se producen durante la intoxicación en un sujeto con un trastorno grave por consumo de cocaína, el diagnóstico es F14.24 trastorno grave inducido por consumo de cocaína con trastorno bipolar y
trastorno relacionado inducido por cocaína, con inicio durante la intoxicación. No se utiliza un diagnóstico aparte del trastorno concurrente grave por consumo de cocaína. Si el trastorno bipolar y relacionado inducido por sustancias se producen sin un trastorno
concurrente por consumo de sustancias (p. ej., después de un consumo importante puntual de la sustancia), no se hace constar el trastorno acompañante por consumo de sustancias (p. ej., F15.94 trastorno bipolar y trastorno relacionado inducido por anfetamina, con
inicio durante la intoxicación). Cuando se considera que más de una
sustancia tienen un papel importante en el desarrollo de síntomas del
estado de ánimo bipolar, se hará constar cada una de ellas por separado (p. ej., F15.24 trastorno grave por consumo de metilfenidato con
trastorno bipolar y trastorno relacionado inducido por metilfenidato,
con inicio durante la intoxicación; F19.94 trastorno bipolar y trastorno relacionado inducido por dexametasona, con inicio durante la
intoxicación).

Trastorno bipolar y trastorno relacionado debido a otra afección médica

A. Un período importante y persistente de estado de ánimo anormalmente elevado, expansivo o irritable y un aumento anormal de la actividad o la energía que predomina en el cuadro clínico.

B. Existen evidencias a partir de la historia clínica, la exploración física o los análisis de laboratorio de que el trastorno es la consecuencia fisiopatológica directa de otra afección médica.

C. El trastorno no se explica mejor por otro trastorno mental.

D. El trastorno no se produce exclusivamente durante el curso de un delirium.

E. El trastorno causa malestar clínicamente significativo o deterioro en lo social, laboral u otras áreas importantes del funcionamiento, o necesita hospitalización para evitar que el individuo se lesione a sí mismo o a otros, o existen características psicóticas.

Nota de codificación: El código CIE-9-MC para el trastorno bipolar y trastornos relacionados debidos a otra afección médica es **293.83,** que se asigna independientemente del especificador. El código CIE-10-MC depende del especificador (véase más adelante).

Especificar si:

   (F06.33) Con características maníacas: No se cumplen todos los criterios para un episodio maníaco o hipomaníaco.

   (F06.33) Con episodio de tipo maníaco o hipomaníaco: Se cumplen todos los criterios excepto el Criterio D para un episodio maníaco o excepto el Criterio F para un episodio hipomaníaco.

   (F06.34) Con características mixtas: También existen síntomas de depresión pero no predominan en el cuadro clínico.

Nota de codificación: Incluir el nombre de la otra afección médica en el nombre del trastorno mental (p. ej., 293.83 [F06.33] trastorno bipolar debido a hipertiroidismo, con características maníacas). La otra afección médica también se codificará y se hará constar por separado inmediatamente antes del trastorno bipolar y trastorno relacionado debido a la afección médica (p. ej., 242.90 [E05.90] hipertiroidismo; 293.83 [F06.33] trastorno bipolar debido a hipertiroidismo, con características maníacas).

Otro trastorno bipolar y trastorno relacionado especificado

296.89 (F31.89)

Esta categoría se aplica a presentaciones en las que predominan los síntomas característicos de un trastorno bipolar y trastorno relacionado que causan malestar clínicamente significativo o deterioro en lo social, laboral u otras áreas importantes del funcionamiento, pero que no cumplen todos los criterios de ninguno de los trastornos de la categoría diagnóstica del trastorno bipolar y trastorno relacionado. La categoría de otro trastorno bipolar y trastorno relacionado especificado se utiliza en situaciones en las que el clínico opta por comunicar el motivo específico por el que la presentación no cumple los criterios de un trastorno bipolar y relacionado específico. Esto se hace registrando "otro trastorno bipolar y trastorno relacionado especificado" y a continuación el motivo específico (p. ej., "ciclotimia de corta duración").

Algunos ejemplos de presentaciones en que se puede especificar utilizando la designación "otro especificado" son los siguientes:

1. **Episodios hipomaníacos de corta duración (2–3 días) y episodios de depresión mayor:** Un antecedente a lo largo de toda la vida de uno o más episodios de depresión mayor en individuos en los que la presentación nunca cumplió todos los criterios para un episodio maníaco o hipomaníaco, pero que han experimentado dos o más episodios de hipomanía de corta duración que cumplen todos los criterios sintomáticos para un episodio hipomaníaco pero que sólo duran 2-3 días. Los episodios de síntomas hipomaníacos no se superponen temporalmente a los episodios de depresión mayor, por lo que la alteración no cumple los criterios para un episodio de depresión mayor, con características mixtas.

2. **Episodios hipomaníacos con síntomas insuficientes y episodios de depresión mayor:** Un antecedente a lo largo de toda la vida de uno o más episodios de depresión mayor en individuos cuya presentación nunca cumplió todos los criterios para un episodio maníaco o hipomaníaco pero que han experimentado uno o más episodios de hipomanía que no cumple todos los criterios sintomáticos (es decir, al menos cuatro días consecutivos de es-

tado de ánimo elevado y uno o dos de los otros síntomas de un episodio hipomaníaco, o estado de ánimo irritable y dos o tres de los otros síntomas de un episodio hipomaníaco). Los episodios de síntomas hipomaníacos no se superponen temporalmente a los episodios de depresión mayor, por lo que la alteración no cumple los criterios para un episodio de depresión mayor, con características mixtas.

3. **Episodio hipomaníaco sin episodio previo de depresión mayor:** Uno o más episodios hipomaníacos en un individuo cuya presentación nunca cumplió todos los criterios para un episodio de depresión mayor o un episodio maníaco. Si esto se produce en un individuo con un diagnóstico establecido de trastorno depresivo persistente (distimia), los dos diagnósticos se pueden aplicar de forma concurrente durante los períodos en que se cumplen todos los criterios para un episodio hipomaníaco.

4. **Ciclotimia de corta duración (menos de 24 meses):** Episodios múltiples de síntomas hipomaníacos que no cumplen los criterios para un episodio hipomaníaco y múltiples episodios de síntomas depresivos que no cumplen los criterios para un episodio de depresión mayor que persisten durante un período de menos de 24 meses (menos de 12 meses en niños o adolescentes) en un individuo cuya presentación nunca cumplió todos los criterios para un episodio de depresión mayor, maníaco o hipomaníaco y que no cumple los criterios para ningún trastorno psicótico. Durante el curso del trastorno, los síntomas hipomaníacos o depresivos están presentes durante más días que la ausencia de síntomas, el individuo no ha presentado síntomas durante más de dos meses seguidos y los síntomas causan malestar o deterioro clínicamente significativo.

Trastorno bipolar y trastorno relacionado no especificado

296.80 (F31.9)

Esta categoría se aplica a presentaciones en las que predominan los síntomas característicos de un trastorno bipolar y trastorno relacio-

nado que causa malestar clínicamente significativo o deterioro en lo
social, laboral u otras áreas importantes del funcionamiento, pero
que no cumplen todos los criterios de ninguno de los trastornos de la
categoría diagnóstica del trastorno bipolar y trastorno relacionado.
La categoría del trastorno bipolar y trastorno relacionado no especificado se utiliza en situaciones en las que el clínico opta por no especificar el motivo de incumplimiento de los criterios de un trastorno
bipolar y relacionados específicos, e incluye presentaciones en las
cuales no existe suficiente información para hacer un diagnóstico
más específico (p. ej., en servicios de urgencias).

Especificadores para trastorno bipolar y trastornos relacionados

Especificar si:

Con ansiedad: La presencia de dos o más de los síntomas siguientes durante la mayoría de los días del episodio de manía,
hipomanía o depresión actual o más reciente:

1. Se siente nervioso o tenso.

2. Se siente inhabitualmente inquieto.

3. Dificultad para concentrarse debido a las preocupaciones.

4. Miedo a que pueda suceder algo terrible.

5. El individuo siente que podría perder el control de sí mismo.

   Especificar la gravedad actual:

   Leve: Dos síntomas.

   Moderado: Tres síntomas.

   Moderado-grave: Cuatro o cinco síntomas.

   Grave: Cuatro o cinco síntomas con agitación motora.

Nota: Ansiedad que se aprecia como característica destacada tanto del trastorno bipolar como del trastorno de depresión mayor en la asistencia primaria y en los servicios
especializados en salud mental. Los altos grados de ansiedad
se han asociado a un riesgo mayor de suicidio, duración más
prolongada de la enfermedad y mayor probabilidad de falta de

respuesta al tratamiento. Por lo tanto, para planificar el tratamiento y controlar la respuesta terapéutica es clínicamente útil especificar con precisión la presencia y la gravedad de la ansiedad.

Con características mixtas: El especificador de características mixtas se puede aplicar al episodio maníaco, hipomaníaco o depresivo actual en el trastorno bipolar I o bipolar II:

Episodio maníaco o hipomaníaco, con características mixtas:

A. Se cumplen todos los criterios para un episodio maníaco o hipomaníaco, y al menos tres de los síntomas siguientes están presentes la mayoría de los días del episodio maníaco o hipomaníaco actual o más reciente:

1. Disforia destacada o estado de ánimo deprimido según se desprende de la información subjetiva (p. ej., se siente triste o vacío) o de la observación por parte de otras personas (p. ej., se le ve lloroso).

2. Disminución del interés o el placer por todas o casi todas las actividades (como se desprende de la información subjetiva o de la observación por parte de otras personas).

3. Agitación o retraso psicomotor casi todos los días (observable por parte de otros; no simplemente la sensación subjetiva de inquietud o de enlentecimiento).

4. Fatiga o pérdida de la energía.

5. Sentimiento de inutilidad o culpabilidad excesiva o inapropiada (no simplemente autorreproche o culpa por estar enfermo).

6. Pensamientos de muerte recurrentes (no sólo miedo a morir), ideas suicidas recurrentes sin un plan determinado, intento de suicidio o un plan específico para llevarlo a cabo.

B. Los síntomas mixtos son observables por parte de otras personas y representan un cambio del comportamiento habitual del individuo.

C. En individuos cuyos síntomas cumplen simultáneamente todos los criterios de un episodio de manía y depresión, el diagnóstico será de episodio maníaco, con características mixtas, debido a la alteración notable y la gravedad clínica de manía total.

D. Los síntomas mixtos no se pueden atribuir a los efectos fisiológicos de una sustancia (p. ej., una droga, un medicamento u otro tratamiento).

Episodio depresivo, con características mixtas:

A. Se cumplen todos los criterios para un episodio depresivo mayor, y al menos tres de los síntomas maníacos/hipomaníacos siguientes están presentes la mayoría de los días del episodio depresivo actual o más reciente:

1. Estado de ánimo elevado, expansivo.

2. Aumento de la autoestima o sentimiento de grandeza.

3. Más hablador de lo habitual o presión para mantener la conversación.

4. Fuga de ideas o experiencia subjetiva de que los pensamientos van a gran velocidad.

5. Aumento de la energía dirigida a un objetivo (social, en el trabajo o la escuela, o sexual).

6. Participación aumentada o excesiva en actividades que tienen muchas posibilidades de consecuencias dolorosas (p. ej., dedicarse de forma desenfrenada a compras, juergas, indiscreciones sexuales o inversiones de dinero imprudentes).

7. Disminución de la necesidad de sueño (se siente descansado a pesar de dormir menos de lo habitual; en contraste con el insomnio).

B. Los síntomas mixtos son observables por parte de otras personas y representan un cambio del comportamiento habitual del individuo.

C. En individuos cuyos síntomas cumplen simultáneamente todos los criterios de un episodio de manía y depresión, el diagnóstico será de episodio maníaco, con características mixtas.

D. Los síntomas mixtos no se pueden atribuir a los efectos fisiológicos de una sustancia (p. ej., una droga, un medicamento u otro tratamiento).

Nota: Las características mixtas asociadas a un episodio de depresión mayor son un factor de riesgo significativo para el desarrollo de trastorno bipolar I o bipolar II. Por lo tanto, para planificar el tratamiento y controlar la respuesta terapéutica es clínicamente útil apreciar la presencia de este especificador.

Con ciclos rápidos (se puede aplicar al trastorno bipolar I o bipolar II): Presencia de al menos cuatro episodios del estado de ánimo en los 12 meses anteriores que cumplen los criterios para episodio maníaco, hipomaníaco o de depresión mayor.

Nota: Los episodios están separados por remisiones parciales o totales de un mínimo de dos meses o por un cambio a un episodio de la polaridad opuesta (p. ej., episodio de depresión mayor a episodio maníaco).

Nota: La característica esencial de un trastorno bipolar con ciclos rápidos es la aparición de al menos cuatro episodios del estado de ánimo durante los 12 meses anteriores. Estos episodios pueden suceder en cualquier combinación y orden y han de cumplir los criterios de duración y número de síntomas para un episodio de depresión mayor, maníaco o hipomaníaco y han de estar separados por un período de remisión total o un cambio a un episodio de la polaridad opuesta. Los episodios maníacos e hipomaníacos se consideran de la misma polaridad. A excepción del hecho de que suceden con más frecuencia, los episodios que siguen un patrón de ciclos rápidos no difieren de los que se producen en un modelo que no sigue ciclos rápidos. Los episodios del estado de ánimo que cuentan para definir un patrón de ciclos rápidos excluyen los episodios causados por una sustancia (p. ej., cocaína, corticosteroides) u otra afección médica.

Con características melancólicas:

A. Una de las características siguientes está presente durante el período más grave del episodio actual:

1. Pérdida de placer por todas o casi todas las actividades.

2. Falta de reactividad a estímulos generalmente placenteros (no se siente mucho mejor, ni siquiera temporalmente, cuando sucede algo bueno).

B. Tres (o más) de las características siguientes:

1. Una cualidad bien definida del estado de ánimo depresivo es un desaliento profundo, desesperación y/o mal humor, o lo que se conoce como estado de ánimo vacío.

2. Depresión que acostumbra a ser peor por la mañana.

3. Despertar pronto por la mañana (es decir, al menos dos horas antes de lo habitual).

4. Notable agitación o retraso psicomotor.

5. Anorexia o pérdida de peso importante.

6. Culpa excesiva o inapropiada.

Nota: El especificador "con características melancólicas" se aplica si estas características están presentes en la fase más grave del episodio. Hay una ausencia casi completa de la capacidad de placer, no simplemente una disminución. Una norma para evaluar la falta de reactividad del estado de ánimo es que ni siquiera los acontecimientos muy deseados se asocian a una elevación notable del estado de ánimo. El estado de ánimo no aumenta en absoluto o sólo aumenta parcialmente (p. ej., hasta un 20-40% de lo normal durante sólo unos minutos seguidos). La "cualidad bien definida" del estado de ánimo característico del especificador "con características melancólicas" se experimenta como cualitativamente diferente del que se produce durante un episodio depresivo no melancólico. Un estado de ánimo deprimido que se describe simplemente como más grave, más prolongado o presente sin ningún motivo no se considera de cualidad bien definida. Casi siempre existen cambios psicomotores y son observables por parte de otras personas.

Las características melancólicas sólo muestran una tendencia ligera a repetirse en los episodios del mismo individuo. Son más frecuentes en los pacientes hospitalizados, en contraposición a los ambulatorios; es menos probable que aparezcan en episodios más leves de depresión mayor que en episodios más graves; y es más probable que se produzcan en episodios con características psicóticas

Con características atípicas: Este especificador se puede aplicar cuando estas características predominan durante la mayoría de los días del episodio de depresión mayor actual o más reciente.

A. Reactividad del estado de ánimo (es decir, aumento del estado de ánimo en respuesta a sucesos positivos reales o potenciales).

B. Dos (o más) de las características siguientes:

   1. Notable aumento de peso o del apetito.

   2. Hipersomnia.

   3. Parálisis plúmbea (es decir, sensación de pesadez plúmbea en brazos o piernas).

   4. Patrón prolongado de sensibilidad de rechazo interpersonal (no limitado a los episodios de alteración del estado de ánimo) que causa deterioro social o laboral importantes.

C. No se cumplen los criterios para "con características melancólicas" o "con catatonía" durante el mismo episodio.

> **Nota:** "Depresión atípica" tiene un significado histórico (es decir, atípica en contraposición con las presentaciones más clásicas de depresión agitada, "endógena", que era la norma cuando la depresión se diagnosticaba raramente en pacientes ambulatorios y casi nunca en adolescentes o adultos jóvenes) y actualmente no connota una presentación clínica inhabitual o inusual como el término podría implicar.
>
> Reactividad del estado de ánimo es la capacidad de animarse cuando se presentan acontecimiento positivos (p. ej., una visita de los hijos, alabanzas por parte de otras personas). El estado de ánimo se puede volver eutímico (no triste) incluso durante períodos prolongados si las circunstancias externas se mantienen favorables. El aumento del apetito se puede manifestar por un aumento claro de la ingestión de alimentos o por un aumento de peso. La hipersomnia puede incluir un período prolongado de sueño nocturno o siestas diurnas que totalizan un mínimo de 10 horas de sueño diarias (o al menos dos horas más que cuando el individuo no está deprimido). La parálisis

plúmbea se define como una sensación de pesadez plúmbea o de lastre, generalmente en los brazos o las piernas. Esta sensación está presente por lo general durante al menos una hora diaria, pero con frecuencia dura mucha horas seguidas. A diferencia de las demás características atípicas, la sensibilidad patológica de rechazo interpersonal percibido es un rasgo que tiene un inicio temprano y que persiste durante la mayor parte de la vida adulta. La sensibilidad de rechazo se produce tanto cuando la persona está deprimida como cuando no lo está, aunque se puede exacerbar durante los períodos depresivos.

Con características psicóticas: Los delirios o alucinaciones están presentes en cualquier momento de este episodio. Si existen características psicóticas, especificar si son congruentes o no con el estado de ánimo:

> **Con características psicóticas congruentes con el estado de ánimo:** Durante los episodios maníacos, el contenido de todas los delirios y alucinaciones concuerda con los temas maníacos típicos de grandeza, invulnerabilidad, etc., pero también pueden incluir temas de sospecha o paranoia, especialmente respecto a las dudas de otros acerca de las capacidades, los logros, etc., del individuo.

> **Con características psicóticas no congruentes con el estado de ánimo:** El contenido de los delirios y las alucinaciones no concuerda con los temas de polaridad del episodio, como se ha descrito antes, o el contenido es una mezcla de temas incongruentes y congruentes con el estado de ánimo.

Con catatonía: Este especificador se puede aplicar a un episodio de manía o depresión si existen características catatónicas durante la mayor parte del episodio. Véanse los criterios para la catatonía asociada a un trastorno mental en el capítulo "Espectro de la esquizofrenia y otros trastornos psicóticos".

Con inicio en el periparto: Este especificador se puede aplicar al episodio actual o, si actualmente no se cumplen todos los criterios para un episodio del estado de ánimo, al episodio más reciente de manía, hipomanía o depresión mayor en el trastorno bipolar I o bipolar II si el inicio de los síntomas del estado de ánimo se produce durante el embarazo o en las cuatro semanas después del parto.

Nota: Los episodios del estado de ánimo se pueden iniciar durante el embarazo o en el posparto. Aunque las estimaciones difieren según el período de seguimiento después del parto, entre un 3 y un 6% de las mujeres experimentará el inicio de un episodio de depresión mayor durante el embarazo o en las semanas o meses que siguen al parto. El 50% de los episodios de depresión mayor "posparto" comienza realmente antes del parto. Así pues, estos episodios se denominan colectivamente episodios del *periparto*. Las mujeres con episodios de depresión mayor en el periparto con frecuencia sufren ansiedad grave e incluso ataques de pánico. Estudios prospectivos han demostrado que los síntomas del estado de ánimo y de ansiedad durante el embarazo, así como la tristeza posparto (*baby blues*), aumentan el riesgo de un episodio de depresión mayor después del parto.

Los episodios del estado de ánimo que se inician en el periparto pueden presentar o no características psicóticas. El infanticidio se asocia la mayoría de las veces a episodios psicóticos posparto que se caracterizan por alucinaciones que ordenan matar al niño o delirios de que el niño está poseído, pero los síntomas psicóticos también pueden aparecer en episodios graves del estado de ánimo posparto sin estas ideas delirantes o alucinaciones específicas.

Los episodios del estado de ánimo (de depresión mayor o maníacos) en el posparto con características psicóticas se producen en un número de partos que oscila entre 1 de cada 500 y 1 de cada 1.000, y pueden ser más frecuentes en primíparas. El riesgo de episodios posparto con características psicóticas es especialmente mayor en mujeres con episodios del estado de ánimo posparto anteriores, pero también es elevado en pacientes con antecedentes de un trastorno depresivo o bipolar (en especial trastorno bipolar I) y en las que tienen antecedentes familiares de trastornos bipolares.

Cuando una mujer ha tenido un episodio posparto con características psicóticas, el riesgo de recurrencia con cada parto posterior es de entre un 30 y un 50%. Los episodios posparto se han de diferenciar del delirium que sucede en el período posparto, que se distingue por un grado de conciencia o atención fluctuante. El período posparto es excepcional en cuanto al grado de alteraciones neuroendocrinas y de ajustes psicosociales, el posible impacto de la lactancia materna en el plan de tratamiento y las implicaciones a largo plazo de una historia de trastorno del estado de ánimo posparto en la planificación familiar posterior.

Con patrón estacional: Este especificador se aplica al patrón de episodios del estado de ánimo a lo largo de toda la vida. La característica esencial es un patrón estacional regular de al menos un tipo de episodio (es decir, manía, hipomanía o depresión). Los otros tipos de episodios pueden no seguir este patrón. Por ejemplo, un individuo puede tener manías estacionales, pero sus depresiones no se producen en general en un momento del año específico.

A. En el trastorno bipolar I o bipolar II ha habido una relación temporal regular entre el inicio de los episodios maníacos, hipomaníacos o de depresión mayor y un momento del año particular (p. ej., en otoño o invierno).

Nota: No incluir casos en los que existe un efecto claro de factores de estrés psicosocial relacionados con las estaciones (p. ej., desempleo regularmente cada invierno).

B. Las remisiones totales (o una evolución de depresión mayor a manía o hipomanía o viceversa) también se producen en un momento del año característico (p. ej., la depresión desaparece en primavera).

C. En los últimos dos años, los episodios maníacos, hipomaníacos o de depresión mayor del individuo han mostrado una relación temporal estacional, como se ha definido antes, y durante este período de dos años se han producido episodios no estacionales de esa polaridad.

D. Las manías, hipomanías o depresiones estacionales (como se ha descrito antes) superan notablemente las manías, hipomanías o depresiones no estacionales que se pueden haber producido a lo largo de la vida del individuo.

Nota: Este especificador se puede aplicar al patrón de episodios de depresión mayor en el trastorno bipolar I, el trastorno bipolar II o el trastorno de depresión mayor, recurrentes. La característica esencial es la aparición y remisión de episodios de depresión mayor en momentos del año característicos. En la mayoría de los casos, los episodios comienzan en otoño o invierno y remiten en primavera. Con menos frecuencia, pueden registrarse episodios depresivos recurrentes en verano. Este patrón de aparición y remisión de los episodios tiene que haber sucedido durante un período de al menos dos años, sin episodios no estacionales durante este período. Además, los episodios depresivos estacionales han de superar notablemente a los episodios depresivos no estacionales a lo largo de toda la vida del individuo.

Este especificador no se aplica a las situaciones en que el patrón se explica mejor por factores de estrés psicosocial estacionales (p. ej., desempleo estacional o calendario escolar). Los episodios de depresión mayor que se producen según un patrón estacional con frecuencia se caracterizan por una importante presencia de energía, hipersomnia, sobrealimentación, aumento de peso y ansia de carbohidratos. No está claro si el patrón estacional es más probable en el trastorno de depresión mayor recurrente o en los trastornos bipolares. Sin embargo, en el grupo de los trastornos bipolares, el patrón estacional parece más probable en el trastorno bipolar II que en el trastorno bipolar I. En algunos individuos, el inicio de los episodios maníacos o hipomaníacos también se puede asociar a una estación en particular.

La prevalencia de patrón estacional de invierno varía aparentemente con la latitud, la edad y el sexo. La prevalencia aumenta con la latitud. La edad también es un factor de predicción importante de la estacionalidad, ya que las personas más jóvenes tienen mayor riesgo de presentar episodios depresivos en invierno.

Especificar si:

En remisión parcial: Los síntomas del episodio maníaco, hipomaníaco o depresivo inmediatamente anterior están presentes pero no se cumplen todos los criterios o, cuando acaba un episodio de este tipo, existe un período que dura menos de dos meses sin ningún síntoma significativo de un episodio maníaco, hipomaníaco o de depresión mayor.

En remisión total: Durante los últimos dos meses no ha habido signos o síntomas significativos del trastorno.

Especificar la gravedad actual:

La gravedad se basa en el número de síntomas del criterio, la gravedad de los síntomas y el grado de discapacidad funcional.

Leve: Pocos o ningún síntoma más que los necesarios para cumplir los criterios diagnósticos están presentes, la intensidad de los síntomas causa malestar pero es manejable y los síntomas producen poco deterioro en el funcionamiento social o laboral.

Moderado: El número de síntomas, la intensidad de los síntomas y/o el deterioro funcional están entre los especificados para "leve" y "grave".

Grave: El número de síntomas supera notablemente a los necesarios para hacer el diagnóstico, la intensidad de los síntomas causa gran malestar y no es manejable, y los síntomas interfieren notablemente en el funcionamiento social y laboral.

Trastorno de desregulación disruptiva del estado de ánimo

296.99 (F34.8)

A. Accesos de cólera graves y recurrentes que se manifiestan verbalmente (p. ej., rabietas verbales) y/o con el comportamiento (p. ej., agresión física a personas o propiedades) cuya intensidad o duración son desproporcionadas a la situación o provocación.

B. Los accesos de cólera no concuerdan con el grado de desarrollo.

C. Los accesos de cólera se producen, en término medio, tres o más veces por semana.

D. El estado de ánimo entre los accesos de cólera es persistentemente irritable o irascible la mayor parte del día, casi todos los días, y es observable por parte de otras personas (p. ej., padres, maestros, compañeros).

E. Los Criterios A–D han estado presentes durante 12 o más meses. En todo este tiempo, el individuo no ha tenido un período que durara tres o más meses consecutivos sin todos los síntomas de los Criterios A–D.

F. Los Criterios A y D están presentes al menos en dos de tres contextos (es decir, en casa, en la escuela, con los compañeros) y son graves al menos en uno de ellos.

G. El primer diagnóstico no se debe hacer antes de los 6 años o después de los 18 años.

H. Por la historia o la observación, los Criterios A–E comienzan antes de los 10 años.

I. Nunca ha habido un período bien definido de más de un día durante el cual se hayan cumplido todos los criterios sintomáticos, excepto la duración, para un episodio maníaco o hipomaníaco.

Nota: La elevación del estado de ánimo apropiada al desarrollo, como sucede en el contexto de un acontecimiento muy positivo o a la espera del mismo, no se ha de considerar un síntoma de manía o hipomanía.

J.   Los comportamientos no se producen exclusivamente durante un episodio de trastorno de depresión mayor y no se explican mejor por otro trastorno mental (p. ej., trastorno del espectro autista, trastorno por estrés postraumático, trastorno por ansiedad de separación, trastorno depresivo persistente [distimia]).

Nota: Este diagnóstico no puede coexistir con el trastorno negativista desafiante, el trastorno explosivo intermitente o el trastorno bipolar, aunque puede coexistir con otros, como el trastorno de depresión mayor, el trastorno de déficit de atención/hiperactividad, el trastorno de conducta y los trastornos por consumo de sustancias. En individuos cuyos síntomas cumplen los criterios para el trastorno de desregulación disruptiva del estado de ánimo y el trastorno negativista desafiante, solamente se debe hacer el diagnóstico de trastorno de desregulación disruptiva del estado de ánimo. Si un individuo no ha tenido nunca un episodio maníaco o hipomaníaco, no se debe hacer el diagnóstico de trastorno de desregulación disruptiva del estado de ánimo.

K.   Los síntomas no se pueden atribuir a los efectos fisiológicos de una sustancia o de otra afección médica o neurológica.

Trastorno de depresión mayor

A.   Cinco (o más) de los síntomas siguientes han estado presentes durante el mismo período de dos semanas y representan un cambio del funcionamiento previo; al menos uno de los síntomas es (1) estado de ánimo deprimido o (2) pérdida de interés o de placer.

Nota: No incluir síntomas que se pueden atribuir claramente a otra afección médica.

1.   Estado de ánimo deprimido la mayor parte del día, casi todos los días, según se desprende de la información subjetiva (p. ej., se siente triste, vacío, sin esperanza) o de la observación por parte de otras personas (p. ej., se le ve llo-

roso). (**Nota:** En niños y adolescentes, el estado de ánimo puede ser irritable.)

2. Disminución importante del interés o el placer por todas o casi todas las actividades la mayor parte del día, casi todos los días (como se desprende de la información subjetiva o de la observación).

3. Pérdida importante de peso sin hacer dieta o aumento de peso (p. ej., modificación de más de un 5% del peso corporal en un mes) o disminución o aumento del apetito casi todos los días. (**Nota:** En los niños, considerar el fracaso para el aumento de peso esperado).

4. Insomnio o hipersomnia casi todos los días.

5. Agitación o retraso psicomotor casi todos los días (observable por parte de otros; no simplemente la sensación subjetiva de inquietud o de enlentecimiento).

6. Fatiga o pérdida de energía casi todos los días.

7. Sentimiento de inutilidad o culpabilidad excesiva o inapropiada (que puede ser delirante) casi todos los días (no simplemente el autorreproche o culpa por estar enfermo).

8. Disminución de la capacidad para pensar o concentrarse, o para tomar decisiones, casi todos los días (a partir de la información subjetiva o de la observación por parte de otras personas).

9. Pensamientos de muerte recurrentes (no sólo miedo a morir), ideas suicidas recurrentes sin un plan determinado, intento de suicidio o un plan específico para llevarlo a cabo.

B. Los síntomas causan malestar clínicamente significativo o deterioro en lo social, laboral u otras áreas importantes del funcionamiento.

C. El episodio no se puede atribuir a los efectos fisiológicos de una sustancia o de otra afección médica.

Nota: Los Criterios A–C constituyen un episodio de depresión mayor.

Nota: Las respuestas a una pérdida significativa (p. ej., duelo, ruina económica, pérdidas debidas a una catástrofe natural, una enfermedad o discapacidad grave) pueden incluir el sentimiento de tristeza intensa, rumiación acerca de la pérdida, insomnio, pérdida del apetito y pérdida de peso que figuran en el Criterio A, y pueden simular un episodio depresivo. Aunque estos síntomas pueden ser comprensibles o considerarse apropiados a la pérdida, también se debería pensar atentamente en la presencia de un episodio de depresión mayor además de la respuesta normal a una pérdida significativa. Esta decisión requiere inevitablemente el criterio clínico basado en la historia del individuo y en las normas culturales para la expresión del malestar en el contexto de la pérdida.[1]

D. El episodio de depresión mayor no se explica mejor por un trastorno esquizoafectivo, esquizofrenia, un trastorno esquizofreniforme, un trastorno delirante, u otro trastorno especificado o no especificado del espectro de la esquizofrenia y otros trastornos psicóticos.

E. Nunca ha habido un episodio maníaco o hipomaníaco.

Nota: Esta exclusión no se aplica si todos los episodios de tipo maníaco o hipomaníaco son inducidos por sustancias o se pueden atribuir a los efectos fisiológicos de otra afección médica.

---

[1]Para distinguir el duelo de un episodio de depresión mayor (EDM), es útil tener en cuenta que en el duelo el afecto predominante es el sentimiento de vacío y pérdida, mientras que en un EDM es el estado de ánimo deprimido persistente y la incapacidad de esperar felicidad o placer. La disforia en el duelo probablemente disminuye de intensidad en días o semanas y se produce en oleadas, las denominadas punzadas de culpa. Estas oleadas tienden a asociarse a pensamientos o recuerdos del difunto. El estado de ánimo deprimido de un EDM es más persistente y no se asocia a pensamientos o preocupaciones específicos. El dolor del duelo puede ir acompañado de humor y emociones positivas que no son característicos de la intensa infelicidad y miseria que caracteriza a un EDM. El contenido de los pensamientos asociados al duelo generalmente presenta preocupación vinculada a pensamientos y recuerdos del difunto, y no la autocrítica o la rumiación pesimista que se observa en un EDM. En el duelo, la autoestima por lo general se conserva, mientras que en un EDM son frecuentes los sentimientos de no valer para nada y de desprecio por uno mismo. Si en el duelo existen ideas de autoanulación, implican típicamente la percepción de haber fallado al difunto (p. ej., no haberlo visitado con más frecuencia, no decirle lo mucho que lo quería). Si un individuo en duelo piensa en la muerte y en el hecho de morir, estos pensamientos se centran por lo general en el difunto y posiblemente en "reunirse" con él, mientras que en un EDM estos pensamientos se centran en poner fin a la propia vida debido al sentimiento de inutilidad, de no ser digno de vivir o de ser incapaz de hacer frente al dolor de la depresión.

Procedimientos de codificación y registro

El código diagnóstico del trastorno de depresión mayor se basa en si es un episodio único o recurrente, la gravedad actual, la presencia de características psicóticas y el estado de remisión. La gravedad actual y las características psicóticas sólo están indicadas si se cumplen actualmente todos los criterios para un episodio de depresión mayor. Los especificadores de remisión sólo están indicados si actualmente no se cumplen todos los criterios para un episodio de depresión mayor. Los códigos son los siguientes:

Especificador de gravedad/curso	Episodio único	Episodio recurrente*
Leve (pág. 126)	296.21 (F32.0)	296.31 (F33.0)
Moderado (pág. 127)	296.22 (F32.1)	296.32 (F33.1)
Grave (pág. 127)	296.23 (F32.2)	296.33 (F33.2)
Con características psicóticas** (pág. 123)	296.24 (F32.3)	296.34 (F33.3)
En remisión parcial (pág. 126)	296.25 (F32.4)	296.35 (F33.41)
En remisión total (pág. 126)	296.26 (F32.5)	296.36 (F33.42)
No especificado	296.20 (F32.9)	296.30 (F33.9)

*Para un episodio que se considera recurrente, debe haber un intervalo mínimo de dos meses consecutivos entre los episodios, durante el cual no se cumplan los criterios para un episodio de depresión mayor. Las definiciones de los especificadores se encuentran en las páginas indicadas.
**Si existen características psicóticas, codificar el especificador "con características psicóticas" independientemente de la gravedad del episodio.

A la hora de registrar el nombre de un diagnóstico, se enumerarán los términos en el orden siguiente: trastorno de depresión mayor, episodio único o recurrente, especificadores de gravedad/psicótico/remisión, y a continuación todos los especificadores siguientes sin código que sean aplicables al episodio actual.

Especificar:

Con ansiedad (págs. 119)

Con características mixtas (págs. 120)

Con características melancólicas (págs. 121–122)

Con características atípicas (págs. 122–123)

Con características psicóticas congruentes con el estado de ánimo (pág. 123)

Con características psicóticas no congruentes con el estado de ánimo (pág. 123)

Con catatonía (pág. 123). **Nota de codificación:** Utilizar el código adicional 293.89 (F06.1).

Con inicio en el periparto (págs. 123–125)

Con patrón estacional (episodio recurrente) (págs. 125–126)

Trastorno depresivo persistente (distimia)

300.4 (F34.1)

En este trastorno se agrupan el trastorno de depresión mayor crónico y el trastorno distímico del DSM-IV.

A. Estado de ánimo deprimido durante la mayor parte del día, presente más días que los que está ausente, según se desprende de la información subjetiva o de la observación por parte de otras personas, durante un mínimo de dos años.

    Nota: En niños y adolescentes, el estado de ánimo puede ser irritable y la duración ha de ser como mínimo de un año.

B. Presencia, durante la depresión, de dos (o más) de los síntomas siguientes:

    1. Poco apetito o sobrealimentación.
    2. Insomnio o hipersomnia.
    3. Poca energía o fatiga.
    4. Baja autoestima.
    5. Falta de concentración o dificultad para tomar decisiones.
    6. Sentimientos de desesperanza.

C. Durante el período de dos años (un año en niños y adolescentes) de la alteración, el individuo nunca ha estado sin los síntomas de los Criterios A y B durante más de dos meses seguidos.

D. Los criterios para un trastorno de depresión mayor pueden estar continuamente presentes durante dos años.

E. Nunca ha habido un episodio maníaco o un episodio hipomaníaco, y nunca se han cumplido los criterios para el trastorno ciclotímico.

F. La alteración no se explica mejor por un trastorno esquizoafectivo persistente, esquizofrenia, un trastorno delirante, u otro trastorno especificado o no especificado del espectro de la esquizofrenia y otro trastorno psicótico.

G. Los síntomas no se pueden atribuir a los efectos fisiológicos de una sustancia (p. ej., una droga, un medicamento) o a otra afección médica (p. ej., hipotiroidismo).

H. Los síntomas causan malestar clínicamente significativo o deterioro en lo social, laboral u otras áreas importantes del funcionamiento.

Nota: Como los criterios para un episodio de depresión mayor incluyen cuatro síntomas que no están en la lista de síntomas del trastorno depresivo persistente (distimia), un número muy limitado de individuos tendrá síntomas depresivos que han persistido durante más de dos años, pero no cumplirán los criterios para el trastorno depresivo persistente. Si en algún momento durante el episodio actual de la enfermedad se han cumplido todos los criterios para un episodio de depresión mayor, se hará un diagnóstico de trastorno de depresión mayor. De no ser así, está justificado un diagnóstico de otro trastorno depresivo especificado o de un trastorno depresivo no especificado.

Especificar si:

Con ansiedad (págs. 119)

Con características mixtas (págs. 120)

Con características melancólicas (págs. 121–122)

Con características atípicas (págs. 122–123)

Con características psicóticas congruentes con el estado de ánimo (pág. 123)

Con características psicóticas no congruentes con el estado de ánimo (pág. 123)

Con inicio en el periparto (págs. 123–125)

Especificar si:

> **En remisión parcial** (pág. 126)
> **En remisión total** (pág. 126)

Especificar si:

> **Inicio temprano:** Si el inicio es antes de los 21 años.
> **Inicio tardío:** Si el inicio es a partir de los 21 años.

Especificar si (durante la mayor parte de los dos años más recientes del trastorno depresivo persistente):

> **Con síndrome distímico puro:** No se han cumplido todos los criterios para un episodio de depresión mayor al menos en los dos años anteriores.
>
> **Con episodio de depresión mayor persistente:** Se han cumplido todos los criterios para un episodio de depresión mayor durante los dos años anteriores.
>
> **Con episodios intermitentes de depresión mayor, con episodio actual:** Actualmente se cumplen todos los criterios para un episodio de depresión mayor, pero ha habido períodos de al menos 8 semanas en por lo menos los dos años anteriores con síntomas por debajo del umbral para un episodio de depresión mayor completo.
>
> **Con episodios intermitentes de depresión mayor, sin episodio actual:** Actualmente no se cumplen todos los criterios para un episodio de depresión mayor, pero ha habido uno o más episodios de depresión mayor al menos en los dos años anteriores.

Especificar la gravedad actual:

> **Leve** (pág. 126–127)
> **Moderado** (pág. 127)
> **Grave** (pág. 127)

Trastorno disfórico premenstrual

625.4 (N94.3)

A.   En la mayoría de los ciclos menstruales, al menos cinco síntomas han de estar presentes en la última semana antes del inicio de la menstruación, empezar a *mejorar* unos días después del inicio de la menstruación y hacerse *mínimos* o desaparecer en la semana después de la menstruación.

B. Uno (o más) de los síntomas siguientes han de estar presentes:

1. Labilidad afectiva intensa (p. ej., cambios de humor; de repente está triste o llorosa, o aumento de la sensibilidad al rechazo).

2. Irritabilidad intensa, o enfado, o aumento de los conflictos interpersonales.

3. Estado de ánimo intensamente deprimido, sentimiento de desesperanza o ideas de autodesprecio.

4. Ansiedad, tensión y/o sensación intensa de estar excitada o con los nervios de punta.

C. Uno (o más) de los síntomas siguientes también han de estar presentes, hasta llegar a un total de *cinco* síntomas cuando se combinan con los síntomas del Criterio B.

1. Disminución del interés por las actividades habituales (p. ej., trabajo, escuela, amigos, aficiones).

2. Dificultad subjetiva de concentración.

3. Letargo, fatigabilidad fácil o intensa falta de energía.

4. Cambio importante del apetito, sobrealimentación o anhelo de alimentos específicos.

5. Hipersomnia o insomnio.

6. Sensación de estar agobiada o sin control.

7. Síntomas físicos como dolor o tumefacción mamaria, dolor articular o muscular, sensación de "hinchazón" o aumento de peso.

Nota: Los síntomas de los Criterios A-C se han de haber cumplido durante la mayoría de los ciclos menstruales del año anterior.

D. Los síntomas se asocian a malestar clínicamente significativo o interferencia en el trabajo, la escuela, las actividades sociales habituales o la relación con otras personas (p. ej., evitación de actividades sociales; disminución de la productividad y la eficiencia en el trabajo, la escuela o en casa).

E. La alteración no es simplemente una exacerbación de los síntomas de otro trastorno, como el trastorno de depresión mayor, el trastorno de pánico, el trastorno depresivo persistente (distimia) o un trastorno de la personalidad (aunque puede coexistir con cualquiera de estos).

F. El Criterio A se ha de confirmar mediante evaluaciones diarias prospectivas durante al menos dos ciclos sintomáticos. (**Nota:** El diagnóstico se puede hacer de forma provisional antes de esta confirmación.)

G. Los síntomas no se pueden atribuir a los efectos fisiológicos de una sustancia (p. ej., una droga, un medicamento, otro tratamiento) o a otra afección médica (p. ej., hipertiroidismo).

Procedimientos de registro

Si los síntomas no se han confirmado mediante evaluaciones diarias prospectivas de al menos dos ciclos sintomáticos, se debería indicar "provisional" después del nombre del diagnóstico (es decir, "trastorno disfórico premenstrual, provisional").

Trastorno depresivo inducido por una sustancia/medicamento

A. Alteración importante y persistente del estado de ánimo que predomina en el cuadro clínico y que se caracteriza por estado de ánimo deprimido, disminución notable del interés o placer por todas o casi todas las actividades.

B. Existen pruebas a partir de la historia clínica, la exploración física o los análisis de laboratorio de (1) y (2):

1. Síntomas del Criterio A desarrollados durante o poco después de la intoxicación o abstinencia de una sustancia o después de la exposición a un medicamento.

2. La sustancia/medicamento implicado puede producir los síntomas del Criterio A.

C. El trastorno no se explica mejor por un trastorno depresivo no inducido por una sustancia/medicamento. La evidencia de un trastorno depresivo independiente pueden incluir lo siguiente:

Los síntomas fueron anteriores al inicio del uso de la sustancia/medicamento; los síntomas persisten durante un período importante (p. ej., aproximadamente un mes) después del cese de la abstinencia aguda o la intoxicación grave; o existen otras pruebas que sugieren la existencia de un trastorno depresivo independiente no inducido por sustancias/medicamentos (p. ej., antecedentes de episodios recurrentes no relacionados con sustancias/medicamentos).

D. El trastorno no se produce exclusivamente durante el curso de un delirium.

E. El trastorno causa malestar clínicamente significativo o deterioro en lo social, laboral u otras áreas importantes del funcionamiento.

Nota: Sólo se hará este diagnóstico en lugar de un diagnóstico de intoxicación por una sustancia o abstinencia de una sustancia cuando los síntomas del Criterio A predominen en el cuadro clínico y cuando sean suficientemente graves para justificar la atención clínica.

Nota de codificación: Los códigos CIE-9-MC y CIE-10-MC para los trastornos depresivos por [sustancia/medicamento específico] se indican en la tabla siguiente. Obsérvese que el código CIE-10-MC depende de si existe o no algún trastorno concomitante por uso de sustancias de la misma clase. Si un trastorno leve por consumo de sustancias coincide con el trastorno depresivo inducido por sustancias, el carácter en 4ª posición es "1," y el clínico registrará "trastorno leve por consumo de [sustancia]" antes de trastorno depresivo inducido por sustancias (p. ej., "trastorno leve por consumo de cocaína con trastorno depresivo inducido por cocaína"). Si un trastorno moderado o grave por consumo de sustancias coincide con el trastorno depresivo inducido por una sustancia, el carácter en 4ª posición es "2," y el clínico hará constar "trastorno moderado por consumo de [sustancia]" o "trastorno grave por consumo de [sustancia]" según la gravedad del trastorno concurrente por consumo de esa sustancia. Si no existe un trastorno concurrente por consumo de una sustancia (p. ej., después de un consumo importante puntual de la sustancia), el carácter en 4ª posición es "9," y el clinico sólo hará constar el trastorno depresivo inducido por sustancias.

	CIE-9-MC	CIE-10-MC		
---------------------------------------	--------	Con trastorno por consumo, leve	Con trastorno por consumo, moderado o grave	Sin trastorno por consumo
Alcohol	291.89	F10.14	F10.24	F10.94
Fenciclidina	292.84	F16.14	F16.24	F16.94
Otro alucinógeno	292.84	F16.14	F16.24	F16.94
Inhalante	292.84	F18.14	F18.24	F18.94
Opiáceo	292.84	F11.14	F11.24	F11.94
Sedante, hipnótico o ansiolítico	292.84	F13.14	F13.24	F13.94
Anfetamina (u otro estimulante)	292.84	F15.14	F15.24	F15.94
Cocaína	292.84	F14.14	F14.24	F14.94
Otra sustancia (o sustancia desconocida)	292.84	F19.14	F19.24	F19.94

Especificar si (véase la Tabla 1 en el capítulo "Trastornos relacionados con sustancias y trastornos adictivos" para los diagnósticos asociados a la clase de sustancia):

Con inicio durante la intoxicación: Si se cumplen los criterios de intoxicación con la sustancia y los síntomas se desarrollan durante la intoxicación.

Con inicio durante la abstinencia: Si se cumplen los criterios de abstinencia de la sustancia y los síntomas aparecen durante, o poco después, de la retirada.

Procedimientos de registro

CIE-9-MC. El nombre del trastorno depresivo inducido por una sustancia/medicamento comienza con la sustancia específica (p. ej., cocaína, dexametasona) que se supone que es la causante de los síntomas depresivos. El código diagnóstico se selecciona de la tabla incluida en el conjunto de criterios, que se basa en la clase de sustancia. Para sustancias que no se ajustan a ninguna de las clases (p. ej., dexametasona), se utilizará el código "otra sustancia"; y en los casos en que se considere que una sustancia es un factor etiológico pero se desconoce la clase específica de sustancia, se utilizará la categoría "sustancia desconocida".

Después del nombre del trastorno figura la especificación del inicio (es decir, inicio durante la intoxicación, inicio durante la abstinencia). A diferencia de los procedimientos de registro de la CIE-10-MC, que combinan en un mismo código el trastorno inducido por sustancias y el trastorno por consumo de sustancias, en la CIE-9-MC se utiliza un código diagnóstico aparte para el trastorno por consumo de una sustancia. Por ejemplo, en el caso de síntomas depresivos durante la abstinencia en un individuo con un trastorno grave por consumo de cocaína, el diagnóstico es 292.84 trastorno depresivo inducido por cocaína, con inicio durante la abstinencia. También se hace constar un diagnóstico adicional 304.20 trastorno grave por consumo de cocaína. Cuando se considera que más de una sustancia tiene un papel importante en el desarrollo de síntomas depresivos, se hará constar cada una de ellas por separado (p. ej., 292.84 trastorno depresivo inducido por metilfenidato, con inicio durante la abstinencia; 292.84 trastorno depresivo inducido por dexametasona, con inicio durante la intoxicación).

CIE-10-MC. El nombre del trastorno depresivo inducido por una sustancia/medicamento comienza con la sustancia específica (p. ej., cocaína, dexametasona) que se supone que es la causante de los síntomas depresivos. El código diagnóstico se selecciona de la tabla incluida en el conjunto de criterios, que se basa en la clase de sustancia y en la presencia o ausencia de un trastorno concurrente por consumo de sustancia. Para sustancias que no se ajustan a ninguna de las clases (p. ej., dexametasona), se utilizará el código "otra sustancia"; y en los casos en que se considere que una sustancia es un factor etiológico pero se desconoce la clase específica de sustancia, se utilizará la categoría "sustancia desconocida".

Para registrar el nombre del trastorno, se indica en primer lugar el trastorno concurrente por consumo de una sustancia (si existe) y a continuación la palabra "con", seguida del nombre del trastorno depresivo inducido por sustancias, seguido de la especificación del inicio (es decir, inicio durante la intoxicación, inicio durante la abstinencia). Por ejemplo, en el caso de síntomas depresivos durante la abstinencia en un individuo con un trastorno grave por consumo de cocaína, el diagnóstico es F14.24 trastorno depresivo grave por consumo de cocaína, con trastorno depresivo inducido por cocaína, con inicio durante la abstinencia. No se utiliza un diagnóstico aparte del trastorno concurrente grave por consumo de cocaína. Si el trastorno depresivo inducido por una sustancia se produce sin un trastorno concurrente por consumo de una sustancia (p. ej., después de un consumo importante puntual de la sustancia), no se hace constar el trastorno acompañante por consumo de una sustancia (p. ej., F16.94 trastorno depresivo inducido por fenciclidina, con inicio durante la intoxicación). Cuando se considera que más de una sustancia tienen un papel importante en el desarrollo de síntomas del estado de ánimo depresivo, se hará constar cada una de ellas por separado (p. ej., F15.24 trastorno grave por consumo de metilfenidato, con trastorno depresivo inducido por metilfenidato, con inicio durante la abstinencia; F19.94 trastorno depresivo inducido por dexametasona, con inicio durante la intoxicación).

Trastorno depresivo debido a otra afección médica

A. Un período importante y persistente de estado de ánimo deprimido o una disminución notable del interés o placer por todas o casi todas las actividades predomina en el cuadro clínico.

B. Existen pruebas a partir de la historia clínica, la exploración física o los análisis de laboratorio de que el trastorno es la consecuencia fisiopatológica directa de otra afección médica.

C. La alteración no se explica mejor por otro trastorno mental (p. ej., trastorno de adaptación, con estado de ánimo deprimido, en el que el factor de estrés es una afección médica grave).

D. El trastorno no se produce exclusivamente durante el curso de un delirium.

E. El trastorno causa malestar clínicamente significativo o deterioro en lo social, laboral u otras áreas importantes del funcionamiento.

Nota de codificación: El código CIE-9-MC para el trastorno depresivo debido a otra afección médica es **293.83,** que se asigna independientemente del especificador. El código CIE-10-MC depende del especificador (véase más adelante).

Especificar si:

(F06.31) Con características depresivas: No se cumplen todos los criterios para un episodio de depresión mayor.

(F06.32) Con episodio del tipo de depresión mayor: Se cumplen todos los criterios (excepto el Criterio C) para un episodio de depresión mayor.

(F06.34) Con características mixtas: También existen síntomas de manía o hipomanía, pero no predominan en el cuadro clínico.

Nota de codificación: Incluir el nombre de la otra afección médica en el nombre del trastorno mental (p. ej., 293.83 [F06.31] trastorno depresivo debido al hipotiroidismo, con características depresivas). La otra afección médica también se codificará y enumerará por separado inmediatamente antes del trastorno depresivo debido a la afección médica (p. ej., 244.9 [E03.9] hipotiroidismo; 293.83 [F06.31] trastorno depresivo debido al hipotiroidismo, con características depresivas).

Otro trastorno depresivo especificado

311 (F32.8)

Esta categoría se aplica a presentaciones en las que predominan los síntomas característicos de un trastorno depresivo que causan malestar clínicamente significativo o deterioro en lo social, laboral u otras áreas importantes del funcionamiento, pero que no cumplen todos los criterios de ninguno de los trastornos de la categoría diagnóstica de los trastornos depresivos.La categoría de otro trastorno depresivo especificado se utiliza en situaciones en las que el clínico opta por comunicar el motivo específico por el que la presentación no cumple los criterios de un trastorno depresivo específico. Esto se hace registrando "otro trastorno depresivo especificado" y a continuación el motivo específico (p. ej., "episodio depresivo de corta duración").

Algunos ejemplos de presentaciones que se pueden especificar utilizando la designación "otro especificado" son los siguientes:

1. **Depresión breve recurrente:** Presencia concurrente de estado de ánimo deprimido y al menos otros cuatro síntomas de depresión durante 2-13 días por lo menos una vez al mes (no asociados al ciclo menstrual) durante un mínimo de doce meses consecutivos en un individuo cuya presentación no ha cumplido nunca los criterios para ningún otro trastorno depresivo o bipolar y que actualmente no cumple los criterios activos o residuales para un trastorno psicótico.

2. **Episodio depresivo de corta duración (4–13 días):** Afecto deprimido y al menos cuatro de los otros ocho síntomas de un episodio de depresión mayor asociados a malestar clínicamente significativo o deterioro que persiste durante más de cuatro días, pero menos de catorce días, en un individuo cuya presentación nunca ha cumplido los criterios para otro trastorno depresivo o bipolar, no cumple actualmente los criterios activos o residuales para un trastorno psicótico y no cumple los criterios para una depresión breve recurrente.

3. **Episodio depresivo con síntomas insuficientes:** Afecto deprimido y al menos cuatro de los otros ocho síntomas de un episodio de depresión mayor asociado a malestar clínicamente significativo o deterioro que persiste durante un mínimo de dos semanas en un individuo cuya presentación nunca ha cumplido los criterios para otro trastorno depresivo o bipolar, no cumple actualmente los criterios activos o residuales para un trastorno psicótico y no cumple los criterios para depresión breve recurrente.

Otro trastorno depresivo no especificado

311 (F32.9)

Esta categoría se aplica a presentaciones en las que predominan los síntomas característicos de un trastorno depresivo que causan malestar clínicamente significativo o deterioro en lo social, laboral u otras áreas importantes del funcionamiento, pero que no cumplen todos los criterios de ninguno de los trastornos de la categoría diagnóstica de los trastornos depresivos. La categoría del trastorno depresivo no especificado se utiliza en situaciones en las que el clínico opta por no especificar el motivo de incumplimiento de los criterios de un trastorno depresivo específico, e incluye presentaciones en las que no existe suficiente información para hacer un diagnóstico más específico (p. ej., en servicios de urgencias).

Especificadores para trastornos depresivos

Especificar si:

Con ansiedad: La ansiedad se define como la presencia de dos o más de los síntomas siguientes durante la mayoría de los días de un episodio de depresión mayor o trastorno depresivo persistente (distimia):

1. Se siente nervioso o tenso.
2. Se siente inhabitualmente inquieto.
3. Dificultad para concentrarse debido a las preocupaciones.
4. Miedo a que pueda suceder algo terrible.
5. El individuo siente que podría perder el control de sí mismo.

Especificar la gravedad actual:

Leve: Dos síntomas.

Moderado: Tres síntomas.

Moderado-grave: Cuatro o cinco síntomas.

Grave: Cuatro o cinco síntomas y con agitación motora.

Nota: Ansiedad que se aprecia como característica destacada tanto del trastorno bipolar como del trastorno de depresión mayor en la asistencia primaria y en los servicios especializados en salud mental. Los altos grados de ansiedad se han asociado a un riesgo mayor de suicidio, duración más prolongada de la enfermedad y mayor probabilidad de falta de respuesta al tratamiento. Por lo tanto, para planificar el tratamiento y controlar la respuesta terapéutica es clínicamente útil especificar con precisión la presencia y la gravedad de la ansiedad.

Con características mixtas:

A. Al menos tres de los síntomas maníacos/hipomaníacos siguientes están presentes casi todos los días durante la mayoría de los días de un episodio de depresión mayor:

1. Estado de ánimo elevado, expansivo.
2. Aumento de la autoestima o sentimiento de grandeza.
3. Más hablador de lo habitual o presión para mantener la conversación.
4. Fuga de ideas o experiencia subjetiva de que los pensamientos van a gran velocidad.
5. Aumento de la energía dirigida a un objetivo (social, en el trabajo o la escuela, o sexual).
6. Implicación aumentada o excesiva en actividades que tienen muchas posibilidades de consecuencias dolorosas (p. ej., dedicarse de forma desenfrenada a compras, juergas, indiscreciones sexuales o inversiones de dinero imprudentes).
7. Disminución de la necesidad de sueño (se siente descansado a pesar de dormir menos de lo habitual, en contraste con el insomnio).

B. Los síntomas mixtos son observables por parte de otras personas y representan un cambio del comportamiento habitual del individuo.

C. En individuos cuyos síntomas cumplen todos los criterios de manía o hipomanía, el diagnóstico será trastorno bipolar I o bipolar II.

D. Los síntomas mixtos no se pueden atribuir a los efectos fisiológicos de una sustancia (p. ej., una droga, un medicamento u otro tratamiento).

Nota: Las características mixtas asociadas a un episodio de depresión mayor son un factor de riesgo significativo para el desarrollo de trastorno bipolar I o bipolar II. Por lo tanto, para planificar el tratamiento y controlar la respuesta terapéutica es clínicamente útil apreciar la presencia de este especificador.

Con características melancólicas:

A. Una de las características siguientes está presente durante el período más grave del episodio actual:

1. Pérdida de placer por todas o casi todas las actividades.
2. Falta de reactividad a estímulos generalmente placenteros (no se siente mucho mejor, ni siquiera temporalmente, cuando sucede algo bueno).

B. Tres (o más) de las características siguientes:

1. Una cualidad bien definida del estado de ánimo depresivo es un desaliento profundo, desesperación y/o mal humor, o lo que se conoce como estado de ánimo vacío.
2. Depresión que acostumbra a ser peor por la mañana.
3. Despertar pronto por la mañana (es decir, al menos dos horas antes de lo habitual).
4. Notable agitación o retraso psicomotor.
5. Anorexia o pérdida de peso importante.
6. Culpa excesiva o inapropiada.

Nota: El especificador "con características melancólicas" se aplica si estas características están presentes en la fase más grave del episodio. Hay una ausencia casi completa de la capacidad de placer, no simplemente una disminución. Una norma para evaluar la falta de reactividad del estado de ánimo es que ni siquiera los acontecimientos muy deseados se asocian a una elevación notable del estado de ánimo. El estado de ánimo no aumenta en absoluto o sólo aumenta parcialmente (p. ej., hasta un 20-40% de lo normal sólo durante unos minutos seguidos). La "cualidad bien definida" del estado de ánimo característico del especificador "con características melancólicas" se experimenta como cualitativamente diferente del que se produce durante un episodio depresivo no melancólico. Un estado de ánimo deprimido que se describe simplemente como más grave, más prolongado o presente sin ningún motivo no se considera de cualidad bien definida. Casi siempre existen cambios psicomotores y son observables por parte de otras personas.

Las características melancólicas sólo muestran una tendencia ligera a repetirse en los episodios del mismo individuo. Son más frecuentes en los pacientes hospitalizados, en contraposición a los ambulatorios; es menos probable que aparezcan en episodios más leves de depresión mayor que en episodios más graves; y es más probable que se produzcan en episodios con características psicóticas.

Con características atípicas: Este especificador se puede aplicar cuando estas características predominan durante la mayoría de los días del episodio de depresión mayor actual o más reciente o trastorno depresivo persistente.

A. Reactividad del estado de ánimo (es decir, aumento del estado de ánimo en respuesta a sucesos positivos reales o potenciales).

B. Dos (o más) de las características siguientes:

   1. Notable aumento de peso o del apetito.
   2. Hipersomnia.
   3. Parálisis plúmbea (es decir, sensación de pesadez plúmbea en brazos o piernas).
   4. Patrón prolongado de sensibilidad de rechazo interpersonal (no limitado a los episodios de alteración del estado de ánimo) que causa deterioro social o laboral importante.

C. No se cumplen los criterios para "con características melancólicas" o "con catatonía" durante el mismo episodio.

Nota: "Depresión atípica" tiene un significado histórico (es decir, atípica en contraposición con las presentaciones más clásicas de depresión agitada, "endógena", que eran la norma cuando la depresión se diagnosticaba raramente en pacientes ambulatorios y casi nunca en adolescentes o adultos jóvenes) y actualmente no connota una presentación clínica inhabitual o inusual como el término podría implicar.

Reactividad del estado de ánimo es la capacidad de animarse cuando se presentan acontecimiento positivos (p. ej., una visita de los hijos, alabanzas por parte de otras personas). El estado de ánimo se puede volver eutímico (no triste) incluso durante períodos prolongados si las circunstancias externas se mantienen favorables. El aumento del apetito se puede manifestar por un aumento claro de la ingestión de alimentos o por un aumento de peso. La hipersomnia puede incluir un período prolongado de sueño nocturno o siestas diurnas que totalizan un mínimo de 10 horas de sueño diarias (o al menos dos horas más que cuando el individuo no está deprimido). La parálisis plúmbea se define como una sensación de pesadez plúmbea o de lastre, generalmente en los brazos o las piernas. Esta sensación está presente por lo general durante al menos una hora diaria, pero con frecuencia dura mucha horas seguidas. A diferencia de las demás características atípicas, la sensibilidad patológica de rechazo interpersonal percibido es un rasgo que tiene un inicio temprano y que persiste durante la mayor parte de la vida adulta. La sensibilidad de rechazo se produce tanto cuando la persona está deprimida como cuando no lo está, aunque se puede exacerbar durante los períodos depresivos.

Con características psicóticas: Presencia de delirios y/o alucinaciones.

Con características psicóticas congruentes con el estado de ánimo: El contenido de todos los delirios y alucinaciones está en consonancia con los temas depresivos típicos de incapacidad personal, culpa, enfermedad, muerte, nihilismo o castigo merecido.

Con características psicóticas no congruentes con el estado de ánimo: El contenido de los delirios o alucinaciones no implica los temas depresivos típicos de incapacidad personal, culpa, enfermedad, muerte, nihilismo o castigo merecido, o el contenido es una mezcla de temas congruentes e incongruentes con el estado de ánimo.

Con catatonía: El especificador de catatonía se puede aplicar a un episodio de depresión si existen características catatónicas durante la mayor parte del episodio. Véanse los criterios para catatonía asociada a un trastorno mental en el capítulo "Espectro de la esquizofrenia y otros trastornos psicóticos".

Con inicio en el periparto: Este especificador se puede aplicar al episodio actual o, si actualmente no se cumplen todos los criterios para un episodio de depresión mayor, al episodio de depresión mayor más reciente si el inicio de los síntomas del estado de ánimo se produce durante el embarazo o en las cuatro semanas después del parto.

Nota: Los episodios del estado de ánimo se pueden iniciar durante el embarazo o en el posparto. Aunque las estimaciones difieren según el período de seguimiento después del parto, entre un 3 y un 6% de las mujeres experimentará el inicio de un episodio de depresión mayor durante el embarazo o en las semanas o meses que siguen al parto. El 50% de los episodios de depresión mayor "posparto" comienza realmente antes del parto. Así pues, estos episodios se denominan colectivamente episodios del *periparto*. Las mujeres con episodios de depresión mayor en el periparto con frecuencia sufren ansiedad grave e incluso ataques de pánico. Estudios prospectivos han demostrado que los síntomas del estado de ánimo y de ansiedad durante el embarazo, así como la tristeza posparto (*baby blues*) aumentan el riesgo de un episodio de depresión mayor después del parto.

Los episodios del estado de ánimo que se inician en el periparto pueden presentar o no características psicóticas. El infanticidio se asocia la mayoría de las veces a episodios psicóticos posparto que se caracterizan por alucinaciones que ordenan matar al niño o delirios de que el niño está poseído, pero los síntomas psicóticos también pueden aparecer en episodios graves del estado de ánimo posparto sin estos delirios o alucinaciones específicas.

Los episodios del estado de ánimo (de depresión mayor o maníacos) en el posparto con características psicóticas se producen en un número de partos, que oscila entre 1 de cada 500 y 1 de cada 1.000 partos, y pueden ser más frecuentes en primíparas. El riesgo de episodios posparto con características psicóticas es especialmente mayor en mujeres con episodios del estado de ánimo posparto anteriores, pero también es elevado en pacientes con antecedentes de un trastorno depresivo o bipolar (en especial el trastorno bipolar I) y en las que tienen antecedentes familiares de trastornos bipolares.

Cuando una mujer ha tenido un episodio posparto con características psicóticas, el riesgo de recurrencia con cada parto posterior es de entre un 30 y un 50%. Los episodios posparto se han de diferenciar del delirium que sucede en el período posparto, que se distingue por un grado de conciencia o atención fluctuante. El período posparto es excepcional en cuanto al grado de alteraciones neuroendocrinas y de ajustes psicosociales, el posible impacto de la lactancia materna en el plan de tratamiento y las implicaciones a largo plazo de una historia de trastorno del estado de ánimo posparto en la planificación familiar posterior.

Con patrón estacional: Este especificador se aplica al trastorno de depresión mayor recurrente.

A. Ha habido una relación temporal regular entre el inicio de los episodios de depresión mayor en el trastorno de depresión mayor y un momento del año particular (p. ej., en otoño o invierno).

    Nota: No incluir casos en los que existe un efecto claro de factores de estrés psicosocial relacionados con las estaciones (p. ej., desempleo regularmente cada invierno).

B. Las remisiones totales (o un cambio de depresión mayor a manía o hipomanía) también se producen en un momento del año característico (p. ej., la depresión desaparece en primavera).

C. En los últimos dos años se han producido dos episodios de depresión mayor que demuestran la relación estacional definida más arriba y episodios de depresión mayor no estacional durante el mismo período.

D. El número de episodios de depresión mayor estacionales (como se han descrito más arriba) supera notablemente el de episodios de depresión mayor no estacionales que pueden haber sucedido a lo largo de la vida del individuo.

Nota: El especificador "con patrón estacional" se puede aplicar al patrón de episodios de depresión mayor en el trastorno de depresión mayor, recurrente. La característica esencial es la aparición y remisión de episodios de depresión mayor en momentos del año característicos. En la mayoría de los casos, los episodios comienzan en otoño o invierno y remiten en primavera. Con menos frecuencia, pueden registrarse episodios depresivos recurrentes en verano. Este patrón de aparición y remisión de los episodios tiene que haber sucedido durante un período de al menos dos años, sin episodios no estacionales durante este período. Además, los episodios depresivos estacionales han de superar notablemente a los episodios depresivos no estacionales a lo largo de toda la vida del individuo.

Este especificador no se aplica a las situaciones en que el patrón se explica mejor por factores de estrés psicosocial estacionales (p. ej., desempleo estacional o calendario escolar). Los episodios de depresión mayor que se producen según un patrón estacional con frecuencia se caracterizan por una importante presencia de energía, hipersomnia, sobrealimentación, aumento de peso y anhelo de carbohidratos. No está claro si el patrón estacional es más probable en el trastorno de depresión mayor recurrente o en los trastornos bipolares. Sin embargo, en el grupo de los trastornos bipolares, el patrón estacional parece más probable en el trastorno bipolar II que en el trastorno bipolar I. En algunos individuos, el inicio de los episodios maníacos o hipomaníacos también se puede asociar a una estación en particular.

La prevalencia del patrón estacional de invierno varía aparentemente con la latitud, la edad y el sexo. La prevalencia aumenta con la latitud. La edad también es un factor de predicción importante de la estacionalidad, ya que las personas más jóvenes tienen mayor riesgo de presentar episodios depresivos en invierno.

Especificar si:

En remisión parcial: Los síntomas del episodio de depresión mayor inmediatamente anterior están presentes pero no se cumplen todos los criterios o, cuando acaba un episodio de este tipo, existe un período que dura menos de dos meses sin ningún síntoma significativo de un episodio de depresión mayor.

En remisión total: Durante los últimos dos meses no ha habido signos o síntomas significativos del trastorno.

Especificar la gravedad actual:

La gravedad se basa en el número de síntomas del criterio, la gravedad de estos síntomas y el grado de discapacidad funcional.

Leve: Pocos o ningún síntoma más que los necesarios para cumplir los criterios diagnósticos, la intensidad de los síntomas causa malestar pero es manejable, y los síntomas producen poco deterioro en el funcionamiento social o laboral.

Moderado: El número de síntomas, la intensidad de los síntomas y/o el deterioro funcional están entre los especificados para "leve" y "grave".

Grave: El número de síntomas supera notablemente a los necesarios para hacer el diagnóstico, la intensidad de los síntomas causa gran malestar y no es manejable, y los síntomas interfieren notablemente en el funcionamiento social y laboral.

Trastornos de ansiedad

Trastorno de ansiedad por separación

309.21 (F93.0)

A. Miedo o ansiedad excesiva e inapropiada para el nivel de desarrollo del individuo concerniente a su separación de aquellas personas por las que siente apego, puesta de manifiesto por al menos tres de las siguientes circunstancias:

1. Malestar excesivo y recurrente cuando se prevé o se vive una separación del hogar o de las figuras de mayor apego.
2. Preocupación excesiva y persistente por la posible pérdida de las figuras de mayor apego o de que puedan sufrir un posible daño, como una enfermedad, daño, calamidades o muerte.
3. Preocupación excesiva y persistente por la posibilidad de que un acontecimiento adverso (p. ej., perderse, ser raptado, tener un accidente, enfermar) cause la separación de una figura de gran apego.
4. Resistencia o rechazo persistente a salir, lejos de casa, a la escuela, al trabajo o a otro lugar por miedo a la separación.
5. Miedo excesivo y persistente o resistencia a estar solo o sin las figuras de mayor apego en casa o en otros lugares.
6. Resistencia o rechazo persistente a dormir fuera de casa o a dormir sin estar cerca de una figura de gran apego.
7. Pesadillas repetidas sobre el tema de la separación.
8. Quejas repetidas de síntomas físicos (p. ej., dolor de cabeza, dolor de estómago, náuseas, vómitos) cuando se produce o se prevé la separación de las figuras de mayor apego.

B. El miedo, la ansiedad o la evitación es persistente, dura al menos cuatro semanas en niños y adolescentes y típicamente seis o más meses en adultos.

C. La alteración causa malestar clínicamente significativo o deterioro en lo social, académico, laboral u otras áreas importantes del funcionamiento.

D. La alteración no se explica mejor por otro trastorno mental, como rechazo a irse de casa por resistencia excesiva al cambio en un trastorno del espectro autista, delirios o alucinaciones concernientes a la separación en trastornos psicóticos, rechazo a salir sin alguien de confianza en la agorafobia, preocupación por una salud enfermiza u otro daño que pueda suceder a los allegados u otros significativos en el trastorno de ansiedad generalizada, o preocupación por padecer una enfermedad en el trastorno de ansiedad por enfermedad.

Mutismo selectivo

313.23 (F94.0)

A. Fracaso constante de hablar en situaciones sociales específicas en las que existe expectativa por hablar (p. ej., en la escuela) a pesar de hacerlo en otras situaciones.

B. La alteración interfiere en los logros educativos o laborales, o en la comunicación social.

C. La duración de la alteración es como mínimo de un mes (no limitada al primer mes de escuela).

D. El fracaso para hablar no se puede atribuir a la falta de conocimiento o a la comodidad con el lenguaje hablado necesario en la situación social.

E. La alteración no se explica mejor por un trastorno de la comunicación (p. ej., trastorno de fluidez [tartamudeo] de inicio en la infancia) y no se produce exclusivamente durante el curso de un trastorno del espectro autista, la esquizofrenia u otro trastorno psicótico.

Fobia específica

A. Miedo o ansiedad intensa por un objeto o situación específica (p. ej., volar, alturas, animales, administración de una inyección, ver sangre).

Nota: En los niños, el miedo o la ansiedad se puede expresar con llanto, rabietas, quedarse paralizados o aferrarse.

B. El objeto o la situación fóbica casi siempre provoca miedo o ansiedad inmediata.

C. El objeto o la situación fóbica se evita o resiste activamente con miedo o ansiedad intensa.

D. El miedo o la ansiedad es desproporcionado al peligro real que plantea el objeto o situación específica y al contexto sociocultural.

E. El miedo, la ansiedad o la evitación es persistente, y dura típicamente seis o más meses.

F. El miedo, la ansiedad o la evitación causa malestar clínicamente significativo o deterioro en lo social, laboral u otras áreas importantes del funcionamiento.

G. La alteración no se explica mejor por los síntomas de otro trastorno mental, como el miedo, la ansiedad y la evitación de situaciones asociadas a síntomas tipo pánico u otros síntomas incapacitantes (como en la agorafobia), objetos o situaciones relacionados con obsesiones (como en el trastorno obsesivo-compulsivo); recuerdo de sucesos traumáticos (como en el trastorno de estrés postraumático); dejar el hogar o separación de las figuras de apego (como en el trastorno de ansiedad por separación); o situaciones sociales (como en el trastorno de ansiedad social).

Especificar si:

Codificar basándose en el estímulo fóbico:

300.29 (F40.218) Animal (p. ej., arañas, insectos, perros)

300.29 (F40.228) Entorno natural (p. ej., alturas, tormentas, agua)

300.29 (F40.23x) Sangre-inyección-herida (p. ej., agujas, procedimientos médicos invasivos)

Nota de codificación: Seleccionar el código CIE-10-MC específico como sigue: **F40.230** miedo a la sangre; **F40.231** miedo a las inyecciones y transfusiones; **F40.232** miedo a otra atención médica; o **F40.233** miedo a una lesión.

300.29 (F40.248) Situacional (p. ej., avión, ascensor, sitios cerrados)

300.29 (F40.298) Otra (p. ej., situaciones que pueden derivar en ahogo o vómitos; en niños, p. ej., sonidos ruidosos o personajes disfrazados).

Nota de codificación. Cuando está presente más de un estímulo fóbico, se deben hacer constar todos los códigos CIE-10-MC aplicables (p. ej., miedo a las arañas y a viajar en avión, F40.218 fobia específica, animal y F40.248 fobia específica, situacional)

Trastorno de ansiedad social (fobia social)

300.23 (F40.10)

A. Miedo o ansiedad intensa en una o más situaciones sociales en las que el individuo está expuesto al posible examen por parte de otras personas. Algunos ejemplos son las interacciones sociales (p. ej., mantener una conversación, reunirse con personas extrañas), ser observado (p. ej., comiendo o bebiendo) y actuar delante de otras personas (p. ej., dar una charla).

   Nota: En los niños, la ansiedad se puede producir en las reuniones con individuos de su misma edad y no solamente en la interacción con los adultos.

B. El individuo tiene miedo de actuar de cierta manera o de mostrar síntomas de ansiedad que se valoren negativamente (es decir, que lo humillen o avergüencen, que se traduzca en rechazo o que ofenda a otras personas).

C. Las situaciones sociales casi siempre provocan miedo o ansiedad.

   Nota: En los niños, el miedo o la ansiedad se puede expresar con llanto, rabietas, quedarse paralizados, aferrarse, encogerse o el fracaso de hablar en situaciones sociales.

D. Las situaciones sociales se evitan o resisten con miedo o ansiedad intensa.

E. El miedo o la ansiedad son desproporcionados a la amenaza real planteada por la situación social y al contexto sociocultural.

F. El miedo, la ansiedad o la evitación es persistente, y dura típicamente seis o más meses.

G. El miedo, la ansiedad o la evitación causa malestar clínicamente significativo o deterioro en lo social, laboral u otras áreas importantes del funcionamiento.

H. El miedo, la ansiedad o la evitación no se puede atribuir a los efectos fisiológicos de una sustancia (p. ej., una droga, un medicamento) ni a otra afección médica.

I. El miedo, la ansiedad o la evitación no se explica mejor por los síntomas de otro trastorno mental, como el trastorno de pánico, el trastorno dismórfico corporal o un trastorno del espectro autista.

J. Si existe otra enfermedad (p. ej., enfermedad de Parkinson, obesidad, desfiguración debida a quemaduras o lesiones) el miedo, la ansiedad o la evitación deben estar claramente no relacionados con ésta o ser excesivos.

Especificar si:

Sólo actuación: Si el miedo se limita a hablar o actuar en público.

Trastorno de pánico

300.01 (F41.0)

A. Ataques de pánico imprevistos recurrentes. Un ataque de pánico es la aparición súbita de miedo intenso o de malestar intenso que alcanza su máxima expresión en minutos y durante este tiempo se producen cuatro (o más) de los síntomas siguientes:

Nota: La aparición súbita se puede producir desde un estado de calma o desde un estado de ansiedad.

1. Palpitaciones, golpeteo del corazón o aceleración de la frecuencia cardíaca.
2. Sudoración.
3. Temblor o sacudidas.
4. Sensación de dificultad para respirar o de asfixia.
5. Sensación de ahogo.
6. Dolor o molestias en el tórax.
7. Náuseas o malestar abdominal.

8. Sensación de mareo, inestabilidad, aturdimiento o desmayo.

9. Escalofríos o sensación de calor.

10. Parestesias (sensación de entumecimiento o de hormigueo).

11. Desrealización (sensación de irrealidad) o despersonalización (separarse de uno mismo).

12. Miedo a perder el control o de "volverse loco".

13. Miedo a morir.

Nota: Se pueden observar síntomas específicos de la cultura (p. ej., acúfenos, dolor de cuello, dolor de cabeza, gritos o llanto incontrolable). Estos síntomas no cuentan como uno de los cuatro síntomas requeridos.

B. Al menos a uno de los ataques le ha seguido un mes (o más) de uno o los dos hechos siguientes:

1. Inquietud o preocupación continua acerca de otros ataques de pánico o de sus consecuencias (p. ej., pérdida de control, tener un ataque al corazón, "volverse loco").

2. Un cambio significativo de mala adaptación en el comportamiento relacionado con los ataques (p. ej., comportamientos destinados a evitar los ataques de pánico, como evitación del ejercicio o de las situaciones no familiares).

C. La alteración no se puede atribuir a los efectos fisiológicos de una sustancia (p. ej., una droga, un medicamento) ni a otra afección médica (p. ej., hipertiroidismo, trastornos cardiopulmonares).

D. La alteración no se explica mejor por otro trastorno mental (p. ej., los ataques de pánico no se producen únicamente en respuesta a situaciones sociales temidas, como en el trastorno de ansiedad social; en repuesta a objetos o situaciones fóbicas concretos, como en la fobia específica; en respuesta a obsesiones, como en el trastorno obsesivo-compulsivo; en respuesta a recuerdos de sucesos traumáticos, como en el trastorno de estrés postraumático; o en respuesta a la separación de figuras de apego, como en el trastorno de ansiedad por separación).

Especificador del ataque de pánico

Nota: Los síntomas se presentan con el propósito de identificar un ataque de pánico; sin embargo, el ataque de pánico no es un trastorno mental y no se puede codificar. Los ataques de pánico se pueden producir en el contexto de cualquier trastorno de ansiedad así como en otros trastornos mentales (p. ej., trastornos depresivos, trastorno por estrés postraumático, trastornos por consumo de sustancias) y en algunas afecciones médicas (p. ej., cardíacas, respiratorias, vestibulares, gastrointestinales). Cuando se identifica la presencia de un ataque de pánico, se ha de anotar como un especificador (p. ej., "trastorno de estrés postraumático con ataques de pánico"). En el trastorno de pánico, la presencia de un ataque de pánico está contenida en los criterios para el trastorno y el ataque de pánico no se utiliza como un especificador.

La aparición súbita de miedo intenso o de malestar intenso que alcanza su máxima expresión en minutos y durante este tiempo se producen cuatro (o más) de los síntomas siguientes:

Nota: La aparición súbita se puede producir desde un estado de calma o desde un estado de ansiedad.

1. Palpitaciones, golpeteo del corazón o aceleración de la frecuencia cardíaca.
2. Sudoración.
3. Temblor o sacudidas.
4. Sensación de dificultad para respirar o de asfixia.
5. Sensación de ahogo.
6. Dolor o molestias en el tórax.
7. Náuseas o malestar abdominal.
8. Sensación de mareo, inestabilidad, aturdimiento o desmayo.
9. Escalofríos o sensación de calor.
10. Parestesias (sensación de entumecimiento o de hormigueo).
11. Desrealización (sensación de irrealidad) o despersonalización (separarse de uno mismo).
12. Miedo a perder el control o a "volverse loco".
13. Miedo a morir.

Nota: Se pueden observar síntomas específicos de la cultura (p. ej., acúfenos, dolor de cuello, dolor de cabeza, gritos o llanto incontrolable). Estos síntomas no cuentan como uno de los cuatro síntomas requeridos.

Agorafobia

300.22 (F40.00)

A. Miedo o ansiedad intensa acerca de dos (o más) de las cinco situaciones siguientes:

1. Uso del transporte público (p. ej., automóviles, autobuses, trenes, barcos, aviones).
2. Estar en espacios abiertos (p. ej., zonas de estacionamiento, mercados, puentes).
3. Estar en sitios cerrados (p. ej., tiendas, teatros, cines).
4. Hacer cola o estar en medio de una multitud.
5. Estar fuera de casa solo.

B. El individuo teme o evita estas situaciones debido a la idea de que escapar podría ser difícil o podría no disponer de ayuda si aparecen síntomas tipo pánico u otros síntomas incapacitantes o embarazosos (p. ej., miedo a caerse en las personas de edad avanzada; miedo a la incontinencia).

C. Las situaciones agorafóbicas casi siempre provocan miedo o ansiedad.

D. Las situaciones agorafóbicas se evitan activamente, requieren la presencia de un acompañante o se resisten con miedo o ansiedad intensa.

E. El miedo o la ansiedad es desproporcionado al peligro real que plantean las situaciones agorafóbicas y al contexto sociocultural.

F. El miedo, la ansiedad o la evitación es continuo, y dura típicamente seis o más meses.

G. El miedo, la ansiedad o la evitación causan malestar clínicamente significativo o deterioro en lo social, laboral u otras áreas importantes del funcionamiento.

H. Si existe otra afección médica (p. ej., enfermedad intestinal inflamatoria, enfermedad de Parkinson), el miedo, la ansiedad o la evitación es claramente excesiva.

I.   El miedo, la ansiedad o la evitación no se explica mejor por los síntomas de otro trastorno mental, por ejemplo, los síntomas no se limitan a la fobia específica, tipo situacional; no implican únicamente situaciones sociales (como en el trastorno de ansiedad social); y no están exclusivamente relacionados con las obsesiones (como en el trastorno obsesivo-compulsivo), defectos o imperfecciones percibidos en el aspecto físico (como en el trastorno dismórfico corporal), recuerdo de sucesos traumáticos (como en el trastorno de estrés postraumático) o miedo a la separación (como en el trastorno de ansiedad por separación).

Nota: Se diagnostica agorafobia independientemente de la presencia de trastorno de pánico. Si la presentación en un individuo cumple los criterios para el trastorno de pánico y agorafobia, se asignarán ambos diagnósticos.

Trastorno de ansiedad generalizada

300.02 (F41.1)

A.   Ansiedad y preocupación excesiva (anticipación aprensiva), que se produce durante más días de los que ha estado ausente durante un mínimo de seis meses, en relación con diversos sucesos o actividades (como en la actividad laboral o escolar).

B.   Al individuo le es difícil controlar la preocupación.

C.   La ansiedad y la preocupación se asocian a tres (o más) de los seis síntomas siguientes (y al menos algunos síntomas han estado presentes durante más días de los que han estado ausentes durante los últimos seis meses):

Nota: En los niños, solamente se requiere un ítem.

1.   Inquietud o sensación de estar atrapado o con los nervios de punta.

2.   Facilidad para fatigarse.

3.   Dificultad para concentrarse o quedarse con la mente en blanco.

4.   Irritabilidad.

5. Tensión muscular.

6. Problemas de sueño (dificultad para dormirse o para continuar durmiendo, o sueño inquieto e insatisfactorio).

D. La ansiedad, la preocupación o los síntomas físicos causan malestar clínicamente significativo o deterioro en lo social, laboral u otras áreas importantes del funcionamiento.

E. La alteración no se puede atribuir a los efectos fisiológicos de una sustancia (p. ej., una droga, un medicamento) ni a otra afección médica (p. ej., hipertiroidismo).

F. La alteración no se explica mejor por otro trastorno mental (p. ej., ansiedad o preocupación de tener ataques de pánico en el trastorno de pánico, valoración negativa en el trastorno de ansiedad social [fobia social], contaminación u otras obsesiones en el trastorno obsesivo-compulsivo, separación de las figuras de apego en el trastorno de ansiedad por separación, recuerdo de sucesos traumáticos en el trastorno de estrés postraumático, aumento de peso en la anorexia nerviosa, dolencias físicas en el trastorno de síntomas somáticos, percepción de imperfecciones en el trastorno dismórfico corporal, tener una enfermedad grave en el trastorno de ansiedad por enfermedad, o el contenido de creencias delirantes en la esquizofrenia o el trastorno delirante.

Trastorno de ansiedad inducido por sustancias/medicamentos

A. Los ataques de pánico o la ansiedad predominan en el cuadro clínico.

B. Existen pruebas a partir de la historia clínica, la exploración física o los análisis de laboratorio de (1) y (2):

1. Síntomas del Criterio A desarrollados durante o poco después de la intoxicación o abstinencia de una sustancia o después de la exposición a un medicamento.

2. La sustancia/medicamento implicado puede producir los síntomas del Criterio A.

C. El trastorno no se explica mejor por un trastorno de ansiedad no inducido por sustancias/medicamentos. Tal evidencia de un trastorno de ansiedad independiente pueden incluir lo siguiente:

Los síntomas anteceden al inicio del consumo de la sustancia/medicamento; los síntomas persisten durante un período importante (p. ej., aproximadamente un mes) después del cese de la abstinencia aguda o la intoxicación grave; o existen otras pruebas que sugieren la existencia de un trastorno de ansiedad independiente no inducido por sustancias/medicamentos (p. ej., antecedentes de episodios recurrentes no relacionados con sustancias/medicamentos).

D. El trastorno no se produce exclusivamente durante el curso de un delirium.

E. Los síntomas causan malestar clínicamente significativo o deterioro en lo social, laboral u otras áreas importantes del funcionamiento.

Nota: Sólo se hará este diagnóstico en lugar de un diagnóstico de intoxicación por sustancias o abstinencia de sustancias cuando los síntomas del Criterio A predominen en el cuadro clínico y cuando sean suficientemente graves para justificar la atención clínica.

Nota de codificación: Los códigos CIE-9-MC y CIE-10-MC para los trastornos de ansiedad inducidos por [sustancia/medicamento específico] se indican en la tabla siguiente. Obsérvese que el código CIE-10-MC depende de si existe o no algún trastorno concomitante por uso de sustancias de la misma clase. Si un trastorno leve por consumo de sustancias coincide con el trastorno de ansiedad inducido por sustancias, el carácter en 4ª posición es "1", y el médico registrará "trastorno leve por consumo de [sustancia]" antes de trastorno de ansiedad inducido por sustancias (p. ej., "trastorno leve por consumo de cocaína con trastorno de ansiedad inducido por cocaína"). Si un trastorno moderado o grave por consumo de sustancias coincide con el trastorno de ansiedad inducido por sustancias, el carácter en 4ª posición es "2", y el médico hará constar "trastorno moderado por consumo de [sustancia]" o "trastorno grave por consumo de [sustancia]" según la gravedad del trastorno concurrente por consumo de sustancias. Si no existe un trastorno concurrente por consumo de sustancias (p. ej., después de un consumo fuerte puntual de la sustancia), el carácter en 4ª posición es "9", y el médico sólo hará constar el trastorno de ansiedad inducido por sustancias.

		CIE-10-MC		
	CIE-9-MC	Con trastorno por consumo, leve	Con trastorno por consumo, moderado o grave	Sin trastorno por consumo
Alcohol	291.89	F10.180	F10.280	F10.980
Cafeína	292.89	F15.180	F15.280	F15.980
Cannabis	292.89	F12.180	F12.280	F12.980
Fenciclidina	292.89	F16.180	F16.280	F16.980
Otro alucinógeno	292.89	F16.180	F16.280	F16.980
Inhalante	292.89	F18.180	F18.280	F18.980
Opiáceo	292.89	F11.188	F11.288	F11.988
Sedante, hipnótico o ansiolítico	292.89	F13.180	F13.280	F13.980
Anfetamina (u otro estimulante)	292.89	F15.180	F15.280	F15.980
Cocaína	292.89	F14.180	F14.280	F14.980
Otra sustancia (o sustancia desconocida)	292.89	F19.180	F19.280	F19.980

Especificar si (véase la Tabla 1 en el capítulo "Trastornos relacionados con sustancias y trastornos adictivos" para los diagnósticos asociados a la clase de sustancias):

Con inicio durante la intoxicación: Este especificador se aplica si se cumplen los criterios de intoxicación con la sustancia y los síntomas se desarrollan durante la intoxicación.

Con inicio durante la abstinencia: Este especificador se aplica si se cumplen los criterios de abstinencia de la sustancia y los síntomas aparecen durante, o poco después, de la retirada.

Con inicio después del consumo de medicamentos: Los síntomas puede aparecer al iniciar la medicación o después de una modificación o cambio en el consumo.

Procedimientos de registro

CIE-9-MC. El nombre del trastorno de ansiedad inducido por sustancias/medicamentos comienza con la sustancia específica (p. ej., cocaína, salbutamol) que se supone que es la causante de los síntomas de ansiedad. El código diagnóstico se selecciona de la tabla incluida en el grupo de criterios, que se basa en la clase de sustancia. Para sustancias que no se ajustan a ninguna de las clases (p. ej., salbutamol), se utilizará el código "otra sustancia"; y en los casos en que se considere que una sustancia es un factor etiológico pero se desconoce la clase específica de sustancia, se utilizará la categoría "sustancia desconocida".

Después del nombre del trastorno figura la especificación del inicio (es decir, inicio durante la intoxicación, inicio durante la abstinencia, inicio durante el consumo del medicamento). A diferencia de los procedimientos de registro del CIE-10-MC, que combinan en un mismo código el trastorno inducido por sustancias y el trastorno por consumo de sustancias, en el CIE-9-MC se utiliza un código diagnóstico aparte para el trastorno por consumo de sustancias. Por ejemplo, en el caso de síntomas de ansiedad durante la abstinencia en un individuo con un trastorno grave por consumo de lorazepam, el diagnóstico es 292.89 trastorno de ansiedad por consumo de lorazepam, con inicio durante la abstinencia. También se hace constar un diagnóstico adicional 304.10 trastorno grave por consumo de lorazepam. Cuando se considera que más de una sustancia tienen un papel significativo en el desarrollo de síntomas de ansiedad, cada una de ellas se hará constar por separado (p. ej., 292.89 trastorno de ansiedad inducido por metilfenidato, con inicio durante la intoxicación; 292.89 trastorno de ansiedad inducido por salbutamol, con inicio después del consumo del medicamento).

CIE-10-MC. El nombre del trastorno de ansiedad inducido por sustancias/medicamentos comienza con la sustancia específica (p. ej., cocaína, salbutamol) que se supone que es la causante de los síntomas de ansiedad. El código diagnóstico se selecciona de la tabla incluida en el grupo de criterios, que se basa en la clase de sustancia y en la presencia o ausencia de un trastorno concurrente por consumo de sustancias. Para sustancias que no se ajustan a ninguna de las clases (p. ej., salbutamol), se utilizará el código "otra sustancia", y en los casos en que se considere que una sustancia es un factor etiológico pero se desconoce la clase específica de sustancia, se utilizará la categoría "sustancia desconocida".

Para registrar el nombre del trastorno, el trastorno concurrente por consumo de sustancias (si existe) se enumera en primer lugar, y a continuación la palabra "con," seguida del nombre del trastorno de ansiedad inducido por sustancias, seguido de la especificación del inicio (es decir, inicio durante la intoxicación, inicio durante la abstinencia, inicio durante el consumo del medicamento). Por ejemplo, en el caso de síntomas de ansiedad durante la abstinencia en un individuo con un trastorno grave por consumo de lorazepam, el diagnóstico es F13.280 trastorno grave por consumo de lorazepam con trastorno de ansiedad inducido por lorazepam, con inicio durante la abstinencia. No se utiliza un diagnóstico aparte del trastorno concurrente grave por consumo de lorazepam. Si el trastorno de ansiedad inducido por sustancias se produce sin un trastorno concurrente por consumo de sustancias (p. ej., después de un consumo fuerte puntual de la sustancia), no se hace constar el trastorno acompañante por consumo de sustancias (p. ej., F16.980 trastorno de ansiedad inducido por psilocibina, con inicio durante la intoxicación). Cuando se considera que más de una sustancia tienen un papel significativo en el desarrollo de síntomas de ansiedad, cada una de ellas se hará constar por separado (p.ej., F15.280 trastorno grave por consumo de metilfenidato con trastorno de ansiedad inducido por metilfenidato, con inicio durante la intoxicación; F19.980 trastorno de ansiedad inducido por salbutamol, con inicio después del consumo del medicamento).

Trastorno de ansiedad debido a otra afección médica

293.84 (F06.4)

A. Los ataques de pánico o la ansiedad predominan en el cuadro clínico.

B. Existen pruebas a partir de la historia clínica, la exploración física o los análisis de laboratorio de que el trastorno es la consecuencia fisiopatológica directa de otra afección médica.

C. La alteración no se explica mejor por otro trastorno mental.

D. La alteración no se produce exclusivamente durante el curso de un delirium.

E. La alteración causa malestar clínicamente significativo o deterioro en lo social, laboral u otras áreas importantes del funcionamiento.

Nota de codificación: Incluir el nombre de la otra afección médica en el nombre del trastorno mental (p. ej., 293.84 [F06.4] trastorno de ansiedad debido a feocromocitoma). La otra afección médica se codificará y anotará por separado inmediatamente antes del trastorno de ansiedad debido a la afección médica (p. ej., 227.0 [D35.00] feocromocitoma; 293.84 [F06.4] trastorno de ansiedad debido a feocromocitoma.

Otro trastorno de ansiedad especificado

300.09 (F41.8)

Esta categoría se aplica a presentaciones en las que predominan los síntomas característicos de un trastorno de ansiedad que causan malestar clínicamente significativo o deterioro en lo social, laboral u otras áreas importantes del funcionamiento, pero que no cumplen todos los criterios de ninguno de los trastornos de la categoría diagnóstica de los trastornos de ansiedad. La categoría de otro trastorno de ansiedad especificado se utiliza en situaciones en las que el médico opta por comunicar el motivo específico por el que la presentación no cumple los criterios de un trastorno de ansiedad específico. Esto se hace registrando "otro trastorno de ansiedad especificado" seguido del motivo específico (p. ej., "ansiedad generalizada que está ausente más días de los que está presente").

Algunos ejemplos de presentaciones que se pueden especificar utilizando la designación "otro especificado" son los siguientes:

1. **Ataques sintomáticos limitados**
2. **Ansiedad generalizada que no se produce en mayor número de días que los que no está presente**

3. *Khyâl cap* **(ataque del viento):** Véase "Glosario de conceptos culturales de malestar" en el Apéndice del DSM-5.

4. *Ataque de nervios*: Véase "Glosario de conceptos culturales de malestar" en el Apéndice del DSM-5.

Otro trastorno de ansiedad no especificado

300.00 (F41.9)

Esta categoría se aplica a presentaciones en las que predominan los síntomas característicos de un trastorno de ansiedad que causan malestar clínicamente significativo o deterioro en lo social, laboral u otras áreas importantes del funcionamiento pero que no cumplen todos los criterios de ninguno de los trastornos de la categoría diagnóstica de los trastornos de ansiedad. La categoría del trastorno de ansiedad no especificado se utiliza en situaciones en las que el médico opta por no especificar el motivo de incumplimiento de los criterios de un trastorno de ansiedad específico, e incluye presentaciones en las que no existe suficiente información para hacer un diagnóstico más específico (p. ej., en servicios de urgencias).

Trastorno obsesivo-compulsivo y trastornos relacionados

Trastorno obsesivo-compulsivo

300.3 (F42)

A. Presencia de obsesiones, compulsiones o ambas:

Las obsesiones se definen por (1) y (2):

1. Pensamientos, impulsos o imágenes recurrentes y persistentes que se experimentan, en algún momento durante el trastorno, como intrusas o no deseadas, y que en la mayoría de los sujetos causan ansiedad o malestar importante.
2. El sujeto intenta ignorar o suprimir estos pensamientos, impulsos o imágenes, o neutralizarlos con algún otro pensamiento o acto (es decir, realizando una compulsión).

Las compulsiones se definen por (1) y (2):

1. Comportamientos (p. ej., lavarse las manos, ordenar, comprobar las cosas) o actos mentales (p. ej., rezar, contar, repetir palabras en silencio) repetitivos que el sujeto realiza como respuesta a una obsesión o de acuerdo con reglas que ha de aplicar de manera rígida.
2. El objetivo de los comportamientos o actos mentales es prevenir o disminuir la ansiedad o el malestar, o evitar algún suceso o situación temida; sin embargo, estos comportamientos o actos mentales no están conectados de una manera realista con los destinados a neutralizar o prevenir, o bien resultan claramente excesivos.

    Nota: Los niños de corta edad pueden no ser capaces de articular los objetivos de estos comportamientos o actos mentales.

B. Las obsesiones o compulsiones requieren mucho tiempo (p. ej., ocupan más de una hora diaria) o causan malestar clínicamente significativo o deterioro en lo social, laboral u otras áreas importantes del funcionamiento.

C. Los síntomas obsesivo-compulsivos no se pueden atribuir a los efectos fisiológicos de una sustancia (p. ej., una droga, un medicamento) o a otra afección médica.

D. La alteración no se explica mejor por los síntomas de otro trastorno mental (p. ej., preocupaciones excesivas, como en el trastorno de ansiedad generalizada; preocupación por el aspecto, como en el trastorno dismórfico corporal; dificultad de deshacerse o renunciar a las posesiones, como en el trastorno de acumulación; arrancarse el pelo, como en la tricotilomanía [trastorno de arrancarse el pelo]; rascarse la piel, como en el trastorno de excoriación [rascarse la piel]; estereotipias, como en el trastorno de movimientos estereotipados; comportamiento alimentario ritualizado, como en los trastornos de la conducta alimentaria; problemas con sustancias o con el juego, como en los trastornos relacionados con sustancias y trastornos adictivos; preocupación por padecer una enfermedad, como en el trastorno de ansiedad por enfermedad; impulsos o fantasías sexuales, como en los trastornos parafílicos; impulsos, como en los trastornos disruptivos, del control de los impulsos y de la conducta; rumiaciones de culpa, como en el trastorno de depresión mayor; inserción de pensamientos o delirios, como en la esquizofrenia y otros trastornos psicóticos; o patrones de comportamiento repetitivo, como en los trastornos del espectro autista).

Especificar si:

Con introspección buena o aceptable: El sujeto piensa que las creencias del trastorno obsesivo-compulsivo son probablemente no ciertas o que pueden ser ciertas o no.

Con poca introspección: El sujeto piensa que las creencias del trastorno obsesivo-compulsivo son probablemente ciertas.

Con ausencia de introspección/con creencias delirantes: El sujeto está completamente convencido de que las creencias del trastorno obsesivo-compulsivo son ciertas.

Especificar si:

El sujeto tiene una historia reciente o antigua de un trastorno de tics.

Trastorno dismórfico corporal

300.7 (F45.22)

A. Preocupación por uno o más defectos o imperfecciones percibidas en el aspecto físico que no son observables o parecen sin importancia a otras personas.

B. En algún momento durante el curso del trastorno, el sujeto ha realizado comportamientos (p. ej., mirarse en el espejo, asearse en exceso, rascarse la piel, querer asegurarse de las cosas) o actos mentales (p. ej., comparar su aspecto con el de otros) repetitivos como respuesta a la preocupación por el aspecto.

C. La preocupación causa malestar clínicamente significativo o deterioro en lo social, laboral u otras áreas importantes del funcionamiento.

D. La preocupación por el aspecto no se explica mejor por la inquietud acerca del tejido adiposo o el peso corporal en un sujeto cuyos síntomas cumplen los criterios diagnósticos de un trastorno de la conducta alimentaria.

Especificar si:

Con dismorfia muscular: Al sujeto le preocupa la idea de que su estructura corporal es demasiado pequeña o poco musculosa. Este especificador se utiliza incluso si el sujeto está preocupado por otras zonas corporales, lo que sucede con frecuencia.

Especificar si:

Indicar el grado de introspección sobre las creencias del trastorno dismórfico corporal (p. ej., "Estoy feo/a" o "Estoy deforme").

Con introspección buena o aceptable: El sujeto reconoce que las creencias del trastorno dismórfico corporal son claramente o probablemente no ciertas o que pueden ser ciertas o no.

Con poca introspección: El sujeto piensa que las creencias del trastorno dismórfico corporal son probablemente ciertas.

Con ausencia de introspección/con creencias delirantes: El sujeto está completamente convencido de que las creencias del trastorno dismórfico corporal son ciertas.

Trastorno de acumulación

300.3 (F42)

A. Dificultad persistente de deshacerse o renunciar a las posesiones, independientemente de su valor real.

B. Esta dificultad es debida a una necesidad percibida de guardar las cosas y al malestar que se siente cuando uno se deshace de ellas.

C. La dificultad de deshacerse de las posesiones da lugar a la acumulación de cosas que congestionan y abarrotan las zonas habitables y alteran en gran medida su uso previsto. Si las zonas habitables están despejadas, sólo es debido a la intervención de terceros (p. ej., miembros de la familia, personal de limpieza, autoridades).

D. La acumulación causa malestar clínicamente significativo o deterioro en lo social, laboral u otras áreas importantes del funcionamiento (incluido el mantenimiento de un entorno seguro para uno mismo y para los demás).

E. La acumulación no se puede atribuir a otra afección médica (p. ej., lesión cerebral, enfermedad cerebrovascular, síndrome de Prader-Willi).

F. La acumulación no se explica mejor por los síntomas de otro trastorno mental (p. ej., obsesiones en el trastorno obsesivo-compulsivo, disminución de la energía en el trastorno de depresión mayor, delirios en la esquizofrenia u otros trastornos psicóticos, déficit cognitivo en el trastorno neurocognitivo mayor, disminución del interés en los trastornos del espectro autista).

Especificar si:

Con adquisición excesiva: Si la dificultad de deshacerse de las posesiones se acompaña de la adquisición excesiva de cosas que no se necesitan o para las que no se dispone de espacio.

Especificar si:

Con introspección buena o aceptable: El sujeto reconoce que las creencias y comportamientos relacionados con la acumulación (relacionados con la dificultad de deshacerse de las cosas, el abarrotamiento o la adquisición excesiva) son problemáticos.

Con poca introspección: El sujeto está convencido en su mayor parte de que las creencias y comportamientos relacionados con la acumulación (relacionados con la dificultad de deshacerse de las cosas, el abarrotamiento o la adquisición excesiva) no son problemáticos a pesar de la evidencia de lo contrario.

Con ausencia de introspección/con creencias delirantes: El sujeto está totalmente convencido de que las creencias y comportamientos relacionados con la acumulación (relacionados con la dificultad de deshacerse de las cosas, el abarrotamiento o la adquisición excesiva) no son problemáticos a pesar de la evidencia de lo contrario.

Tricotilomanía (trastorno de arrancarse el pelo)

312.39 (F63.3)

A. Arrancarse el pelo de forma recurrente, lo que da lugar a su pérdida.

B. Intentos repetidos de disminuir o dejar de arrancar el pelo.

C. Arrancarse el pelo causa malestar clínicamente significativo o deterioro en lo social, laboral u otras áreas importantes del funcionamiento.

D. El hecho de arrancarse el pelo o la pérdida del mismo no se puede atribuir a otra afección médica (p. ej., una afección dermatológica).

E. El hecho de arrancarse el pelo no se explica mejor por los síntomas de otro trastorno mental (p. ej., intentos de mejorar un defecto o imperfección percibida en el aspecto, como en el trastorno dismórfico corporal).

Trastorno de excoriación (rascarse la piel)

698.4 (L98.1)

A. Dañarse la piel de forma recurrente hasta producirse lesiones cutáneas.

B. Intentos repetidos de disminuir o dejar de rascarse la piel.

C. Rascarse la piel causa malestar clínicamente significativo o deterioro en lo social, laboral u otras áreas importantes del funcionamiento.

D. El daño de la piel no se puede atribuir a los efectos fisiológicos de una sustancia (p. ej., cocaína) u otra afección médica (p. ej., sarna).

E. El hecho de rascarse la piel no se explica mejor por los síntomas de otro trastorno mental (p. ej., delirios o alucinaciones táctiles en un trastorno psicótico, intentos de mejorar un defecto o imperfección percibida en el aspecto, como en el trastorno dismórfico corporal, estereotipias como en el trastorno de movimientos estereotipados, o el intento de dañarse uno mismo en la autolesión no suicida).

Trastorno obsesivo-compulsivo y trastornos relacionados inducidos por sustancias/medicamentos

A. Las obsesiones, compulsiones, rascarse la piel, arrancarse el pelo, otros comportamientos repetitivos centrados en el cuerpo u otros síntomas característicos del trastorno obsesivo-compulsivo y relacionados predominan en el cuadro clínico.

B. Existen pruebas a partir de la historia clínica, la exploración física o los análisis de laboratorio de (1) y (2):

1. Síntomas del Criterio A desarrollados durante o poco después de la intoxicación o abstinencia de una sustancia o después de la exposición a un medicamento.

2. La sustancia/medicamento implicado puede producir los síntomas del Criterio A.

C. La alteración no se explica mejor por un trastorno obsesivo-compulsivo y trastorno relacionado que no es inducido por sustancias/medicamentos. Estas pruebas de un trastorno obsesivo-compulsivo y trastorno relacionado independiente pueden incluir lo siguiente:

Los síntomas anteceden al inicio del uso de la sustancia/medicamento; los síntomas persisten durante un período importante (p. ej., aproximadamente un mes) después del cese de la abstinencia aguda o la intoxicación grave; o existen otras evidencias que sugieren la existencia de un trastorno obsesivo-compulsivo y trastorno relacionado independiente no inducido por sustancias/medicamentos (p. ej., antecedentes de episodios recurrentes no relacionados con sustancias/medicamentos).

D. La alteración no se produce exclusivamente durante el curso de un delirium.

E. La alteración causa malestar clínicamente significativo o deterioro en lo social, laboral u otras áreas importantes del funcionamiento.

Nota: Sólo se hará este diagnóstico además de un diagnóstico de intoxicación o abstinencia de sustancias cuando los síntomas del Criterio A predominen en el cuadro clínico y sean suficientemente graves para justificar atención clínica.

Nota de codificación: Los códigos CIE-9-MC y CIE-10-MC para los trastornos obsesivo-compulsivos y relacionados inducidos por [una sustancia/medicamento específico] se indican en la tabla siguiente. Obsérvese que el código CIE-10-MC depende de si existe o no algún trastorno concomitante por consumo de sustancias de la misma clase. Si un trastorno leve por consumo de sustancias coincide con el trastorno obsesivo-compulsivo y relacionados inducidos por sustancias, el carácter en 4ª posición es "1" y el médico hará constar "trastorno leve por consumo de [sustancia]" antes del trastorno obsesivo-compulsivo y relacionados inducidos por sustancias (p. ej., "trastorno leve por consumo de cocaína con trastorno obsesivo-compulsivo y relacionados inducidos por cocaína"). Si un trastorno moderado o grave por consumo de sustancias coincide con el trastorno obsesivo-compulsivo y relacionados inducidos por sustancias, el carácter en 4ª posición es "2" y el médico hará constar "trastorno moderado por consumo de [sustancia]" o "trastorno grave por consumo de [sustancia]" según la gravedad del trastorno concurrente por consumo de sustancias. Si no existe un trastorno concurrente por consumo de sustancias (p. ej., después de un consumo fuerte puntual de la sustancia), el carácter en 4ª posición es "9" y el médico sólo hará constar el trastorno obsesivo-compulsivo y relacionados inducidos por sustancias.

		CIE-10-MC		
	CIE-9-MC	Con tras-torno por consumo, leve	Con tras-torno por consumo, moderado o grave	Sin tras-torno por consumo
Anfetamina (u otro estimulante)	292.89	F15.188	F15.288	F15.988
Cocaína	292.89	F14.188	F14.288	F14.988
Otra sustancia (o sustancia des-conocida)	292.89	F19.188	F19.288	F19.988

Especificar si (véase la Tabla 1 en el capítulo "Trastornos relaciona-dos con sustancias y adictivos" para diagnósticos asociados a la cla-se de sustancia):

Con inicio durante la intoxicación: Si se cumplen los criterios de intoxicación con la sustancia y los síntomas aparecen du-rante la intoxicación.

Con inicio durante la abstinencia: Si se cumplen los criterios de abstinencia de la sustancia y los síntomas aparecen durante, o poco después, de la abstinencia.

Con inicio después del consumo de medicamentos: Los sín-tomas pueden aparecer al empezar la medicación o después de una modificación o cambio en el consumo.

Procedimientos de registro

CIE-9-MC. El nombre del trastorno obsesivo-compulsivo y trastor-nos relacionados inducidos por sustancias/medicamentos empieza con la sustancia específica (p. ej., cocaína) que se supone que es la causante de los síntomas obsesivo-compulsivos y relacionados. El código diagnóstico se selecciona de la tabla incluida en el grupo de criterios, que se basa en la clase de sustancia. Para sustancias que no se ajustan a ninguna de las clases, se utilizará el código "otra sustancia" y en los casos en que se considere que una sustancia es un factor etiológico pero se desconoce la clase específica de sustancia, se utilizará la categoría "sustancia desconocida".

Después del nombre del trastorno figura la especificación del inicio (es decir, inicio durante la intoxicación, inicio durante la abstinencia, inicio después del consumo del medicamento). A diferencia de los procedimientos de registro de la CIE-10-MC, que combinan en un mismo código el trastorno inducido por sustancias y el trastorno por consumo de sustancias, en la CIE-9-MC se utiliza un código diagnóstico aparte para el trastorno por consumo de sustancias. Por ejemplo, en el caso de comportamientos repetitivos que se producen durante la intoxicación en un sujeto con un trastorno grave por consumo de cocaína, el diagnóstico es 292.89 trastorno obsesivo-compulsivo y relacionados inducidos por cocaína, con inicio durante la intoxicación. También se hace constar un diagnóstico adicional 304.20 trastorno grave por consumo de cocaína. Cuando se considera que más de una sustancia tiene un papel importante en el desarrollo del trastorno obsesivo-compulsivo y relacionados, cada una de ellas se enumerará por separado.

CIE-10-MC. El nombre del trastorno obsesivo-compulsivo y relacionados inducidos por sustancias/medicamentos empieza con la sustancia específica (p. ej., cocaína) que se supone que es la causante de los síntomas obsesivo-compulsivos y relacionados. El código diagnóstico se selecciona de la tabla incluida en el grupo de criterios, que se basa en la clase de sustancia y en la presencia o ausencia de un trastorno concurrente por consumo de sustancias. Para sustancias que no se ajustan a ninguna de las clases, se utilizará el código "otra sustancia" sin consumo concurrente de sustancias; y en los casos en que se considere que una sustancia es un factor etiológico pero se desconoce la clase específica de sustancia, se utilizará la categoría "sustancia desconocida" sin consumo concurrente de sustancias.

Para registrar el nombre del trastorno, se indica en primer lugar el trastorno concurrente por consumo de sustancias (si existe) y a continuación la palabra "con," seguida del nombre del trastorno obsesivo-compulsivo y relacionados inducidos por sustancias, seguido de la especificación del inicio (es decir, inicio durante la intoxicación, inicio durante la abstinencia, inicio después del consumo del medicamento). Por ejemplo, en el caso de los comportamientos repetitivos que se producen durante la intoxicación en un sujeto con un trastorno grave por consumo de cocaína, el diagnóstico es F14.288 trastorno grave por consumo de cocaína con trastorno obsesivo-compulsivo y trastornos relacionados inducidos por cocaína, con inicio durante la intoxicación. No se utiliza un diagnóstico aparte del trastorno concurrente grave por consumo de cocaína. Si el trastorno obsesivo-compulsivo y relacionados inducidos por sustancias se producen sin un trastorno concurrente por consumo de sustancias (p. ej., después de un consumo fuerte puntual de la sustancia), no se hace constar el trastorno acompañante por consumo de sustancias (p. ej., F15.988 trastorno obsesivo-compulsivo y relacionados inducidos por anfetamina, con inicio durante la intoxicación). Cuando se considera que más de una sustancia tiene un papel importante en el desarrollo del trastorno obsesivo-compulsivo y relacionados, cada una de ellas se enumerará por separado.

Trastorno obsesivo-compulsivo y trastornos relacionados debido a otra afección médica

294.8 (F06.8)

A. Las obsesiones, compulsiones, preocupaciones por el aspecto, acumulación, rascarse la piel, arrancarse el pelo, otros comportamientos repetitivos centrados en el cuerpo u otros síntomas característicos del trastorno obsesivo-compulsivo y relacionados predominan en el cuadro clínico.

B. Existen pruebas a partir de la historia clínica, la exploración física o los análisis de laboratorio de que la alteración es la consecuencia fisiopatológica directa de otra afección médica.

C. La alteración no se explica mejor por otro trastorno mental.

D. La alteración no se produce exclusivamente durante el curso de un delirium.

E. La alteración causa malestar clínicamente significativo o deterioro en lo social, laboral u otras áreas importantes del funcionamiento.

Especificar si:

Con síntomas del tipo trastorno obsesivo-compulsivo: Si los síntomas del tipo del trastorno obsesivo-compulsivo predominan en el cuadro clínico.

Con preocupación por el aspecto: Si la preocupación por defectos o imperfecciones percibidos predomina en el cuadro clínico.

Con síntomas de acumulación: Si la acumulación predomina en el cuadro clínico.

Con síntomas de arrancarse el pelo: Si el hecho de arrancarse el pelo predomina en el cuadro clínico.

Con síntomas de rascarse la piel: Si el hecho de rascarse la piel predomina en el cuadro clínico.

Nota de codificación: Incluir el nombre de la otra afección médica en el nombre del trastorno mental (p. ej., 294.8 [F06.8] trastorno obsesivo-compulsivo y trastornos relacionados debidos a infarto cerebral). La otra afección médica se codificará y se indicará por separado inmediatamente antes del trastorno obsesivo-compulsivo y relacionados debidos a la afección médica (p. ej., 438.89 [I69.398] infarto cerebral; 294.8 [F06.8] trastorno obsesivo-compulsivo y relacionados debidos a infarto cerebral).

Otro trastorno compulsivo-obsesivo y trastornos relacionados especificados

300.3 (F42)

Esta categoría se aplica a presentaciones en las que predominan los síntomas característicos de un trastorno obsesivo-compulsivo y trastornos relacionados que causan malestar clínicamente significativo o deterioro en lo social, laboral u otras áreas importantes del funcionamiento, pero que no cumplen todos los criterios de ninguno de los trastornos de la categoría diagnóstica del trastorno obsesivo-compulsivo y trastornos relacionados. La categoría de otro trastorno obsesivo-compulsivo y trastornos relacionados especificados se utiliza en situaciones en las que el clínico opta por comunicar el motivo específico por el que la presentación no cumple los criterios de un trastorno obsesivo-compulsivo y relacionados específico. Esto se hace registrando "otro trastorno obsesivo-compulsivo y relacionados especificados" y a continuación el motivo específico (p. ej., "trastorno de comportamientos repetitivos centrados en el cuerpo").

Algunos ejemplos de presentaciones que se pueden especificar utilizando la designación "otro especificado" son los siguientes:

1. **Trastorno del tipo dismórfico corporal con imperfecciones reales:** Es similar al trastorno dismórfico corporal excepto en que los defectos o imperfecciones en el aspecto físico son claramente observables por otras personas (es decir, se aprecian en grado superior a "ligeros"). En estos casos, la preocupación por estas imperfecciones es claramente excesiva y causa problemas o malestar importante.

2. **Trastorno del tipo dismórfico corporal sin comportamientos repetitivos:** Presentaciones que cumplen el trastorno dismórfico corporal excepto en que el sujeto no realiza comportamientos o actos mentales repetitivos en respuesta a la preocupación por el aspecto.

3. **Trastorno de comportamientos repetitivos centrados en el cuerpo:** Se caracteriza por comportamientos repetitivos centrados en el cuerpo recurrentes (p. ej., morderse las uñas, morderse los labios, morderse la mucosa de las mejillas) e intentos repetidos de disminuir o abandonar estos comportamientos. Estos síntomas causan malestar clínicamente significativo o deterioro en lo social, laboral u otras áreas importantes del funcionamiento y no se explican mejor por la tricotilomanía (trastorno de arrancarse el pelo), el trastorno de excoriación (rascarse la piel), el trastorno de movimientos estereotipados o la autolesión no suicida.

4. **Celos obsesivos:** Se caracterizan por la preocupación no delirante acerca de la infidelidad percibida de la pareja. La preocupación puede derivar en comportamientos o actos mentales repetitivos en respuesta a la preocupación por la infidelidad; causan malestar clínicamente significativo o deterioro en lo social, laboral u otras áreas importantes del funcionamiento; y no se explican mejor por otro trastorno mental como el trastorno delirante, celotípico o el trastorno de personalidad paranoide.

5. ***Shubo-kyofu:*** Variante de *taijin kyofusho* (véase el "Glosario de conceptos culturales de malestar" en el Apéndice del DSM-5) que es similar al trastorno dismórfico corporal y se caracteriza por miedo excesivo a tener una deformidad corporal.

6. ***Koro:*** Relacionado con el síndrome *dhat* (véase el "Glosario de conceptos culturales de malestar" en el Apéndice del DSM-5),

un episodio súbito de ansiedad intensa de que el pene (o la vulva y los pezones en las mujeres) se retraerá en el cuerpo y posiblemente causará la muerte.

7. ***Jikoshu-kyofu:*** Variante de *taijin kyofusho* (véase el "Glosario de conceptos culturales de malestar" en el Apéndice del DSM-5) que se caracteriza por miedo a tener un olor corporal desagradable (también se denomina *síndrome de referencia olfativo*).

Trastorno obsesivo-compulsivo y trastornos relacionados no especificados

300.3 (F42)

Esta categoría se aplica a presentaciones en las que predominan los síntomas característicos de un trastorno obsesivo-compulsivo y trastornos relacionados que causan malestar clínicamente significativo o deterioro en lo social, laboral u otras áreas importantes del funcionamiento, pero que no cumplen todos los criterios de ninguno de los trastornos de la categoría diagnóstica del trastorno obsesivo-compulsivo y trastornos relacionados. La categoría del trastorno obsesivo-compulsivo y trastornos relacionados no especificados se utiliza en situaciones en las que el clínico opta por no especificar el motivo del incumplimiento de los criterios de un trastorno obsesivo-compulsivo y relacionados específico, e incluye presentaciones en las no existe suficiente información para hacer un diagnóstico más específico (p. ej., en servicios de urgencias).

Trastornos relacionados con traumas y factores de estrés

Trastorno de apego reactivo

313.89 (F94.1)

A. Patrón constante de comportamiento inhibido, emocionalmente retraído hacia los cuidadores adultos, que se manifiesta por las dos características siguientes:

1. El niño raramente o muy pocas veces busca consuelo cuando siente malestar.

2. El niño raramente o muy pocas veces se deja consolar cuando siente malestar.

B. Alteración social y emocional persistente que se caracteriza por dos o más de los síntomas siguientes:

1. Reacción social y emocional mínima a los demás.

2. Afecto positivo limitado.

3. Episodios de irritabilidad, tristeza o miedo inexplicado que son evidentes incluso durante las interacciones no amenazadoras con los cuidadores adultos.

C. El niño ha experimentado un patrón extremo de cuidado insuficiente como se pone de manifiesto por una o más de las características siguientes:

1. Negligencia o carencia social que se manifiesta por la falta persistente de tener cubiertas las necesidades emocionales básicas para disponer de bienestar, estímulo y afecto por parte de los cuidadores adultos.

2. Cambios repetidos de los cuidadores primarios que reducen la oportunidad de elaborar un apego estable (p. ej., cambios frecuentes de la custodia).

3. Educación en contextos no habituales que reduce en gran manera la oportunidad de establecer un apego selectivo (p.

ej., instituciones con un número elevado de niños por cuidador).

D. Se supone que el factor cuidado del Criterio C es el responsable de la alteración del comportamiento del Criterio A (p. ej., las alteraciones del Criterio A comienzan cuando falta el cuidado adecuado del Criterio C).

E. No se cumplen los criterios para el trastorno del espectro autista.

F. El trastorno es evidente antes de los 5 años.

G. El niño tiene una edad de desarrollo de al menos 9 meses.

Especificar si:

Persistente: El trastorno ha estado presente durante más de 12 meses.

Especificar la gravedad actual:

El trastorno de apego reactivo se especifica como **grave** cuando un niño tiene todos los síntomas del trastorno, y todos ellos se manifiestan en un grado relativamente elevado.

Trastorno de relación social desinhibida

313.89 (F94.2)

A. Patrón de comportamiento en el que un niño se aproxima e interacciona activamente con adultos extraños y presenta dos o más de las característica siguientes:

1. Reducción o ausencia de reticencia para aproximarse e interaccionar con adultos extraños.

2. Comportamiento verbal o físico demasiado familiar (que no concuerda con lo aceptado culturalmente y con los límites sociales apropiados a la edad).

3. Recurre poco o nada al cuidador adulto después de una salida arriesgada, incluso en contextos extraños.

4. Disposición a irse con un adulto extraño con poca o ninguna vacilación.

B. Los comportamientos del Criterio A no se limitan a la impulsividad (como en el trastorno por déficit de atención con hiperactividad) pero incluyen un comportamiento social desinhibido.

C. El niño ha experimentado un patrón extremo de cuidado insuficiente, como se pone de manifiesto por una o más de las características siguientes:

1. Negligencia o carencia social que se manifiesta por la falta persistente de tener cubiertas las necesidades emocionales básicas para disponer de bienestar, estímulo y afecto por parte de los cuidadores adultos.

2. Cambios repetidos de los cuidadores primarios que reducen la oportunidad de elaborar un apego estable (p. ej., cambios frecuentes de la custodia).

3. Educación en contextos no habituales que reduce en gran manera la oportunidad de establecer un apego selectivo (p. ej., instituciones con un número elevado de niños por cuidador).

D. Se supone que el factor cuidado del Criterio C es el responsable de la alteración del comportamiento del Criterio A (p. ej., las alteraciones del Criterio A comienzan tras el cuidado patógeno del Criterio C).

E. El niño tiene una edad de desarrollo de al menos 9 mese.

Especificar si:

Persistente: El trastorno ha estado presente durante más de 12 meses.

Especificar la gravedad actual:

El trastorno de relación social desinhibida se especifica como **grave** cuando un niño tiene todos los síntomas del trastorno, y todos ellos se manifiestan en un grado relativamente elevado.

Trastorno de estrés postraumático

309.81 (F43.10)

Trastorno de estrés postraumático.

Nota: Los criterios siguientes se aplican a adultos, adolescentes y niños mayores de 6 años. Para niños menores de 6 años, véanse los criterios correspondientes más adelante.

A. Exposición a la muerte, lesión grave o violencia sexual, ya sea real o amenaza, en una (o más) de las formas siguientes:

1. Experiencia directa del suceso(s) traumático(s).
2. Presencia directa del suceso(s) ocurrido(s) a otros.
3. Conocimiento de que el suceso(s) traumático(s) ha ocurrido a un familiar próximo o a un amigo íntimo. En los casos de amenaza o realidad de muerte de un familiar o amigo, el suceso(s) ha de haber sido violento o accidental.
4. Exposición repetida o extrema a detalles repulsivos del suceso(s) traumático(s) (p. ej., socorristas que recogen restos humanos; policías repetidamente expuestos a detalles del maltrato infantil).

   Nota: El Criterio A4 no se aplica a la exposición a través de medios electrónicos, televisión, películas o fotografías, a menos que esta exposición esté relacionada con el trabajo.

B. Presencia de uno (o más) de los síntomas de intrusión siguientes asociados al suceso(s) traumático(s), que comienza después del suceso(s) traumático(s):

1. Recuerdos angustiosos recurrentes, involuntarios e intrusivos del suceso(s) traumático(s).

   Nota: En los niños mayores de 6 años, se pueden producir juegos repetitivos en los que se expresen temas o aspectos del suceso(s) traumático(s).

2. Sueños angustiosos recurrentes en los que el contenido y/o el afecto del sueño está relacionado con el suceso(s) traumático(s).

   Nota: En los niños, pueden existir sueños aterradores sin contenido reconocible.

3. Reacciones disociativas (p. ej., escenas retrospectivas) en las que el sujeto siente o actúa como si se repitiera el suceso(s) traumático(s). (Estas reacciones se pueden producir de forma continua, y la expresión más extrema es una pérdida completa de conciencia del entorno presente.)

   Nota: En los niños, la representación específica del trauma puede tener lugar en el juego.

4. Malestar psicológico intenso o prolongado al exponerse a factores internos o externos que simbolizan o se parecen a un aspecto del suceso(s) traumático(s).

5. Reacciones fisiológicas intensas a factores internos o externos que simbolizan o se parecen a un aspecto del suceso(s) traumático(s).

C. Evitación persistente de estímulos asociados al suceso(s) traumático(s), que comienza tras el suceso(s) traumático(s), como se pone de manifiesto por una o las dos características siguientes:

1. Evitación o esfuerzos para evitar recuerdos, pensamientos o sentimientos angustiosos acerca o estrechamente asociados al suceso(s) traumático(s).

2. Evitación o esfuerzos para evitar recordatorios externos (personas, lugares, conversaciones, actividades, objetos, situaciones) que despiertan recuerdos, pensamientos o sentimientos angustiosos acerca o estrechamente asociados al suceso(s) traumático(s).

D. Alteraciones negativas cognitivas y del estado de ánimo asociadas al suceso(s) traumático(s), que comienzan o empeoran después del suceso(s) traumático(s), como se pone de manifiesto por dos (o más) de las características siguientes:

1. Incapacidad de recordar un aspecto importante del suceso(s) traumático(s) (debido típicamente a amnesia disociativa y no a otros factores como una lesión cerebral, alcohol o drogas).

2. Creencias o expectativas negativas persistentes y exageradas sobre uno mismo, los demás o el mundo (p. ej., "Estoy mal", "No puedo confiar en nadie", "El mundo es muy peligroso", "Tengo los nervios destrozados").

3. Percepción distorsionada persistente de la causa o las consecuencias del suceso(s) traumático(s) que hace que el individuo se acuse a sí mismo o a los demás.

4. Estado emocional negativo persistente (p. ej., miedo, terror, enfado, culpa o vergüenza).

5. Disminución importante del interés o la participación en actividades significativas.

6. Sentimiento de desapego o extrañamiento de los demás.
7. Incapacidad persistente de experimentar emociones positivas (p. ej., felicidad, satisfacción o sentimientos amorosos).

E. Alteración importante de la alerta y reactividad asociada al suceso(s) traumático(s), que comienza o empeora después del suceso(s) traumático(s), como se pone de manifiesto por dos (o más) de las características siguientes:

1. Comportamiento irritable y arrebatos de furia (con poca o ninguna provocación) que se expresan típicamente como agresión verbal o física contra personas u objetos.
2. Comportamiento imprudente o autodestructivo.
3. Hipervigilancia.
4. Respuesta de sobresalto exagerada.
5. Problemas de concentración.
6. Alteración del sueño (p. ej., dificultad para conciliar o continuar el sueño, o sueño inquieto).

F. La duración de la alteración (Criterios B, C, D y E) es superior a un mes.

G. La alteración causa malestar clínicamente significativo o deterioro en lo social, laboral u otras áreas importantes del funcionamiento.

H. La alteración no se puede atribuir a los efectos fisiológicos de una sustancia (p. ej., medicamento, alcohol) o a otra afección médica.

Especificar si:

Con síntomas disociativos: Los síntomas cumplen los criterios para el trastorno de estrés postraumático y, además, en respuesta al factor de estrés, el individuo experimenta síntomas persistentes o recurrentes de una de las características siguientes:

1. **Despersonalización:** Experiencia persistente o recurrente de un sentimiento de desapego y como si uno mismo fuera un observador externo del propio proceso mental o corporal (p. ej., como si se soñara, sentido de irrealidad de uno mismo o del propio cuerpo, o de que el tiempo pasa despacio).
2. **Desrealización:** Experiencia persistente o recurrente de irrealidad del entorno (p. ej., el mundo alrededor del individuo se experimenta como irreal, como en un sueño, distante o distorsionado).

Nota: Para utilizar este subtipo, los síntomas disociativos no se han de poder atribuir a los efectos fisiológicos de una sustancia (p. ej., desvanecimiento, comportamiento durante la intoxicación alcohólica) u otra afección médica (p. ej., epilepsia parcial compleja).

Especificar si:

Con expresión retardada: Si la totalidad de los criterios diagnósticos no se cumplen hasta al menos seis meses después del acontecimiento (aunque el inicio y la expresión de algunos síntomas puedan ser inmediatos).

Trastorno de estrés postraumático en niños menores de 6 años.

A. En niños menores de 6 años, exposición a la muerte, lesión grave o violencia sexual, ya sea real o amenaza, en una (o más) de las formas siguientes:

1. Experiencia directa del suceso(s) traumático(s).

2. Presencia directa del suceso(s) ocurrido(s) a otros, especialmente a los cuidadores primarios.

   Nota: No incluye sucesos que solamente se han visto en medios electrónicos, televisión, películas o fotografías.

3. Conocimiento de que el suceso(s) traumático(s) ha ocurrido a uno de los padres o cuidadores.

B. Presencia de uno (o más) de los síntoma de intrusión siguientes asociados al suceso(s) traumático(s), que comienzan después del suceso(s) traumático(s):

1. Recuerdos angustiosos recurrentes, involuntarios e intrusivos del suceso(s) traumático(s).

   Nota: Los recuerdos espontáneos e intrusivos pueden no ser necesariamente angustiosos y se pueden expresar como recreación en el juego.

2. Sueños angustiosos recurrentes en los que el contenido y/o el afecto del sueño está relacionado con el suceso(s) traumático(s).

   Nota: Puede resultar imposible determinar que el contenido aterrador está relacionado con el suceso traumático.

3. Reacciones disociativas (p. ej., escenas retrospectivas) en las que el niño siente o actúa como si se repitiera el suceso(s) traumático(s). (Estas reacciones se pueden producir de forma continua, y la expresión más extrema es una pérdida completa de conciencia del entorno presente.) La representación específica del trauma puede tener lugar en el juego.

4. Malestar psicológico intenso o prolongado al exponerse a factores internos o externos que simbolizan o se parecen a un aspecto del suceso(s) traumático(s).

5. Reacciones fisiológicas importantes a los recordatorios del suceso(s) traumático(s).

C. Ha de estar presente uno (o más) de los síntomas siguientes, que representan evitación persistente de los estímulos asociados al suceso(s) traumático(s) o alteración cognitiva y del estado de ánimo asociada al suceso(s) traumático(s), que comienza o empeora después del suceso(s):

Evitación persistente de los estímulos

1. Evitación o esfuerzos para evitar actividades, lugares o recordatorios físicos que despiertan el recuerdo del suceso(s) traumático(s).

2. Evitación o esfuerzos para evitar personas, conversaciones o situaciones interpersonales que despiertan el recuerdo del suceso(s) traumático(s).

Alteración cognitiva

3. Aumento importante de la frecuencia de estados emocionales negativos (p. ej., miedo, culpa, tristeza, vergüenza, confusión).

4. Disminución importante del interés o la participación en actividades significativas, que incluye disminución del juego.

5. Comportamiento socialmente retraído.

6. Reducción persistente de la expresión de emociones positivas.

D. Alteración importante de la alerta y reactividad asociada al suceso(s) traumático(s), que comienza o empeora después del suceso(s) traumático(s), como se pone de manifiesto por dos (o más) de las características siguientes:

1. Comportamiento irritable y arrebatos de furia (con poca o ninguna provocación) que se expresa típicamente como agresión verbal o física contra personas u objetos (incluidas pataletas extremas).
2. Hipervigilancia.
3. Respuesta de sobresalto exagerada.
4. Problemas con concentración.
5. Alteración del sueño (p. ej., dificultad para conciliar o continuar el sueño, o sueño inquieto).

E. La duración de la alteración es superior a un mes.
F. La alteración causa malestar clínicamente significativo o problemas en la relación con los padres, hermanos, compañeros u otros cuidadores, o en el comportamiento en la escuela.
G. La alteración no se puede atribuir a los efectos fisiológicos de una sustancia (p. ej., medicamento o alcohol) u otra afección médica.

Especificar si:

Con síntomas disociativos: Los síntomas cumplen los criterios para el trastorno de estrés postraumático y el individuo experimenta síntomas persistentes o recurrentes de uno de los cuadros siguientes:

1. **Despersonalización:** Experiencia persistente o recurrente de un sentimiento de desapego, y como si uno mismo fuera un observador externo del propio proceso mental o corporal (p. ej., como si se soñara; sentido de irrealidad de uno mismo o del propio cuerpo, o de que el tiempo pasa despacio).
2. **Desrealización:** Experiencia persistente o recurrente de irrealidad del entorno (p. ej., el mundo alrededor del individuo se experimenta como irreal, como en un sueño, distante o distorsionado).

Nota: Para utilizar este subtipo, los síntomas disociativos no se han de poder atribuir a los efectos fisiológicos de una sustancia (p. ej., desvanecimiento) u otra afección médica (p. ej., epilepsia parcial compleja).

Especificar si:

Con expresión retardada: Si la totalidad de los criterios diagnósticos no se cumplen hasta al menos seis meses después del acontecimiento (aunque el inicio y la expresión de algunos síntomas puedan ser inmediatos).

Trastorno de estrés agudo

308.3 (F43.0)

A. Exposición a la muerte, lesión grave o violencia sexual, ya sea real o amenaza, en una (o más) de las formas siguientes:

1. Experiencia directa del suceso(s) traumático(s).
2. Presencia directa del suceso(s) ocurrido(s) a otros.
3. Conocimiento de que el suceso(s) traumático(s) ha ocurrido a un familiar próximo o a un amigo íntimo. **Nota:** En los casos de amenaza o realidad de muerte de un familiar o amigo, el suceso(s) ha de haber sido violento o accidental.
4. Exposición repetida o extrema a detalles repulsivos del suceso(s) traumático(s) (p. ej., socorristas que recogen restos humanos; policías repetidamente expuestos a detalles del maltrato infantil).

   Nota: Esto no se aplica a la exposición a través de medios electrónicos, televisión, películas o fotografías, a menos que esta exposición esté relacionada con el trabajo.

B. Presencia de nueve (o más) de los síntomas siguientes de alguna de la cinco categorías de intrusión, estado de ánimo negativo, disociación, evitación y alerta, que comienza o empeora después del suceso(s) traumático(s):

Síntomas de intrusión

1. Recuerdos angustiosos recurrentes, involuntarios e intrusivos del suceso(s) traumático(s). **Nota:** En los niños, se pueden producir juegos repetitivos en los que se expresen temas o aspectos del suceso(s) traumático(s).
2. Sueños angustiosos recurrentes en los que el contenido y/o el afecto del sueño está relacionado con el suceso(s).

> **Nota:** En los niños, pueden existir sueños aterradores sin contenido reconocible.

3. Reacciones disociativas (p. ej., escenas retrospectivas) en las que el individuo siente o actúa como si se repitiera el suceso(s) traumático(s). (Estas reacciones se pueden producir de forma continua, y la expresión más extrema es una pérdida completa de conciencia del entorno presente.) **Nota:** En los niños, la representación específica del trauma puede tener lugar en el juego.

4. Malestar psicológico intenso o prolongado o reacciones fisiológicas importantes en repuesta a factores internos o externos que simbolizan o se parecen a un aspecto del suceso(s) traumático(s).

Estado de ánimo negativo

5. Incapacidad persistente de experimentar emociones positivas (p. ej., felicidad, satisfacción o sentimientos amorosos).

Síntomas disociativos:

6. Sentido de la realidad alterado del entorno o de uno mismo (p. ej., verse uno mismo desde la perspectiva de otro, estar pasmado, lentitud del tiempo).

7. Incapacidad de recordar un aspecto importante del suceso(s) traumático(s) (debido típicamente a amnesia disociativa y no a otros factores como una lesión cerebral, alcohol o drogas).

Síntomas de evitación

8. Esfuerzos para evitar recuerdos, pensamientos o sentimientos angustiosos acerca o estrechamente asociados al suceso(s) traumático(s).

9. Esfuerzos para evitar recordatorios externos (personas, lugares, conversaciones, actividades, objetos, situaciones) que despiertan recuerdos, pensamientos o sentimientos angustiosos acerca del o estrechamente asociados al suceso(s) traumático(s).

Síntomas de alerta

10. Alteración del sueño (p. ej., dificultad para conciliar o continuar el sueño, o sueño inquieto).

11. Comportamiento irritable y arrebatos de furia (con poca o ninguna provocación) que se expresa típicamente como agresión verbal o física contra personas u objetos.

12. Hipervigilancia.

13. Problemas con la concentración.

14. Respuesta de sobresalto exagerada.

C. La duración del trastorno (síntomas del Criterio B) es de tres días a un mes después de la exposición al trauma.

Nota: Los síntomas comienzan en general inmediatamente después del trauma, pero es necesario que persistan al menos durante tres días y hasta un mes para cumplir los criterios del trastorno.

D. La alteración causa malestar clínicamente significativo o deterioro en lo social, laboral u otras áreas importantes del funcionamiento.

E. La alteración no se puede atribuir a los efectos fisiológicos de una sustancia (p. ej., medicamento o alcohol) u otra afección médica (p. ej., traumatismo cerebral leve) y no se explica mejor por un trastorno psicótico breve.

Trastornos de adaptación

A. Desarrollo de síntomas emocionales o del comportamiento en respuesta a un factor o factores de estrés identificables que se producen en los tres meses siguientes al inicio del factor(es) de estrés.

B. Estos síntomas o comportamientos son clínicamente significativos, como se pone de manifiesto por una o las dos características siguientes:

1. Malestar intenso desproporcionado a la gravedad o intensidad del factor de estrés, teniendo en cuenta el contexto externo y los factores culturales que podrían influir en la gravedad y la presentación de los síntomas.

2. Deterioro significativo en lo social, laboral u otras áreas importantes del funcionamiento.

C. La alteración relacionada con el estrés no cumple los criterios para otro trastorno mental y no es simplemente una exacerbación de un trastorno mental preexistente.

D. Los síntomas no representan el duelo normal.

E. Una vez que el factor de estrés o sus consecuencias han terminado, los síntomas no se mantienen durante más de otros seis meses.

Especificar si:

309.0 (F43.21) Con estado de ánimo deprimido: Predomina el estado de ánimo bajo, las ganas de llorar o el sentimiento de desesperanza.

309.24 (F43.22) Con ansiedad: Predomina el nerviosismo, la preocupación, la agitación o la ansiedad de separación.

309.28 (F43.23) Con ansiedad mixta y estado de ánimo deprimido: Predomina una combinación de depresión y ansiedad.

309.3 (F43.24) Con alteración de la conducta: Predomina la alteración de la conducta.

309.4 (F43.25) Con alteración mixta de las emociones o la conducta: Predominan los síntomas emocionales (p. ej., depresión, ansiedad) y una alteración de la conducta.

309.9 (F43.20) Sin especificar: Para las reacciones de mala adaptación que no se pueden clasificar como uno de los subtipos específicos del trastorno de adaptación.

Especificar si:

Agudo: Si la alteración dura menos de 6 meses.

Persistente (crónico): Si la alteración dura 6 meses o más.

Otro trastorno relacionado con traumas y factores de estrés especificado

309.89 (F43.8)

Esta categoría se aplica a presentaciones en las que predominan los síntomas característicos de un trastorno relacionado con traumas y factores de estrés que causan malestar clínicamente significativo o deterioro en lo social, laboral u otras áreas importantes del funcionamiento pero que no cumplen todos los criterios de ninguno de los trastornos de la categoría diagnóstica de los trastornos relacionados con traumas y factores de estrés. La categoría de otro trastorno relacionado con traumas y factores de estrés especificado se utiliza en situaciones en las que el clínico opta por comunicar el motivo específico por el que la presentación no cumple los criterios de ningún trastorno relacionado con traumas y factores de estrés específico. Esto se hace registrando "otro trastorno relacionado con traumas y factores de estrés especificado" seguido del motivo específico (p. ej., "trastorno de duelo complejo persistente").

Algunos ejemplos de presentaciones que se pueden especificar utilizando la designación "otro especificado" son los siguientes:

1. **Trastornos del tipo de adaptación con inicio retardado de los síntomas que se producen más de tres meses después del factor de estrés.**

2. **Trastornos del tipo de adaptación con duración prolongada de más de seis meses sin duración prolongada del factor de estrés.**

3. *Ataque de nervios:* Véase el "Glosario de conceptos culturales de malestar" en el Apéndice del DSM-5.

4. **Otros síndromes culturales:** Véase el "Glosario de conceptos culturales de malestar" en el DSM-5.

5. **Trastorno de duelo complejo persistente:** Este trastorno se caracteriza por la pena intensa y persistente y por reacciones de luto (véase el capítulo "Afecciones para continuar el estudio" en la Sección III del DSM-5).

Trastorno relacionado con traumas y factores de estrés no especificado

309.9 (F43.9)

Esta categoría se aplica a presentaciones en las que predominan los síntomas característicos de un trastorno relacionado con traumas y factores de estrés que causan malestar clínicamente significativo o deterioro en lo social, laboral u otras áreas importantes del funcionamiento, pero que no cumplen todos los criterios de ninguno de los trastornos de la categoría diagnóstica de los trastornos relacionado con traumas y factores de estrés. La categoría del trastorno relacionado con traumas y factores de estrés no especificado se utiliza en situaciones en las que el clínico opta por no especificar el motivo de incumplimiento de los criterios de un trastorno relacionado con traumas y factores de estrés específico, e incluye presentaciones en las que no existe suficiente información para hacer un diagnóstico más específico (p. ej., en servicios de urgencias).

Trastorno de identidad disociativo

300.14 (F44.81)

A. Perturbación de la identidad que se caracteriza por dos o más estados de la personalidad bien definidos, que se puede describir en algunas culturas como una experiencia de posesión. La perturbación de la identidad implica una discontinuidad importante del sentido del yo y del sentido de la entidad, acompañado de alteraciones relacionadas del afecto, el comportamiento, la conciencia, la memoria, la percepción, el conocimiento y/o el funcionamiento sensitivo-motor. Estos signos y síntomas pueden ser observados por parte de otras personas o comunicados por el individuo.

B. Lapsos recurrentes en la memoria de acontecimientos cotidianos, información personal importante y/o sucesos traumáticos incompatibles con el olvido ordinario.

C. Los síntomas causan malestar clínicamente significativo o deterioro en lo social, laboral u otras áreas importantes del funcionamiento.

D. La alteración no es una parte normal de una práctica cultural o religiosa ampliamente aceptada.
   Nota: En los niños, los síntomas no deben confundirse con la presencia de amigos imaginarios u otros juegos de fantasía.

E. Los síntomas no se pueden atribuir a los efectos fisiológicos de una sustancia (p. ej., laguna mental o comportamiento caótico durante la intoxicación alcohólica) u otra afección médica (p. ej., epilepsia parcial compleja).

Amnesia disociativa

300.12 (F44.0)

A. Incapacidad de recordar información autobiográfica importante,
    generalmente de naturaleza traumática o estresante, que es in-
    compatible con el olvido ordinario.

    Nota: La amnesia disociativa consiste la mayoría de veces en
    amnesia localizada o selectiva de un suceso o sucesos específi-
    cos; o amnesia generalizada de la identidad y la historia de vida.

B. Los síntomas causan malestar clínicamente significativo o dete-
    rioro en lo social, laboral u otras áreas importantes del funciona-
    miento.

C. La alteración no se puede atribuir a los efectos fisiológicos de
    una sustancia (p. ej., alcohol u otra droga, un medicamento) u
    otra afección neurológica o médica (p. ej., epilepsia parcial com-
    pleja, amnesia general transitoria, secuelas de una contusión
    craneal/traumatismo cerebral, otra afección neurológica).

D. La alteración no se explica mejor por un trastorno de identidad
    disociativo, un trastorno de estrés postraumático, un trastorno
    de estrés agudo, un trastorno de síntomas somáticos o un tras-
    torno neurocognitivo importante o leve.

Nota de codificación: El código de la amnesia disociativa sin fuga
disociativa es **300.12 (F44.0)**. El código de la amnesia disociativa
con fuga disociativa es **300.13 (F44.1)**.

Especificar si:

   300.13 (F44.1) Con fuga disociativa: Deambular aparentemente con un propósito o vagabundeo desorientado que se asocia a amnesia de la identidad o por otra información
   autobiográfica importante.

Trastorno de despersonalización/desrealización

300.6 (F48.1)

A. Presencia de experiencias persistentes o recurrentes de desper-
    sonalización, desrealización o ambas:

1. **Despersonalización:** Experiencias de irrealidad, distanciamiento o de ser un observador externo respecto a los pensamientos, los sentimientos, las sensaciones, el cuerpo o las acciones de uno mismo (p. ej., alteraciones de la percepción, sentido distorsionado del tiempo, irrealidad o ausencia del yo y embotamiento emocional y/o físico).

2. **Desrealización:** Experiencias de irrealidad o distanciamiento respecto al entorno (p. ej., las personas o los objetos se experimentan como irreales, como en un sueño, nebulosos, sin vida o visualmente distorsionados).

B. Durante las experiencias de despersonalización o desrealización, las pruebas de realidad se mantienen intactas.

C. Los síntomas causan malestar clínicamente significativo o deterioro en lo social, laboral u otroas áreas importantes del funcionamiento.

D. La alteración no se puede atribuir a los efectos fisiológicos de una sustancia (p. ej., droga, medicamento) u otra afección médica (p. ej., epilepsia).

E. La alteración no se explica mejor por otro trastorno mental, como la esquizofrenia, el trastorno de pánico, el trastorno de depresión mayor, el trastorno de estrés agudo, el trastorno de estrés postraumático u otro trastorno disociativo.

Otro trastorno disociativo especificado

300.15 (F44.89)

Esta categoría se aplica a presentaciones en las que predominan los síntomas característicos de un trastorno disociativo que causan malestar clínicamente significativo o deterioro en lo social, laboral u otras áreas importantes del funcionamiento, pero que no cumplen todos los criterios de ninguno de los trastornos de la categoría diagnóstica de los trastornos disociativos. La categoría de otro trastorno disociativo especificado se utiliza en situaciones en las que el clínico opta por comunicar el motivo específico por el que la presentación no cumple los criterios de ningún trastorno disociativo específico. Esto se hace registrando "otro trastorno disociativo especificado" seguido del motivo específico (p. ej., "trance disociativo").

Algunos ejemplos de presentaciones que se pueden especificar utilizando la designación "otro especificado" son los siguientes:

1. **Síndromes crónicos y recurrentes de síntomas disociativos mixtos:** Esta categoría incluye el trastorno de identidad asociado a interrupciones no demasiado intensas del sentido del yo y del sentido de la entidad, o alteraciones de la identidad o episodios de posesión en un individuo que refiere amnesia no disociativa.

2. **Alteración de la identidad debida a persuasión coercitiva prolongada e intensa:** Los individuos que han estado sometidos a persuasión coercitiva intensa (p. ej., lavado de cerebro, reforma de las ideas, adoctrinamiento durante el cautiverio, tortura, encarcelamiento político prolongado, reclutamiento por sectas/cultos religiosos o por organizaciones criminales) pueden presentar cambios prolongados de su identidad o duda consciente acerca de su identidad.

3. **Reacciones disociativas agudas a sucesos estresantes:** Esta categoría se aplica a afecciones agudas transitorias que duran por lo general menos de un mes y, en ocasiones, solamente unas horas o días. Estas afecciones se caracterizan por la presencia de limitación de la consciencia, despersonalización, desrealización, alteraciones de la percepción (p. ej., lentitud del tiempo, macropsia), microamnesias, estupor transitorio, y/o alteraciones del funcionamiento sensitivo-motor (p. ej., analgesia, parálisis).

4. **Trance disociativo:** Esta afección se caracteriza por la reducción aguda o la pérdida completa de la consciencia del entorno inmediato que se manifiesta como apatía o insensibilidad intensa a los estímulos del entorno. La apatía puede ir acompañada de comportamientos estereotipados mínimos (p. ej., movimientos de los dedos) de los que el individuo no es consciente y/o que no controla, así como de parálisis transitoria o pérdida de la consciencia. La alteración no es una parte normal de ninguna práctica cultural o religiosa ampliamente aceptada.

Trastorno disociativo no especificado

300.15 (F44.9)

Esta categoría se aplica a presentaciones en las que predominan los síntomas característicos de un trastorno disociativo que causan malestar clínicamente significativo o deterioro en lo social, laboral u otras áreas importantes del funcionamiento, pero que no cumplen todos los criterios de ninguno de los trastornos de la categoría diagnóstica de los trastornos disociativos. La categoría del trastorno disociativo no especificado se utiliza en situaciones en las que el clínico opta por no especificar el motivo del incumplimiento de los criterios para un trastorno disociativo específico, e incluye presentaciones para las que no existe información suficiente para hacer un diagnóstico más específico (p. ej., en servicios de urgencias).

Trastorno de síntomas somáticos y trastornos relacionados

Trastorno de síntomas somáticos

300.82 (F45.1)

A. Uno o más síntomas somáticos que causan malestar o dan lugar a problemas significativos en la vida diaria.

B. Pensamientos, sentimientos o comportamientos excesivos relacionados con los síntomas somáticos o asociados a la preocupación por la salud, como se pone de manifiesto por una o más de las características siguientes:

1. Pensamientos desproporcionados y persistentes sobre la gravedad de los propios síntomas.
2. Grado persistentemente elevado de ansiedad acerca de la salud o los síntomas.
3. Tiempo y energía excesivos consagrados a estos síntomas o a la preocupación por la salud.

C. Aunque algún síntoma somático puede no estar continuamente presente, el estado sintomático es persistente (por lo general más de seis meses).

Especificar si:

Con predominio de dolor (antes trastorno doloroso): este especificador se aplica a individuos cuyos síntomas somáticos implican sobre todo dolor.

Especificar si:

Persistente: Un curso persistente se caracteriza por la presencia de síntomas intensos, alteración importante y duración prolongada (más de seis meses).

Especificar la gravedad actual:

Leve: Sólo se cumple uno de los síntomas especificados en el Criterio B.

Moderado: Se cumplen dos o más de los síntomas especificados en el Criterio B.

Grave: Se cumplen dos o más de los síntomas especificados en el Criterio B y además existen múltiples quejas somáticas (o un síntoma somático muy intenso).

Trastorno de ansiedad por enfermedad

300.7 (F45.21)

A. Preocupación por padecer o contraer una enfermedad grave.

B. No existen síntomas somáticos o, si están presentes, son únicamente leves. Si existe otra afección médica o un riesgo elevado de presentar una afección médica (p. ej., antecedentes familiares importantes), la preocupación es claramente excesiva o desproporcionada.

C. Existe un grado elevado de ansiedad acerca de la salud, y el individuo se alarma con facilidad por su estado de salud.

D. El individuo tiene comportamientos excesivos relacionados con la salud (p. ej., comprueba repetidamente en su cuerpo si existen signos de enfermedad) o presenta evitación por mala adaptación (p. ej., evita las visitas al clínico y al hospital).

E. La preocupación por la enfermedad ha estado presente al menos durante seis meses, pero la enfermedad temida específica puede variar en ese período de tiempo.

F. La preocupación relacionada con la enfermedad no se explica mejor por otro trastorno mental, como un trastorno de síntomas somáticos, un trastorno de pánico, un trastorno de ansiedad generalizada, un trastorno dismórfico corporal, un trastorno obsesivo-compulsivo o un trastorno delirante de tipo somático.

Especificar si:

Tipo con solicitud de asistencia: Utilización frecuente de la asistencia médica, que incluye visitas al clínico o pruebas y procedimientos.

Tipo con evitación de asistencia: Raramente se utiliza la asistencia médica.

Trastorno de conversión
(trastorno de síntomas neurológicos funcionales)

A. Uno o más síntomas de alteración de la función motora o sensitiva voluntaria.

B. Los hallazgos clínicos aportan pruebas de la incompatibilidad entre el síntoma y las afecciones neurológicas o médicas reconocidas.

C. El síntoma o deficiencia no se explica mejor por otro trastorno médico o mental.

D. El síntoma causa malestar clínicamente significativo o deterioro en lo social, laboral u otras áreas importantes del funcionamiento.

Nota de codificación: El código CIE-9-MC para el trastorno de conversión es **300.11**, el cual se asigna con independencia del tipo de síntoma. El código CIE-10-MC depende del tipo de síntoma (véase a continuación).

Especificar el tipo de síntoma:

(F44.4) Con debilidad o parálisis

(F44.4) Con movimiento anómalo (p. ej., temblor, movimiento distónico, mioclonía, trastorno de la marcha)

(F44.4) Con síntomas de la deglución

(F44.4) Con síntoma del habla (p. ej., disfonía, mala articulación)

(F44.5) Con ataques o convulsiones

(F44.6) Con anestesia o pérdida sensitiva

(F44.6) Con síntoma sensitivo especial (p. ej., alteración visual, olfativa o auditiva)

(F44.7) Con síntomas mixtos

Especificar si:

Episodio agudo: Síntomas presentes durante menos de seis meses.

Persistente: Síntomas durante seis meses o más.

Especificar si:

Con factor de estrés psicológico (*especificar el factor de estrés*)

Sin factor de estrés psicológico

Factores psicológicos que influyen en otras afecciones médicas

316 (F54)

A. Presencia de un síntoma o afección médica (que no sea un trastorno mental).

B. Factores psicológicos o conductuales que afectan negativamente a la afección médica de una de las maneras siguientes:

1. Los factores han influido en el curso de la afección médica como se pone de manifiesto por una estrecha asociación temporal entre los factores psicológicos y el desarrollo o la exacerbación o el retraso en la recuperación de la afección médica.

2. Los factores interfieren en el tratamiento de la afección médica (p. ej., poco cumplimiento).

3. Los factores constituyen otros riesgos bien establecidos para la salud del individuo.

4. Los factores influyen en la fisiopatología subyacente, porque precipitan o exacerban los síntomas, o necesitan asistencia médica.

C. Los factores psicológicos y conductuales del Criterio B no se explican mejor por otro trastorno mental (p. ej., trastorno de pánico, trastorno de depresión mayor, trastorno de estrés postraumático).

Especificar la gravedad actual:

Leve: Aumenta el riesgo médico (p. ej., incoherencia con el cumplimiento del tratamiento antihipertensivo).

Moderado: Empeora la afección médica subyacente (p. ej., ansiedad que agrava el asma).

Grave: Da lugar a hospitalización o visita al servicio de urgencias.

Extremo: Produce un riesgo importante, con amenaza a la vida (p. ej., ignorar síntomas de un ataque cardíaco).

Trastorno facticio

300.19 (F68.10)

Trastorno facticio aplicado a uno mismo.

A. Falsificación de signos o síntomas físicos o psicológicos, o inducción de lesión o enfermedad, asociada a un engaño identificado.

B. El individuo se presenta a sí mismo frente a los demás como enfermo, incapacitado o lesionado.

C. El comportamiento engañoso es evidente incluso en ausencia de una recompensa externa obvia.

D. El comportamiento no se explica mejor por otro trastorno mental, como el trastorno delirante u otro trastorno psicótico.

Especificar:

Episodio único

Episodios recurrentes (dos o más acontecimientos de falsificación de enfermedad y/o inducción de lesión)

**Trastorno facticio aplicado a otro
(Antes: Trastorno facticio por poderes).**

A. Falsificación de signos o síntomas físicos o psicológicos, o inducción de lesión o enfermedad, en otro, asociada a un engaño identificado.

B. El individuo presenta a otro individuo (víctima) frente a los demás como enfermo, incapacitado o lesionado.

C. El comportamiento engañoso es evidente incluso en ausencia de recompensa externa obvia.

D. El comportamiento no se explica mejor por otro trastorno mental, como el trastorno delirante u otro trastorno psicótico.

Nota: El diagnóstico se aplica al autor, no a la víctima.

Especificar si:

Episodio único

Episodios recurrentes (dos o más acontecimientos de falsificación de enfermedad y/o inducción de lesión)

Procedimientos de registro

Cuando un individuo falsifica una enfermedad en otro individuo (p. ej., niños, adultos, animales de compañía), el diagnóstico es de trastorno facticio aplicado a otro. El diagnóstico se aplica al autor, no a la víctima. A la víctima se le puede hacer un diagnóstico de maltrato (p. ej., 995.54 [T74.12X]; véase el capítulo "Otros problemas que pueden ser objeto de atención clínica").

Otro trastorno de síntomas somáticos y trastornos relacionados especificados

300.89 (F45.8)

Esta categoría se aplica a presentaciones en las que predominan los síntomas característicos de un trastorno de síntomas somáticos y trastornos relacionados que causan malestar clínicamente significativo o deterioro en lo social, laboral u otras áreas importantes del funcionamiento, pero que no cumplen todos los criterios de ninguno de los trastorno de la categoría diagnóstica de los síntomas somáticos y trastornos relacionados.

Algunos ejemplos de presentaciones que se pueden especificar utilizando la designación "otro especificado" son los siguientes:

1. **Trastorno de síntomas somáticos breve:** la duración de los síntomas es inferior a seis meses.
2. **Trastorno de ansiedad por enfermedad breve:** la duración de los síntomas es inferior a seis meses.
3. **Trastorno de ansiedad por enfermedad sin comportamientos excesivos relacionados con la salud:** no se cumple el Criterio D para el trastorno de ansiedad por enfermedad.
4. **Pseudociesis:** creencia falsa de estar embarazada que se asocia a signos y síntomas de embarazo.

Trastorno de síntomas somáticos
y trastornos relacionados no especificados

300.82 (F45.9)

Esta categoría se aplica a presentaciones en las que predominan los síntomas característicos de un trastorno de síntomas somáticos y trastornos relacionados que causan malestar clínicamente significativo o deterioro en lo social, laboral u otras áreas importantes del funcionamiento, pero que no cumplen todos los criterios de ninguno de los trastornos de la categoría diagnóstica de los síntomas somáticos y trastornos relacionados. La categoría del trastorno de síntomas somáticos y trastornos relacionados no especificados no se utilizará a menos que se den situaciones claramente inusuales en las que no exista información suficiente para hacer un diagnóstico más específico.

Trastornos de la conducta alimentaria y de la ingesta de alimentos

Pica

A. Ingestión persistente de sustancias no nutritivas y no alimentarias durante un período mínimo de un mes.

B. La ingestión de sustancias no nutritivas y no alimentarias es inapropiada al grado de desarrollo del individuo.

C. El comportamiento alimentario no forma parte de una práctica culturalmente aceptada o socialmente normativa.

D. Si el comportamiento alimentario se produce en el contexto de otro trastorno mental (p. ej., discapacidad intelectual [trastorno del desarrollo intelectual], trastorno del espectro autista, esquizofrenia) o afección médica (incluido el embarazo), es suficientemente grave para justificar la atención clínica adicional.

Nota de codificación: El código CIE-9-MC para pica es **307.52** y se utiliza en niños o adultos. Los códigos CIE-10-MC para pica son **(F98.3)** en niños y **(F50.8)** en adultos.

Especificar si:

En remisión: Después de haberse cumplido todos los criterios para la pica con anterioridad, los criterios no se han cumplido durante un período continuado.

Trastorno de rumiación

307.53 (F98.21)

A. Regurgitación repetida de alimentos durante un período mínimo de un mes. Los alimentos regurgitados se pueden volver a masticar, a tragar o se escupen.

B. La regurgitación repetida no se puede atribuir a una afección gastrointestinal asociada u otra afección médica (p. ej., reflujo gastroesofágico, estenosis pilórica).

C.   El trastorno de la conducta alimentaria no se produce exclusivamente en el curso de la anorexia nerviosa, la bulimia nerviosa, el trastorno de atracones o el trastorno de evitación/restricción de la ingesta de alimentos.

D.   Si los síntomas se producen en el contexto de otro trastorno mental (p. ej., discapacidad intelectual [trastorno del desarrollo intelectual] u otro trastorno del neurodesarrollo), son suficientemente graves para justificar atención clínica adicional.

Especificar si:

En remisión: Después de haberse cumplido con anterioridad todos los criterios para el trastorno de rumiación, los criterios no se han cumplido durante un período continuado.

Trastorno de evitación/restricción de la ingestión de alimentos

307.59 (F50.8)

A.   Trastorno de la conducta alimentaria y de la ingesta de alimentos (p. ej., falta de interés aparente por comer o alimentarse; evitación a causa de las características organolépticas de los alimentos; preocupación acerca de las consecuencias repulsivas de la acción de comer) que se pone de manifiesto por el fracaso persistente para cumplir las adecuadas necesidades nutritivas y/o energéticas asociadas a uno (o más) de los hechos siguientes:

1.   Pérdida de peso significativa (o fracaso para alcanzar el aumento de peso esperado o crecimiento escaso en los niños).

2.   Deficiencia nutritiva significativa.

3.   Dependencia de la alimentación enteral o de suplementos nutritivos por vía oral.

4.   Interferencia importante en el funcionamiento psicosocial.

B.   El trastorno no se explica mejor por la falta de alimentos disponibles o por una práctica asociada culturalmente aceptada.

C. El trastorno de la conducta alimentaria no se produce exclusivamente en el curso de la anorexia nerviosa o la bulimia nerviosa, y no hay pruebas de un trastorno en la forma en que uno mismo experimenta el propio peso o constitución.

D. El trastorno de la conducta alimentaria no se puede atribuir a una afección médica concurrente o no se explica mejor por otro trastorno mental. Cuando el trastorno de la conducta alimentaria se produce en el contexto de otra afección o trastorno, la gravedad del trastorno de la conducta alimentaria excede a la que suele asociarse a la afección o trastorno y justifica la atención clínica adicional.

Especificar si:

En remisión: Después de haberse cumplido con anterioridad todos los criterios para los trastornos de la conducta alimentaria y de la ingesta de alimentos, los criterios no se han cumplido durante un período continuado.

Anorexia nerviosa

A. Restricción de la ingesta energética en relación con las necesidades, que conduce a un peso corporal significativamente bajo con relación a la edad, el sexo, el curso del desarrollo y la salud física. *Peso significativamente bajo* se define como un peso que es inferior al mínimo normal o, en niños y adolescentes, inferior al mínimo esperado.

B. Miedo intenso a ganar peso o a engordar, o comportamiento persistente que interfiere en el aumento de peso, incluso con un peso significativamente bajo.

C. Alteración en la forma en que uno mismo percibe su propio peso o constitución, influencia impropia del peso o la constitución corporal en la autoevaluación, o falta persistente de reconocimiento de la gravedad del peso corporal bajo actual.

Nota de codificación: El código CIE-9-MC para la anorexia nerviosa es **307.1**, que se asigna con independencia del subtipo. El código CIE-10-MC depende del subtipo (véase a continuación).

Especificar si:

(F50.01) Tipo restrictivo: Durante los últimos tres meses, el individuo no ha tenido episodios recurrentes de atracones o purgas (es decir, vómito autoprovocado o utilización incorrecta de laxantes, diuréticos o enemas). Este subtipo describe presentaciones en las que la pérdida de peso es debida sobre todo a la dieta, el ayuno y/o el ejercicio excesivo.

(F50.02) Tipo con atracones/purgas: Durante los últimos tres meses, el individuo ha tenido episodios recurrentes de atracones o purgas (es decir, vómito autoprovocado o utilización incorrecta de laxantes, diuréticos o enemas).

Especificar si:

En remisión parcial: Después de haberse cumplido con anterioridad todos los criterios para la anorexia nerviosa, el Criterio A (peso corporal bajo) no se ha cumplido durante un período continuado, pero todavía se cumple el Criterio B (miedo intenso a aumentar de peso o a engordar, o comportamiento que interfiere en el aumento de peso) o el Criterio C (alteración de la autopercepción del peso y la constitución).

En remisión total: Después de haberse cumplido con anterioridad todos los criterios para la anorexia nerviosa, no se ha cumplido ninguno de los criterios durante un período continuado.

Especificar la gravedad actual:

La gravedad mínima se basa, en los adultos, en el índice de masa corporal (IMC) actual (véase a continuación) o, en niños y adolescentes, en el percentil del IMC. Los límites siguientes derivan de las categorías de la Organización Mundial de la Salud para la delgadez en adultos; para niños y adolescentes, se utilizarán los percentiles de IMC correspondientes. La gravedad puede aumentar para reflejar los síntomas clínicos, el grado de discapacidad funcional y la necesidad de supervisión.

Leve: IMC ≥ 17 kg/m^2
Moderado: IMC 16–16,99 kg/m^2
Grave: IMC 15–15,99 kg/m^2
Extremo: IMC < 15 kg/m^2

Bulimia nerviosa

307.51 (F50.2)

A. Episodios recurrentes de atracones. Un episodio de atracón se caracteriza por los dos hechos siguientes:

1. Ingestión, en un período determinado (p. ej., dentro de un período cualquiera de dos horas), de una cantidad de alimentos que es claramente superior a la que la mayoría de las personas ingerirían en un período similar en circunstancias parecidas.
2. Sensación de falta de control sobre lo que se ingiere durante el episodio (p. ej., sensación de que no se puede dejar de comer o controlar lo que se ingiere o la cantidad de lo que se ingiere).

B. Comportamientos compensatorios inapropiados recurrentes para evitar el aumento de peso, como el vómito autoprovocado, el uso incorrecto de laxantes, diuréticos u otros medicamentos, el ayuno o el ejercicio excesivo.

C. Los atracones y los comportamientos compensatorios inapropiados se producen, de promedio, al menos una vez a la semana durante tres meses.

D. La autoevaluación se ve indebidamente influida por la constitución y el peso corporal.

E. La alteración no se produce exclusivamente durante los episodios de anorexia nerviosa.

Especificar si:

En remisión parcial: Después de haberse cumplido con anterioridad todos los criterios para la bulimia nerviosa, algunos pero no todos los criterios no se han cumplido durante un período continuado.

En remisión total: Después de haberse cumplido con anterioridad todos los criterios para la bulimia nerviosa, no se ha cumplido ninguno de los criterios durante un período continuado.

Especificar la gravedad actual:

La gravedad mínima se basa en la frecuencia de comportamientos compensatorios inapropiados (véase a continuación). La gravedad puede aumentar para reflejar otros síntomas y el grado de discapacidad funcional.

Leve: Un promedio de 1–3 episodios de comportamientos compensatorios inapropiados a la semana.

Moderado: Un promedio de 4–7 episodios de comportamientos compensatorios inapropiados a la semana.

Grave: Un promedio de 8–13 episodios de comportamientos compensatorios inapropiados a la semana.

Extremo: Un promedio de 14 episodios de comportamientos compensatorios inapropiados a la semana.

Trastorno de atracones

307.51 (F50.8)

A. Episodios recurrentes de atracones. Un episodio de atracón se caracteriza por los dos hechos siguientes:

1. Ingestión, en un periodo determinado (p. ej., dentro de un período cualquiera de dos horas), de una cantidad de alimentos que es claramente superior a la que la mayoría de las personas ingerirían en un período similar en circunstancias parecidas.

2. Sensación de falta de control sobre lo que se ingiere durante el episodio (p. ej., sensación de que no se puede dejar de comer o no se puede controlar lo que se ingiere o la cantidad de lo que se ingiere).

B. Los episodios de atracones se asocian a tres (o más) de los hechos siguientes:

1. Comer mucho más rápidamente de lo normal.

2. Comer hasta sentirse desagradablemente lleno.

3. Comer grandes cantidades de alimentos cuando no se siente hambre físicamente.

4. Comer solo debido a la vergüenza que se siente por la cantidad que se ingiere.

5. Sentirse luego a disgusto con uno mismo, deprimido o muy avergonzado.

C. Malestar intenso respecto a los atracones.

D. Los atracones se producen, de promedio, al menos una vez a la semana durante tres meses.

E. El atracón no se asocia a la presencia recurrente de un comportamiento compensatorio inapropiado como en la bulimia nerviosa y no se produce exclusivamente en el curso de la bulimia nerviosa o la anorexia nerviosa.

Especificar si:

En remisión parcial: Después de haberse cumplido con anterioridad todos los criterios para el trastorno de atracones, los atracones se producen con una frecuencia media inferior a un episodio semanal durante un período continuado.

En remisión total: Después de haberse cumplido con anterioridad todos los criterios para el trastorno de atracones, no se ha cumplido ninguno de los criterios durante un período continuado.

Especificar la gravedad actual:

La gravedad mínima se basa en la frecuencia de los episodios de atracones (véase a continuación). La gravedad puede aumentar para reflejar otros síntomas y el grado de discapacidad funcional.

Leve: 1–3 atracones a la semana.

Moderado: 4–7 atracones a la semana.

Grave: 8–13 atracones a la semana.

Extremo: 14 o más atracones a la semana.

Otro trastorno de la conducta alimentaria o de la ingesta de alimentos especificados

307.59 (F50.8)

Esta categoría se aplica a presentaciones en las que predominan los síntomas característicos de un trastorno de la conducta alimentaria o de la ingesta de alimentos que causan malestar clínicamente significativo o deterioro en lo social, laboral u otras áreas importantes del funcionamiento, pero que no cumplen todos los criterios de ninguno de los trastornos de la categoría diagnóstica de los trastornos de la conducta alimentaria y de la ingesta de alimentos. La categoría de otro trastorno de la conducta alimentaria o de la ingesta de alimentos especificado se utiliza en situaciones en las que el clínico opta por comunicar el motivo específico por el que la presentación no cumple los criterios para un trastorno alimentario y de la ingestión de alimentos específico. Esto se hace registrando "otro trastorno de la conducta alimentaria o de la ingesta de alimentos especificado" seguido del motivo específico (p. ej., "bulimia nerviosa de frecuencia baja").

Algunos ejemplos de presentaciones que se pueden especificar utilizando la designación "otro especificado" son los siguientes:

1. **Anorexia nerviosa atípica:** Se cumplen todos los criterios para la anorexia nerviosa, excepto que el peso del individuo, a pesar de la pérdida de peso significativa, está dentro o por encima del intervalo normal.

2. **Bulimia nerviosa (de frecuencia baja y/o duración limitada):** Se cumplen todos los criterios para la bulimia nerviosa, excepto que los atracones y los comportamientos compensatorios inapropiados se producen, de promedio, menos de una vez a la semana y/o durante menos de tres meses.

3. **Trastorno de atracones (de frecuencia baja y/o duración limitada):** Se cumplen todos los criterios para el trastorno por atracones, excepto que los atracones y los comportamientos compensatorios inapropiados se producen, de promedio, menos de una vez a la semana y/o durante menos de tres meses.

4. **Trastorno por purgas:** Comportamiento de purgas recurrentes para influir en el peso o la constitución (p. ej., vómito autoprovocado; uso incorrecto de laxantes, diuréticos u otros medicamentos) en ausencia de atracones.

5. **Síndrome de ingesta nocturna de alimentos:** Episodios recurrentes de ingesta de alimentos por la noche, que se manifiesta por la ingesta de alimentos al despertarse del sueño o por un consumo excesivo de alimentos después de cenar. Existe consciencia y recuerdo de la ingesta. La ingesta nocturna de alimentos no se explica mejor por influencias externas, como cambios en el ciclo de sueño-vigilia del individuo o por normas sociales locales. La ingesta nocturna de alimentos causa malestar significativo y/o problemas del funcionamiento. El patrón de ingesta alterado no se explica mejor por el trastorno por atracón u otro trastorno mental, incluido el consumo de sustancias, y no se puede atribuir a otro trastorno médico o a un efecto de la medicación.

Trastorno de la conducta alimentaria o de la ingesta de alimentos no especificados

307.50 (F50.9)

Esta categoría se aplica a presentaciones en las que predominan los síntomas característicos de un trastorno de la conducta alimentaria y de la ingesta de alimentos que causan malestar clínicamente significativo o deterioro en lo social, laboral u otras áreas importantes del funcionamiento, pero que no cumplen todos los criterios de ninguno de los trastornos en la categoría diagnóstica de los trastornos de la conducta alimentaria y de la ingesta de alimentos. La categoría del trastorno de la conducta alimentaria y de la ingesta de alimentos no especificado se utiliza en situaciones en las que el clínico opta por *no* especificar el motivo de incumplimiento de los criterios de un trastorno de la conducta alimentaria y de la ingesta de alimentos específico, e incluye presentaciones en las que no existe suficiente información para hacer un diagnóstico más específico (p. ej., en servicios de urgencias).

Enuresis

307.6 (F98.0)

A. Emisión repetida de orina en la cama o en la ropa, ya sea de manera involuntaria o voluntaria.

B. El comportamiento es clínicamente significativo cuando se manifiesta con una frecuencia de al menos dos veces por semana durante un mínimo de tres meses consecutivos o por la presencia de malestar clínicamente significativo o deterioro en lo social, académico (laboral) u otras áreas importantes del funcionamiento.

C. La edad cronológica es de por lo menos 5 años (o un grado de desarrollo equivalente).

D. El comportamiento no se puede atribuir a los efectos fisiológicos de una sustancia (p. ej., un diurético, un antipsicótico) u otra afección médica (p. ej., diabetes, espina bífida, epilepsia).

Especificar si:

Sólo nocturna: Emisión de orina solamente durante el sueño nocturno.

Sólo diurna: Emisión de orina durante las horas de vigilia.

Nocturna y diurna: Una combinación de los dos subtipos anteriores.

Encopresis

307.7 (F98.1)

A. Excreción repetida de heces en lugares inapropiados (p. ej., en la ropa, en el suelo), ya sea involuntaria o voluntaria.

B. Al menos uno de estos episodios se produce cada mes durante un mínimo de tres meses.

C. La edad cronológica es de por lo menos 4 años (o un grado de desarrollo equivalente).

D. El comportamiento no se puede atribuir a los efectos fisiológicos de una sustancia (p. ej., laxantes) u otra afección médica, excepto por un mecanismo relacionado con el estreñimiento.

Especificar si:

Con estreñimiento e incontinencia por desbordamiento: Existen pruebas de la presencia de estreñimiento en la exploración física o la historia clínica.

Sin estreñimiento e incontinencia por desbordamiento: No existen pruebas de la presencia de estreñimiento en la exploración física o la historia clínica.

Otro trastorno de la excreción especificado

Esta categoría se aplica a presentaciones en las que predominan los síntomas característicos de un trastorno de la excreción que causan malestar clínicamente significativo o deterioro en lo social, laboral u otras áreas importantes del funcionamiento, pero que no cumplen todos los criterios de ninguno de los trastornos de la categoría diagnóstica de los trastornos de excreción. La categoría de otro trastorno de la excreción especificado se utiliza en situaciones en las que el clínico opta por comunicar el motivo específico por el que la presentación no cumple los criterios de un trastorno de la excreción específico. Esto se hace registrando "otro trastorno de la excreción especificado" seguido del motivo específico (p. ej., "enuresis de baja frecuencia").

Nota de codificación: Código **788.39 (N39.498)** para otro trastorno de la excreción especificado con síntomas urinarios; **787.60 (R15.9)** para otro trastorno de la excreción especificado con síntomas fecales.

Trastorno de la excreción no especificado

Esta categoría se aplica a presentaciones en las que predominan los síntomas característicos de un trastorno de la excreción que causan malestar clínicamente significativo o deterioro en lo social, laboral u otras áreas importantes del funcionamiento, pero que no cumplen todos los criterios de ninguno de los trastornos de la categoría diagnóstica de los trastornos de la excreción. La categoría del trastorno de la excreción no especificado se utiliza en situaciones en las que el clínico opta por no especificar el motivo del incumplimiento de los criterios de un trastorno de la excreción específico, e incluye presentaciones en las que no existe suficiente información para hacer un diagnóstico más específico (p. ej., en servicios de urgencias).

Nota de codificación: Código **788.30 (R32)** para un trastorno de la excreción no especificado con síntomas urinarios; **787.60 (R15.9)** para un trastorno de la excreción no especificado con síntomas fecales.

Trastorno de insomnio

307.42 (F51.01)

A. Predominante insatisfacción por la cantidad o la calidad del sueño, asociada a uno (o más) de los síntomas siguientes:

1. Dificultad para iniciar el sueño. (En niños, esto se puede poner de manifiesto por la dificultad para iniciar el sueño sin la intervención del cuidador).

2. Dificultad para mantener el sueño, que se caracteriza por despertares frecuentes o problemas para volver a conciliar el sueño después de despertar. (En niños, esto se puede poner de manifiesto por la dificultad para volver a conciliar el sueño sin la intervención del cuidador).

3. Despertar pronto por la mañana con incapacidad para volver a dormir.

B. La alteración del sueño causa malestar clínicamente significativo o deterioro en lo social, laboral, educativo, académico, del comportamiento u otras áreas importantes del funcionamiento.

C. La dificultad del sueño se produce al menos tres noches a la semana.

D. La dificultad del sueño está presente durante un mínimo de tres meses.

E. La dificultad del sueño se produce a pesar de las condiciones favorables para dormir.

F. El insomnio no se explica mejor por otro trastorno del sueño-vigilia y no se produce exclusivamente en el curso de otro trastorno del sueño-vigilia (p. ej., narcolepsia, un trastorno del sueño relacionado con la respiración, un trastorno del ritmo circadiano de sueño-vigilia, una parasomnia).

G. El insomnio no se puede atribuir a los efectos fisiológicos de una sustancia (p. ej., una droga, un medicamento).

H. La coexistencia de trastornos mentales y afecciones médicas no explica adecuadamente la presencia predominante de insomnio.

Especificar si:

Con trastorno mental concurrente no relacionado con el sueño, incluidos los trastornos por consumo de sustancias

Con otra afección médica concurrente

Con otro trastorno del sueño

Nota de codificación: El código 307.42 (F51.01) se aplica a los tres especificadores. Inmediatamente después del código del trastorno de insomnio se codificará también el trastorno mental, afección médica u otro trastorno del sueño asociado pertinente, para indicar la asociación.

Especificar si:

Episódico: Los síntomas duran como mínimo un mes pero menos de tres meses.

Persistente: Los síntomas duran tres meses o más.

Recurrente: Dos (o más) episodios en el plazo de un año.

Nota: El insomnio agudo y de corta duración (es decir, síntomas que duran menos de tres meses pero que, por otro lado, cumplen todos los criterios respecto a la frecuencia, intensidad, malestar y/o alteración) se codificará como otro trastorno de insomnio especificado.

Trastorno de hipersomnia

307.44 (F51.11)

A. El individuo refiere somnolencia excesiva (hipersomnia) a pesar de haber dormido durante un período principal que dura al menos siete horas, con uno o más de los síntomas siguientes:

1. Períodos recurrentes de sueño o de caerse de sueño en el mismo día.

2. Un episodio principal de sueño prolongado de más de nueve horas diarias que no es reparador (es decir, no descansa).

3. Dificultad para estar totalmente despierto después de un despertar brusco.

B. La hipersomnia se produce al menos tres veces a la semana durante un mínimo de tres meses.

C. La hipersomnia se acompaña de malestar significativo o deterioro en lo cognitivo, social, laboral u otras áreas importantes del funcionamiento.

D. La hipersomnia no se explica mejor por otro trastorno del sueño y no se produce exclusivamente en el curso de otro trastorno del sueño (p. ej., narcolepsia, trastorno del sueño relacionado con la respiración, trastorno del ritmo circadiano de sueño-vigilia o una parasomnia).

E. La hipersomnia no se puede atribuir a los efectos fisiológicos de una sustancia (p. ej., una droga, un medicamento).

F. La coexistencia de trastornos mentales y médicos no explica adecuadamente la presencia predominante de hipersomnia.

Especificar si:

Con trastorno mental, incluidos trastornos por consumo de sustancias

Con afección médica

Con otro trastorno del sueño

Nota de codificación: El código 307.44 (F51.11) se aplica a los tres especificadores. Inmediatamente después del código del trastorno de hipersomnia, se codificará también el trastorno mental, afección médica u otro trastorno del sueño asociado pertinente, para indicar la asociación.

Especificar si:

Agudo: Duración inferior a un mes.

Subagudo: Duración de 1–3 meses.

Persistente: Duración superior a tres meses.

Especificar la gravedad actual:

Especificar la gravedad basándose en el grado de dificultad para mantener la alerta durante el día como se pone de manifiesto por la aparición de múltiples accesos de sueño irresistible en un mismo día que se producen, por ejemplo, cuando se está sentado, conduciendo, de visita con amigos o trabajando.

Leve: Dificultad para mantener la alerta durante el día, 1–2 días/semana.

Moderado: Dificultad para mantener la alerta durante el día, 3–4 días/semana.

Grave: Dificultad para mantener la alerta durante el día, 5–7 días/semana.

Narcolepsia

A. Períodos recurrentes de necesidad irrefrenable de dormir, de abandonarse al sueño o de echar una siesta que se producen en un mismo día. Estos episodios se han de haber producido al menos tres veces por semana durante los últimos tres meses.

B. Presencia de al menos una de las características siguientes:

1. Episodios de cataplejía, definida por (a) o (b), que se producen como mínimo algunas veces al mes:

   a. En los individuos con enfermedad de larga duración, episodios breves (segundos o minutos) de pérdida brusca bilateral del tono muscular con conservación de la consciencia que se desencadenan con la risa o las bromas.

   b. En los niños o en otros individuos en los seis meses posteriores al inicio, episodios espontáneos de muecas o de abrir la boca y sacar la lengua, o hipotonía general sin un desencadenante emocional evidente.

2. Deficiencia de hipocretina, según el valor de inmunorreactividad de hipocretina-1 en el líquido cefalorraquídeo (LCR) (inferior o igual a un tercio del valor en individuos sanos analizados con la misma prueba, o inferior o igual a 110 pg/ml). La concentración baja de hipocretina-1 en el LCR no se ha de observar en el contexto de lesión, inflamación o infección cerebral aguda.

3. Polisomnografía nocturna con latencia del sueño REM (movimientos oculares rápidos) inferior o igual a 15 minutos, o una prueba de latencia múltiple del sueño con un valor medio inferior o igual a 8 minutos y dos o más períodos REM al inicio del sueño.

Especificar si:

347.00 (G47.419) Narcolepsia sin cataplejía pero con deficiencia de hipocretina: Se cumplen los requisitos del Criterio B de concentración baja de hipocretina-1 en el LCR y polisomnografía/prueba de latencia múltiple del sueño positiva, pero no existe cataplejía (no se cumple el Criterio B1).

347.01 (G47.411) Narcolepsia con cataplejía pero sin deficiencia de hipocretina: En este raro subtipo (menos del 5% de los casos de narcolepsia), se cumplen los requisitos del Criterio B de cataplejía y polisomnografía/prueba de latencia múltiple del sueño positiva, pero la concentración de hipocretina-1 en el LCR es normal (no se cumple el Criterio B2).

347.00 (G47.419) Ataxia cerebelosa autosómica dominante, sordera y narcolepsia: Este subtipo está causado por mutaciones del exón 21 del ADN (citosina-5)-metiltransferasa-1 y se caracteriza por la presencia de narcolepsia de inicio tardío (30-40 años de edad) (con concentración baja o intermedia de hipocretina-1 en el LCR), sordera, ataxia cerebelosa y finalmente demencia.

347.00 (G47.419) Narcolepsia autosómica dominante, obesidad y diabetes de tipo 2: En raras ocasiones, se ha descrito narcolepsia, obesidad y diabetes de tipo 2, y concentración baja de hipocretina-1 en el LCR y se asocia a una mutación del gen de la glucoproteína de la mielina de los oligodendrocitos.

347.10 (G47.429) Narcolepsia secundaria a otra afección médica: Este subtipo corresponde a la narcolepsia que se desarrolla de forma secundaria a afecciones médicas que destruyen neuronas secretoras de hipocretina por causa infecciosa (p. ej., enfermedad de Whipple, sarcoidosis), traumática o tumoral.

> **Nota de codificación** (en la CIE-9-MC el código es únicamente 347.10): En primer lugar, se codificará la afección médica subyacente (p. ej., 040.2 enfermedad de Whipple; 347.10 narcolepsia secundaria a la enfermedad de Whipple).

Especificar la gravedad actual:

Leve: Cataplejía poco frecuente (menos de una a la semana), necesidad de siestas sólo una o dos veces al día, y menos alteración del sueño nocturno.

Moderado: Cataplejía una vez al día o cada pocos días, alteración del sueño nocturno y necesidad de múltiples siestas al día.

Grave: Cataplejía resistente a los fármacos con múltiples accesos diarios, somnolencia casi constante y alteración del sueño nocturno (es decir, movimientos, insomnio y sueños vívidos).

Trastornos del sueño relacionados con la respiración

Apnea e hipopnea obstructiva del sueño

327.23 (G47.33)

A. Puede ser (1) o (2):

1. Signos en la polisomnografía de al menos cinco apneas o hipopneas obstructivas por hora de sueño y uno u otro de los síntomas del sueño siguientes:

   a. Alteraciones nocturnas de la respiración: ronquidos, resoplidos/jadeo o pausas respiratorias durante el sueño.

   b. Somnolencia diurna, fatiga o sueño no reparador a pesar de las condiciones suficientes para dormir, que no se explica mejor por otro trastorno mental (incluido un trastorno del sueño) y que no se puede atribuir a otra afección médica.

2. Signos en la polisomnografía de 15 o más apneas y/o hipopneas obstructivas por hora de sueño con independencia de los síntomas acompañantes.

Especificar la gravedad actual:

Leve: El índice de apnea-hipopnea es inferior a 15.

Moderado: El índice de apnea-hipopnea es de 15–30.

Grave: El índice de apnea-hipopnea es superior a 30.

Apnea central del sueño

A. Signos en la polisomnografía de cinco o más apneas centrales por hora de sueño.

B. El trastorno no se explica mejor por otro trastorno del sueño actual.

Especificar si:

327.21 (G47.31) Apnea central del sueño idiopática: Se caracteriza por la presencia de episodios repetidos de apnea e hipopnea durante el sueño causada por la variabilidad del esfuerzo respiratorio, pero sin signos de obstrucción de las vías respiratorias.

786.04 (R06.3) Respiración de Cheyne-Stokes: Patrón de variación periódica de aumento-disminución del volumen corriente que da lugar a apneas e hipopneas centrales con una frecuencia de al menos cinco episodios por hora, acompañados de despertar frecuente.

780.57 (G47.37) Apnea central del sueño con consumo concurrente de opiáceos: La patogenia de este subtipo se atribuye a los efectos de los opiáceos en los generadores del ritmo respiratorio en el bulbo raquídeo, así como en los efectos diferenciales en el impulso respiratorio hipóxico o hipercápnico.

Nota de codificación (sólo para el código 780.57 [G47.37]): Cuando existe un trastorno por consumo de opiáceos, se codifica en primer lugar el trastorno por consumo de opiáceos: 305.50 (F11.10) trastorno leve por consumo de opiáceos o 304.00 (F11.20) trastorno moderado o grave por consumo de opiáceos; a continuación se codifica 780.57 (G47.37) apnea central del sueño con consumo concurrente de opiáceos. Cuando no existe un trastorno por consumo de opiáceos (p. ej., después de un consumo fuerte puntual de la sustancia), se codifica sólo 780.57 (G47.37) apnea central del sueño con consumo concurrente de opiáceos.

Especificar la gravedad actual:

La gravedad de la apnea central del sueño se clasifica según la frecuencia de las alteraciones de la respiración, así como el grado de desaturación de oxígeno asociada y la fragmentación del sueño que se produce a consecuencia de las alteraciones respiratorias repetitivas.

Hipoventilación relacionada con el sueño

A. La polisomnografía pone de manifiesto episodios de disminución de la respiración asociados a una elevación de la concentración de CO_2. (**Nota:** En ausencia de una medida objetiva del CO_2, la concentración baja persistente de la saturación de oxígeno en la hemoglobina no asociada a episodios apneicos/hipopneicos puede indicar la presencia de hipoventilación.)

B. El trastorno no se explica mejor por otro trastorno actual del sueño.

Especificar si:

327.24 (G47.34) Hipoventilación idiopática: Este subtipo no se puede atribuir a una afección rápidamente identificada.

327.25 (G47.35) Hipoventilación alveolar central congénita: Este subtipo es un raro trastorno congénito en el que típicamente el individuo presenta, en el período perinatal, respiración superficial, o cianosis y apnea durante el sueño.

327.26 (G47.36) Hipoventilación concurrente relacionada con el sueño: Este subtipo se produce como consecuencia de una afección médica, como un trastorno pulmonar (p. ej., enfermedad pulmonar intersticial, enfermedad pulmonar obstructiva crónica) o un trastorno neuromuscular o de la pared torácica (p. ej., distrofias musculares, síndrome pospoliomielitis, lesión de la médula espinal cervical, cifoescoliosis), o a causa de algún medicamento (p. ej., benzodiacepinas, opiáceos). También se produce en casos de obesidad (trastorno de hipoventilación por obesidad), en que refleja una combinación de un aumento del trabajo respiratorio debido a la disminución de la actividad de la pared y la incongruencia de la ventilación-perfusión y una reducción del impulso ventilatorio. Estos individuos suelen caracterizarse por tener un índice de masa corporal superior a 30 e hipercapnia durante la vigilia (con un valor de pCO_2 superior a 45), sin otros signos de hipoventilación.

Especificar la gravedad actual:

La gravedad se clasifica según el grado de hipoxemia e hipercapnia presente durante el sueño y los signos de alteración del órgano afectado debida a estas anomalías (p. ej., insuficiencia cardíaca derecha). La presencia de anomalías en la gasometría durante la vigilia es un indicador de mayor gravedad.

Trastornos del ritmo circadiano de sueño-vigilia

A. Patrón continuo o recurrente de interrupción del sueño que se debe principalmente a una alteración del sistema circadiano o a un alineamiento defectuoso entre el ritmo circadiano endógeno y la sincronización sueño-vigilia necesarios según el entorno físico del individuo o el horario social o profesional del mismo.

B. La interrupción del sueño produce somnolencia excesiva o insomnio, o ambos.

C. La alteración del sueño causa malestar clínicamente significativo o deterioro en lo social, laboral u otras áreas importantes del funcionamiento.

Nota de codificación: En la CIE-9-MC, el código es **307.45** para todos los subtipos. En la CIE-10-MC, el código depende del subtipo.

Especificar si:

307.45 (G47.21) Tipo de fases de sueño retrasadas: Patrón con retraso de los tiempos de inicio del sueño y de despertar, con incapacidad para dormirse y despertarse a una hora más temprana deseada o convencionalmente aceptable.

Especificar si:

Familiar: Antecedentes familiares de fase de sueño retrasada.

Especificar si:

Superposición a un tipo de sueño-vigilia no ajustado a las 24 horas: El tipo de fases de sueño retrasadas se puede superponer a otro trastorno del ritmo circadiano de sueño-vigilia, el tipo hipernictameral (no ajustado a las 24 horas).

307.45 (G47.22) Tipo de fases de sueño avanzada: Patrón con avance de los tiempos de inicio del sueño y de despertar, con incapacidad para continuar despierto o dormido hasta una hora más tardía deseada o convencionalmente aceptable.

Especificar si:

    Familiar: Antecedentes familiares de fase de sueño avanzada.

307.45 (G47.23) Tipo de sueño-vigilia irregular: Patrón de sueño-vigilia temporalmente desorganizado, de manera que el ritmo de los períodos de sueño y de vigilia es variable a lo largo de las 24 horas.

307.45 (G47.24) Tipo de sueño-vigilia no ajustado a las 24 horas: Patrón de ciclos de sueño-vigilia que no se sincroniza con el entorno de 24 horas, con un cambio diario constante (generalmente a horas cada vez más avanzadas) de la hora de inicio del sueño y de despertar.

307.45 (G47.26) Tipo asociado a turnos laborales: Insomnio durante el período principal del sueño y/o somnolencia excesiva (incluido sueño inadvertido) durante el período principal de vigilia asociado al horario de trabajo por turnos (es decir, que requieren horas de trabajo no convencionales).

307.45 (G47.20) Tipo no especificado

Especificar si:

    Episódico: Los síntomas duran como mínimo un mes pero menos de tres meses.

    Persistente: Los síntomas duran tres meses o más.

    Recurrente: Dos (o más) episodios en el plazo de un año.

Parasomnias

Trastornos del despertar del sueño no REM

A. Episodios recurrentes de despertar incompleto del sueño, que generalmente se producen durante el primer tercio del período principal del sueño, y que van acompañados de una u otra de las siguientes características:

    1. **Sonambulismo:** Episodios repetidos en los que el individuo se levanta de la cama y camina durante el sueño. Durante el

episodio de sonambulismo, el individuo tiene la mirada fija y en blanco; es relativamente insensible a los esfuerzos de otras personas para comunicarse con él y sólo se puede despertar con mucha dificultad.

2. **Terrores nocturnos:** Episodios recurrentes de despertar brusco con terror, que generalmente comienzan con gritos de pánico. Durante cada episodio, existe un miedo intenso y signos de alerta autónoma, como midriasis, taquicardia, taquipnea y sudoración. Existe insensibilidad relativa a los esfuerzos de otras personas para consolar al individuo durante los episodios.

B. No se recuerdan los sueños o el recuerdo es mínimo (p. ej., solamente una única escena visual).

C. Amnesia de los episodios está presente.

D. Los episodios causan malestar clínicamente significativo o deterioro en lo social, laboral u otras áreas importantes del funcionamiento.

E. La alteración no se puede atribuir a los efectos fisiológicos de una sustancia (p. ej., una droga, un medicamento).

F. Los trastornos mentales y médicos coexistentes no explican los episodios de sonambulismo o de terrores nocturnos.

Nota de codificación: En la CIE-9-MC, el código es **307.46** para todos los subtipos. En la CIE-10-MC, el código depende del subtipo.

Especificar si:

307.46 (F51.3) Tipo con sonambulismo

Especificar si:

Con ingestión de alimentos relacionada con el sueño

Con comportamiento sexual relacionado con el sueño (sexsomnia)

307.46 (F51.4) Tipo con terrores nocturnos

Trastorno de pesadillas

307.47 (F51.5)

A. Se producen de forma prolongada repetida sueños sumamente disfóricos y que se recuerdan bien, que por lo general implican esfuerzos para evitar amenazas contra la vida, la seguridad o la integridad física y que acostumbran a suceder durante la segunda mitad del período principal de sueño.

B. Al despertar de los sueños disfóricos, el individuo rápidamente se orienta y está alerta.

C. La alteración del sueño causa malestar clínicamente significativo o deterioro en lo social, laboral u otras áreas importantes del funcionamiento.

D. Las pesadillas no se pueden atribuir a los efectos fisiológicos de una sustancia (p. ej., una droga, un medicamento).

E. La coexistencia de trastornos mentales y médicos no explica adecuadamente la presencia predominante de sueños disfóricos.

Especificar si:

Durante el inicio del sueño

Especificar si:

Con trastorno asociado no relacionado con el sueño, incluidos los trastornos por consumo de sustancias

Con otra afección médica asociada

Con otro trastorno del sueño asociado

Nota de codificación: El código 307.47 (F51.5) se aplica a los tres especificadores. Inmediatamente después del código del trastorno de pesadillas, se codificará también el trastorno mental, afección médica u otro trastorno del sueño asociado pertinente, para indicar la asociación.

Especificar si:

Agudo: La duración del período de pesadillas es de un mes o menos.

Subagudo: La duración del período de pesadillas es superior a un mes pero inferior a seis meses.

Persistente: La duración del período de pesadillas es de seis meses o más.

Especificar la gravedad actual:

La gravedad se puede clasificar por la frecuencia con que suceden las pesadilla:

Leve: Menos de un episodio por semana, en promedio.

Moderado: Uno o más episodios por semana, pero no cada noche.

Grave: Los episodios se producen todas las noches.

Trastorno del comportamiento del sueño REM

327.42 (G47.52)

A. Episodios repetidos de despertar durante el sueño asociados a vocalización y/o comportamientos motores complejos.

B. Estos comportamientos se producen durante el sueño REM (movimientos oculares rápidos) y, por lo tanto, suelen aparecer más de 90 minutos después del inicio del sueño, son más frecuentes durante las partes más tardías del período de sueño y rara vez suceden durante las siestas diurnas.

C. Al despertar de estos episodios, el individuo está totalmente despierto, alerta y no presenta confusión ni desorientación.

D. Una u otra de las características siguientes:

  1. Sueño REM sin atonía en la polisomnografía.
  2. Antecedentes que sugieren la presencia de un trastorno del comportamiento del sueño REM y un diagnóstico establecido de sinucleinopatía (p. ej., enfermedad de Parkinson, atrofia multisistémica).

E. Los comportamientos causan malestar clínicamente significativo o deterioro en lo social, laboral u otras áreas importantes del funcionamiento (que pueden incluir lesiones a uno mismo o a la pareja).

F. La alteración no se puede atribuir a los efectos fisiológicos de una sustancia (p. ej., una droga, un medicamento) u otra afección médica.

G. Los trastornos mentales y médicos coexistentes no explican los episodios.

Síndrome de las piernas inquietas

333.94 (G25.81)

A. Necesidad urgente de mover las piernas, acompañada generalmente o en respuesta a sensaciones incómodas y desagradables en las piernas, que se caracteriza por todas las circunstancias siguientes:

1. La necesidad urgente de mover las piernas comienza o empeora durante los períodos de reposo o de inactividad.
2. La necesidad urgente de mover las piernas se alivia parcial o totalmente con el movimiento.
3. La necesidad urgente de mover las piernas es peor por la tarde o por la noche que durante el día, o se produce únicamente por la tarde o por la noche.

B. Los síntomas del Criterio A se producen al menos tres veces por semana y han estado presentes durante un mínimo de tres meses.

C. Los síntomas del Criterio A se acompañan de malestar clínicamente significativo o deterioro en lo social, laboral, educativo, académico, comportamental, u otras áreas importantes del funcionamiento.

D. Los síntomas del Criterio A no se pueden atribuir a otro trastorno mental o afección médica (p. ej., artritis, edema de las piernas, isquemia periférica, calambres en las piernas) y no se explican mejor por un problema de comportamiento (p. ej., incomodidad postural, golpeteo habitual de los pies).

E. Los síntomas no se pueden atribuir a los efectos fisiológicos de una droga o un medicamento (p. ej., acatisia).

Trastorno del sueño inducido por sustancias/medicamentos

A. Alteración importante y grave del sueño.

B. Existen pruebas a partir de la historia, la exploración física o los análisis de laboratorio de (1) y (2):

1. Los síntomas del Criterio A aparecen durante o poco después de la intoxicación o después de la abstinencia de una sustancia o después de la exposición a un medicamento.

2. La sustancia/medicamento implicado puede producir los síntomas del Criterio A.

C. La alteración no se explica mejor por un trastorno del sueño no inducido por sustancias/medicamentos. Estas pruebas de un trastorno del sueño independiente pueden incluir lo siguiente:

Los síntomas fueron anteriores al inicio del uso de la sustancia/medicamento; los síntomas persisten durante un período importante (p. ej., aproximadamente un mes) después del cese de la abstinencia aguda o la intoxicación grave; o existen otras pruebas que sugieren la existencia de un trastorno del sueño independiente no inducido por sustancias/medicamentos (p. ej., antecedentes de episodios recurrentes no relacionados con sustancias/medicamentos).

D. La alteración no se produce exclusivamente en el curso de un delirio.

E. La alteración causa malestar clínicamente significativo o deterioro en lo social, laboral u otras áreas importantes del funcionamiento.

Nota: Sólo se hará este diagnóstico en lugar de un diagnóstico de intoxicación por sustancias o abstinencia de sustancias cuando los síntomas del Criterio A predominen en el cuadro clínico y cuando sean suficientemente graves para justificar la atención clínica.

Nota de codificación: Los códigos CIE-9-MC y CIE-10-MC para los trastornos del sueño inducidos por [sustancia/medicamento específico] se indican en la tabla siguiente. Obsérvese que el código CIE-10-MC depende de si existe o no algún trastorno concomitante por uso de sustancias de la misma clase. Si un trastorno leve por consumo de sustancias coincide con el trastorno del sueño inducido por sustancias, el carácter en 4ª posición es "1", y el clínico registrará "trastorno leve por consumo de [sustancia]" antes del trastorno del sueño inducido por sustancias (p. ej., "trastorno leve por consumo de cocaína con trastorno del sueño inducido por cocaína"). Si un trastorno moderado o grave por consumo de sustancias coincide con el trastorno del sueño inducido por sustancias, el carácter en 4ª posición es "2", y el clínico hará constar "trastorno moderado por consumo de [sustancia]" o "trastorno grave por consumo de [sustancia]" según la gravedad del trastorno concurrente por consumo de sustancias. Si no existe un trastorno concurrente por consumo de sustancias (p. ej., después de un consumo fuerte puntual de la sustancia), el carácter en 4ª posición es "9," y el clínico sólo hará constar el trastorno del sueño inducido por sustancias. Para codificar un trastorno del sueño inducido por el tabaco, se requiere un trastorno moderado o grave por consumo de tabaco; no está permitido codificar un trastorno concurrente leve por consumo de tabaco o la ausencia de trastorno por consumo de tabaco junto con un trastorno del sueño inducido por el tabaco.

	CIE-9-MC	CIE-10-MC		
		Con trastorno por consumo, leve	Con trastorno por consumo, moderado o grave	Sin trastorno por consumo
Alcohol	291.82	F10.182	F10.282	F10.982
Cafeína	292.85	F15.182	F15.282	F15.982
Cannabis	292.85	F12.188	F12.288	F12.988
Opiáceo	292.85	F11.182	F11.282	F11.982
Sedante, hipnótico o ansiolítico	292.85	F13.182	F13.282	F13.982
Anfetamina (u otro estimulante)	292.85	F15.182	F15.282	F15.982
Cocaína	292.85	F14.182	F14.282	F14.982
Tabaco	292.85	ND	F17.208	ND
Otra sustancia (o sustancia desconocida)	292.85	F19.182	F19.282	F19.982

Especificar si:

Tipo con insomnio: Se caracteriza por la dificultad para conciliar o mantener el sueño, despertares nocturnos frecuentes o sueño no reparador.

Tipo con somnolencia diurna: Se caracteriza por el predominio de somnolencia excesiva/fatiga durante las horas de vigilia o, con menos frecuencia, un período de sueño prolongado.

Tipo con parasomnia: Se caracteriza por la presencia de comportamientos anómalos durante el sueño.

Tipo mixto: Se caracteriza por un problema del sueño inducido por sustancias/medicamentos que se caracteriza por diversos tipos de síntomas del sueño, pero sin predominio claro de ninguno de ellos.

Especificar si (véase la Tabla 1 en el capítulo "Trastornos relacionados con sustancias y trastornos adictivos" para los diagnósticos asociados a la clase de sustancia):

Con inicio durante la intoxicación: Este especificador se utilizará si se cumplen los criterios para la intoxicación con la sustancia/medicamento y los síntomas aparecen durante el período de intoxicación.

Con inicio durante la retirada/abstinencia: Este especificador se utilizará si se cumplen los criterios de retirada/abstinencia de la sustancia/medicamento y los síntomas aparecen durante, o poco después, de la retirada de la sustancia/medicamento.

Procedimientos de registro

CIE-9-MC. El nombre del trastorno del sueño inducido por sustancias/medicamentos comienza con la sustancia específica (p. ej., cocaína, bupropión) que se supone que es la causante del trastorno del sueño. El código diagnóstico se selecciona de la tabla incluida en el grupo de criterios, que se basa en la clase de la sustancia. Para sustancias que no se ajustan a ninguna de las clases (p. ej., bupropión), se utilizará el código "otra sustancia"; y en los casos en que se considere que una sustancia es un factor etiológico pero se desconoce la clase específica de sustancia, se utilizará la categoría "sustancia desconocida".

Después del nombre del trastorno figura la especificación del inicio (es decir, inicio durante la intoxicación, inicio durante la retirada/abstinencia), seguido de la designación del subtipo (es decir, tipo insomnio, tipo somnolencia diurna, tipo parasomnia, tipo mixto). A diferencia de los procedimientos de registro de la CIE-10-MC, que combinan en un mismo código el trastorno inducido por sustancias y el trastorno por consumo de sustancias, en la CIE-9-MC se utiliza un código diagnóstico aparte para el trastorno por consumo de sustancias. Por ejemplo, en el caso de insomnio durante la abstinencia en un individuo con un trastorno grave por consumo de lorazepam, el diagnóstico es 292.85 trastorno del sueño inducido por lorazepam, con inicio durante la abstinencia, tipo insomnio. También se hace constar un diagnóstico adicional 304.10 trastorno grave por consumo de lorazepam. Cuando se considera que más de una sustancia tiene un papel significativo en el desarrollo de la alteración del sueño, se hará constar cada una de ellas por separado (p. ej., 292.85 trastorno del sueño inducido por el alcohol, con inicio durante la intoxicación, tipo insomnio; 292.85 trastorno del sueño inducido por cocaína, con inicio durante la intoxicación, tipo insomnio).

CIE-10-MC. El nombre del trastorno del sueño inducido por sustancias/medicamentos comienza con la sustancia específica (p. ej., cocaína, bupropión) que se supone que es la causante del trastorno del sueño. El código diagnóstico se selecciona de la tabla incluida en el grupo de criterios, que se basa en la clase de la sustancia y en la presencia o ausencia de un trastorno concurrente por consumo de sustancias. Para sustancias que no se ajustan a ninguna de las clases (p. ej., bupropión), se utilizará el código para "otra sustancia"; y en los casos en que se considere que una sustancia es un factor etiológico pero se desconoce la clase específica de sustancia, se utilizará la categoría "sustancia desconocida".

Para registrar el nombre del trastorno, se indica en primer lugar el trastorno concurrente por consumo de sustancias (si existe), a continuación se incluye la palabra "con", seguida del nombre del trastorno del sueño inducido por sustancias, seguido de la especificación del inicio (es decir, inicio durante la intoxicación, inicio durante la retirada/abstinencia), seguida de la designación del subtipo (es decir, tipo insomnio, tipo somnolencia diurna, tipo parasomnia, tipo mixto). Por ejemplo, en el caso de insomnio durante la abstinencia en un individuo con un trastorno grave por consumo de lorazepam, el diagnóstico es F13.282 trastorno grave por consumo de lorazepam, con trastorno del sueño inducido por lorazepam, con inicio durante la abstinencia, tipo insomnio. No se utiliza un diagnóstico aparte del trastorno concurrente grave por consumo de lorazepam. Si el trastorno del sueño inducido por sustancias se produce sin un trastorno concurrente por consumo de sustancias (p. ej., con uso de medicamentos), no se hace constar el trastorno acompañante por consumo de sustancias (p. ej., F19.982 trastorno del sueño inducido por bupropión, con inicio durante el uso de medicamentos, tipo insomnio). Cuando se considera que más de una sustancia tiene un papel significativo en el desarrollo de la alteración del sueño, se hará constar por separado cada una de ellas (p. ej., F10.282 trastorno grave por consumo de alcohol, con trastorno del sueño inducido por el alcohol, con inicio durante la intoxicación, tipo insomnio; F14.282 trastorno grave por consumo de cocaína con trastorno del sueño inducido por cocaína, con inicio durante la intoxicación, tipo insomnio).

Otro trastorno de insomnio especificado

780.52 (G47.09)

Esta categoría se aplica a presentaciones en las que predominan los síntomas característicos de un trastorno de insomnio que causan malestar clínicamente significativo o deterioro en lo social, laboral u otras áreas importantes del funcionamiento, pero que no cumplen todos los criterios del trastornos de insomnio o de ninguno de los trastornos de la categoría diagnóstica de los trastornos del sueño-vigilia. La categoría de otro trastorno de insomnio especificado se utiliza en situaciones en las que el clínico opta por comunicar el motivo específico por el que la presentación no cumple los criterios del trastorno de insomnio o de ningún trastorno del sueño-vigilia específico. Esto se hace registrando "otro trastorno de insomnio especificado" seguido del motivo específico (p. ej., "trastorno de insomnio breve").

Algunos ejemplos de presentaciones que se pueden especificar utilizando la designación "otro especificado" son los siguientes:

1. **Trastorno de insomnio breve:** Duración inferior a tres meses.
2. **Sueño restringido no reparador:** El motivo principal de queja

es el sueño no reparador sin otros síntomas del sueño, como dificultad para conciliar o mantener el sueño.

Trastorno de insomnio no especificado

780.52 (G47.00)

Esta categoría se aplica a presentaciones en las que predominan los síntomas característicos de un trastorno de insomnio que causan malestar clínicamente significativo o deterioro en lo social, laboral u otras áreas importantes del funcionamiento, pero que no cumplen todos los criterios del trastorno de insomnio o de ninguno de los trastornos de la categoría diagnóstica de los trastornos del sueño-vigilia. La categoría del trastorno de insomnio no especificado se utiliza en situaciones en las que el clínico opta por *no* especificar el motivo del incumplimiento de los criterios de un trastorno del sueño-vigilia especificado, e incluye presentaciones en las que no hay suficiente información para hacer un diagnóstico más específico.

Otro trastorno de hipersomnia

780.54 (G47.19)

Esta categoría se aplica a presentaciones en las que predominan los síntomas característicos de un trastorno de hipersomnia que causan malestar clínicamente significativo o deterioro en lo social, laboral u otras áreas importantes del funcionamiento, pero que no cumplen todos los criterios del trastorno de hipersomnia o de ninguno de los trastornos de la categoría diagnóstica de los trastornos del sueño-vigilia. La categoría de otro trastorno de hipersomnia especificado se utiliza en situaciones en las que el clínico opta por comunicar el motivo específico por el que la presentación no cumple los criterios del trastorno de hipersomnia o de algún trastorno del sueño-vigilia específico. Esto se hace registrando "otro trastorno de hipersomnia especificado" seguido del motivo específico (p. ej., "hipersomnia de corta duración," como en el síndrome de Kleine-Levin).

Trastorno de hipersomnia no especificado

780.54 (G47.10)

Esta categoría se aplica a presentaciones en las que predominan los síntomas característicos de un trastorno de hipersomnia que causan malestar clínicamente significativo o deterioro en lo social, laboral u otras áreas importantes del funcionamiento, pero que no cumplen todos los criterios del trastorno de hipersomnia o de ninguno de los trastornos de la categoría diagnóstica de los trastornos del sueño-vigilia. La categoría del trastorno de hipersomnia no especificado se utiliza en situaciones en las que el clínico opta por no especificar el motivo del incumplimiento de los criterios del trastorno de hipersomnia o de un trastorno del sueño-vigilia especificado, e incluye presentaciones en las que no hay suficiente información para hacer un diagnóstico más específico.

Otro trastorno del sueño-vigilia especificado

780.59 (G47.8)

Esta categoría se aplica a presentaciones en las que predominan los síntomas característicos de un trastorno del sueño-vigilia que causan malestar clínicamente significativo o deterioro en lo social, laboral u otras áreas importantes del funcionamiento, pero que no cumplen todos los criterios de ninguno de los trastornos de la categoría diagnóstica de los trastornos del sueño-vigilia y no reúnen las condiciones para un diagnóstico de otro trastorno de insomnio especificado o de otro trastorno de hipersomnia especificado. La categoría de otro trastorno del sueño-vigilia especificado se utiliza en situaciones en las que el clínico opta por comunicar el motivo específico por el que la presentación no cumple los criterios de ningún trastorno del sueño-vigilia específico. Esto se hace registrando "otro trastorno del sueño-vigilia especificado" seguido del motivo específico (p. ej., "despertares repetidos durante el sueño REM sin polisomnografía ni antecedentes de enfermedad de Parkinson u otra sinucleinopatía").

Trastorno del sueño-vigilia no especificado

780.59 (G47.9)

Esta categoría se aplica a presentaciones en las que predominan los síntomas característicos de un trastorno del sueño-vigilia que causan malestar clínicamente significativo o deterioro en lo social, laboral u otras áreas importantes del funcionamiento, pero que no cumplen todos los criterios de ninguno de los trastornos de la categoría diagnóstica de los trastornos del sueño-vigilia y no reúnen las condiciones para un diagnóstico de trastorno de insomnio no especificado o de trastorno de hipersomnia no especificado. La categoría del trastorno del sueño-vigilia no especificado se utiliza en situaciones en las que el clínico opta por no especificar el motivo del incumplimiento de los criterios de un trastorno del sueño-vigilia especificado, e incluye presentaciones en las que no hay suficiente información para hacer un diagnóstico más específico.

Disfunciones sexuales

Eyaculación retardada

302.74 (F52.32)

A. Se debe experimentar alguno de los siguientes síntomas en casi todas o todas las ocasiones (aproximadamente 75-100%) de la actividad sexual en pareja (en situaciones y contextos concretos o, si es generalizada, en todos los contextos) y sin que el individuo desee el retardo:

1. Retardo marcado de la eyaculación.
2. Infrecuencia marcada o ausencia de eyaculación.

B. Los síntomas del Criterio A han persistido durante unos seis meses como mínimo.

C. Los síntomas del Criterio A provocan un malestar clínicamente significativo en el individuo.

D. La disfunción sexual no se explica mejor por un trastorno mental no sexual o como consecuencia de una alteración grave de la relación u otros factores estresantes significativos y no se puede atribuir a los efectos de una sustancia/medicamento o a otra afección médica.

Especificar si:

De por vida: El trastorno ha existido desde que el individuo alcanzó la madurez sexual.

Adquirido: El trastorno empezó tras un período de actividad sexual relativamente normal.

Especificar si:

Generalizado: No se limita a determinados tipos de estimulación, situaciones o parejas.

Situacional: Ocurre solamente con determinados tipos de estimulación, situaciones o parejas.

Especificar la gravedad actual:

Leve: Evidencia de malestar leve a causa de los síntomas del Criterio A.

Moderado: Evidencia de malestar moderado a causa de los síntomas del Criterio A.

Grave: Evidencia de malestar grave o extremo a causa de los síntomas del Criterio A.

Trastorno eréctil

302.72 (F52.21)

A. Por lo menos se tiene que experimentar uno de los tres síntomas siguientes en casi todas o todas las ocasiones (aproximadamente 75-100%) de la actividad sexual en pareja (en situaciones y contextos concretos o, si es generalizada, en todos los contextos):

   1. Dificultad marcada para conseguir una erección durante la actividad sexual.
   2. Dificultad marcada para mantener la erección hasta finalizar la actividad sexual.
   3. Reducción marcada de la rigidez de la erección.

B. Los síntomas del Criterio A han persistido durante unos seis meses como mínimo.

C. Los síntomas del Criterio A provocan un malestar clínicamente significativo en el individuo.

D. La disfunción sexual no se explica mejor por un trastorno mental no sexual o como consecuencia de una alteración grave de la relación u otros factores estresantes significativos y no se puede atribuir a los efectos de una sustancia/medicación o a otra afección médica.

Especificar si:

De por vida: El trastorno ha existido desde que el individuo alcanzó la madurez sexual.

Adquirido: El trastorno empezó tras un período de actividad sexual relativamente normal.

Especificar si:

Generalizado: No se limita a determinados tipos de estimulación, situaciones o parejas.

Situacional: Ocurre solamente con determinados tipos de estimulación, situaciones o parejas.

Especificar la gravedad actual:

Leve: Evidencia de malestar leve a causa de los síntomas del Criterio A.

Moderado: Evidencia de malestar moderado a causa de los síntomas del Criterio A.

Grave: Evidencia de malestar grave o extremo a causa de los síntomas del Criterio A.

Trastorno orgásmico femenino

302.73 (F52.31)

A. Por lo menos se tiene que experimentar uno de los síntomas siguientes en casi todas o todas las ocasiones (aproximadamente 75-100%) de la actividad sexual (en situaciones y contextos concretos o, si es generalizada, en todos los contexto):

  1. Retraso marcado, infrecuencia marcada o ausencia de orgasmo.
  2. Reducción marcada de la intensidad de las sensaciones orgásmicas.

B. Los síntomas del Criterio A han persistido durante unos seis meses como mínimo.

C. Los síntomas del Criterio A provocan un malestar clínicamente significativo en la persona.

D. La disfunción sexual no se explica mejor por un trastorno mental no sexual o como consecuencia de una alteración grave de la relación (p. ej., violencia de género) u otros factores estresantes significativos y no se puede atribuir a los efectos de una sustancia/medicamento o a otra afección médica.

Especificar si:

De por vida: El trastorno ha existido desde que el individuo alcanzó la madurez sexual.

Adquirido: El trastorno empezó tras un período de actividad sexual relativamente normal.

Especificar si:

Generalizado: No se limita a determinados tipos de estimulación, situaciones o parejas.

Situacional: Ocurre solamente con determinados tipos de estimulación, situaciones o parejas.

Especificar si:

Nunca experimentó un orgasmo en ninguna situación

Especificar la gravedad actual:

Leve: Evidencia de malestar leve a causa de los síntomas del Criterio A.

Moderado: Evidencia de malestar moderado a causa de los síntomas del Criterio A.

Grave: Evidencia de malestar grave o extremo a causa de los síntomas del Criterio A.

Trastorno del interés/excitación sexual femenino

302.72 (F52.22)

A. Ausencia o reducción significativa del interés/excitación sexual femenina, que se manifiesta por lo menos por una de las tres siguientes:

1. Interés ausente o reducido en la actividad sexual.

2. Fantasías o pensamientos sexuales o eróticos ausentes o reducidos.

3. Inicio reducido o ausente de la actividad sexual y habitualmente no receptiva a los intentos de la pareja por iniciarla.

4. Excitación o placer sexual ausente o reducido durante la actividad sexual en casi todas o todas las ocasiones (aproximadamente 75-100%) de la actividad sexual en pareja (en

situaciones y contextos concretos o, si es generalizada, en todos los contextos).

5. Excitación o placer sexual ausente o reducido en respuesta a cualquier invitación sexual o erótica, interna o externa (p. ej., escrita, verbal, visual).

6. Sensaciones genitales o no genitales ausentes o reducidas durante la actividad sexual en casi todas o todas las ocasiones (aproximadamente 75-100%) de la actividad sexual en pareja (en situaciones y contextos concretos o, si es generalizada, en todos los contextos).

B. Los síntomas del Criterio A han persistido durante unos seis meses como mínimo.

C. Los síntomas del Criterio A provocan un malestar clínicamente significativo en el individuo.

D. La disfunción sexual no se explica mejor por un trastorno mental no sexual o como consecuencia de una alteración grave de la relación (p. ej., violencia de género) u otros factores estresantes significativos y no se puede atribuir a los efectos de una sustancia/medicamento o a otra afección médica.

Especificar si:

De por vida: El trastorno ha existido desde que el individuo alcanzó la madurez sexual.

Adquirido: El trastorno empezó tras un período de actividad sexual relativamente normal.

Especificar si:

Generalizado: No se limita a determinados tipos de estimulación, situaciones o parejas.

Situacional: Ocurre solamente con determinados tipos de estimulación, situaciones o parejas.

Especificar la gravedad actual:

Leve: Evidencia de malestar leve a causa de los síntomas del Criterio A.

Moderado: Evidencia de malestar moderado a causa de los síntomas del Criterio A.

Grave: Evidencia de malestar grave o extremo a causa de los síntomas del Criterio A.

Trastorno de dolor genito-pélvico/penetración

302.76 (F52.6)

A. Dificultades persistentes o recurrentes con una (o más) de las siguientes:

   1. Penetración vaginal durante las relaciones.
   2. Marcado dolor vulvovaginal o pélvico durante las relaciones vaginales o los intentos de penetración.
   3. Marcado dolor o ansiedad de sentir dolor vulvovaginal o pélvico antes, durante o como resultado de la penetración vaginal.
   4. Tensión o contracción marcada de los músculos del suelo pélvico durante el intento de penetración vaginal.

B. Los síntomas del Criterio A han persistido durante unos seis meses como mínimo.

C. Los síntomas del Criterio A provocan un malestar clínicamente significativo en el individuo.

D. La disfunción sexual no se explica mejor por un trastorno mental no sexual o como consecuencia de una alteración grave de la relación (por ejemplo violencia de género) u otros factores estresantes significativos, y no se puede atribuir a los efectos de una sustancia/medicamento o a otra afección médica.

Especificar si:

   De por vida: El trastorno ha existido desde que el individuo alcanzó la madurez sexual.

   Adquirido: El trastorno empezó tras un período de actividad sexual relativamente normal.

Especificar la gravedad actual:

   Leve: Evidencia de malestar leve a causa de los síntomas del Criterio A.

   Moderado: Evidencia de malestar moderado a causa de los síntomas del Criterio A.

   Grave: Evidencia de malestar grave o extremo a causa de los síntomas del Criterio A.

Trastorno de deseo sexual hipoactivo en el varón

302.71 (F52.0)

A. Fantasías o pensamientos sexuales o eróticos y deseo de actividad sexual reducidos o ausentes de forma constante o recurrente. La evaluación de la deficiencia la hace el clínico, teniendo en cuenta factores que afectan a la actividad sexual, como la edad y los contextos generales y socioculturales de la vida del individuo.

B. Los síntomas del Criterio A han persistido durante unos seis meses como mínimo.

C. Los síntomas del Criterio A provocan un malestar clínicamente significativo en el individuo.

D. La disfunción sexual no se explica mejor por un trastorno mental no sexual o como consecuencia de una alteración grave de la relación u otros factores estresantes significativos, y no se puede atribuir a los efectos de una sustancia/medicamento o a otra afección médica.

Especificar si:

De por vida: El trastorno ha existido desde que el individuo alcanzó la madurez sexual.

Adquirido: El trastorno empezó tras un periodo de actividad sexual relativamente normal.

Especificar si:

Generalizado: No se limita a determinados tipos de estimulación, situaciones o parejas.

Situacional: Ocurre solamente con determinados tipos de estimulación, situaciones o parejas.

Especificar la gravedad actual:

Leve: Evidencia de malestar leve a causa de los síntomas del Criterio A.

Moderado: Evidencia de malestar moderado a causa de los síntomas del Criterio A.

Grave: Evidencia de malestar grave o extremo a causa de los síntomas del Criterio A.

Eyaculación prematura (precoz)

302.75 (F52.4)

A. Un patrón persistente o recurrente en que la eyaculación produ-
    cida durante la actividad sexual en pareja sucede aproximada-
    mente en el minuto siguiente a la penetración vaginal y antes de
    que lo desee el individuo.

    Nota: Aunque el diagnóstico de eyaculación prematura (precoz)
    se puede aplicar a individuos que practican actividades sexuales
    no vaginales, no se han establecido criterios específicos de du-
    ración en dichas actividades.

B. El síntoma del Criterio A debe haber estado presente por lo me-
    nos durante seis meses y se tiene que experimentar en casi to-
    das o todas las ocasiones (aproximadamente 75-100%) de la
    actividad sexual (en situaciones y contextos concretos o, si es
    generalizado, en todos los contextos).

C. El síntoma del Criterio A provoca un malestar clínicamente sig-
    nificativo al individuo.

D. La disfunción sexual no se explica mejor por un trastorno mental
    no sexual o como consecuencia de una alteración grave de la re-
    lación u otros factores estresantes significativos, y no se puede
    atribuir a los efectos de una sustancia/medicamento o a otra
    afección médica.

Especificar si:

   De por vida: El trastorno ha existido desde que el individuo alcanzó la madurez sexual.

   Adquirido: El trastorno empezó tras un periodo de actividad sexual relativamente normal.

Especificar si:

   Generalizado: No se limita a determinados tipos de estimulación, situaciones o parejas.

   Situacional: Ocurre solamente con determinados tipos de estimulación, situaciones o parejas.

Especificar la gravedad actual:

   Leve: La eyaculación se produce aproximadamente entre los 30
   y 60 segundos siguientes a la penetración vaginal.

Moderado: La eyaculación se produce aproximadamente entre los 15 y 30 segundos siguientes a la penetración vaginal.

Grave: La eyaculación se produce antes de la actividad sexual, al principio de la misma, o aproximadamente en los 15 segundos siguientes a la penetración vaginal.

Disfunción sexual inducida por sustancias/medicamentos

A. En el cuadro clínico predomina un trastorno clínicamente significativo de la función sexual.

B. Existen pruebas a partir de la historia clínica, la exploración física o las pruebas de laboratorio de (1) y (2):

1. Los síntomas del Criterio A desarrollados durante o poco después de la intoxicación o abstinencia de la sustancia, o después de la exposición a un medicamento.

2. La sustancia/medicamento implicado puede producir los síntomas del Criterio A.

C. El trastorno no se explica mejor por una disfunción sexual no inducida por sustancias/medicamentos. Estas pruebas de una disfunción sexual independiente pueden incluir lo siguiente:

Los síntomas fueron anteriores al inicio del uso de la sustancia/medicamento; los síntomas persisten durante un período importante (p. ej., aproximadamente un mes) después del cese de la abstinencia aguda o intoxicación grave; o existen otras pruebas que sugieren la existencia de una disfunción sexual independiente no inducida por sustancias/medicamentos (p. ej. antecedentes de episodios recurrentes no relacionados con sustancias/medicamentos).

D. El trastorno no se produce exclusivamente durante el curso de un delirium.

E. El trastorno causa un malestar clínicamente significativo en el individuo.

Nota: Este diagnóstico sólo se puede hacer en lugar de un diagnóstico de intoxicación por sustancias o de abstinencia de sustancias cuando en el cuadro clínico predominan los síntomas del Criterio A y cuando son suficientemente graves para merecer atención clínica.

Nota de codificación: Los códigos CIE-9-MC y CIE-10-MC para las disfunciones sexuales inducidas por sustancias/medicamentos específicos se indican en la tabla siguiente. Obsérvese que el código CIE-10-MC depende de si existe o no algún trastorno concomitante por consumo de sustancias de la misma clase. Si un trastorno leve por consumo de sustancias coincide con la disfunción sexual inducida por sustancias, el carácter en 4ª posición es "1" y el clínico hará constar "trastorno leve por consumo de [sustancia]" antes de la disfunción sexual inducida por sustancias (p. ej., trastorno leve por consumo de cocaína con disfunción sexual inducida por la cocaína). Si un trastorno moderado o grave por consumo de sustancias coincide con la disfunción sexual inducida por sustancias, el carácter en 4ª posición es "2" y el clínico hará constar "trastorno por consumo de [sustancia]" o "trastorno grave por consumo de [sustancia]" según la gravedad del trastorno concurrente por consumo de sustancias. Si no existe un trastorno concurrente por consumo de sustancias (p. ej., después de un consumo importante puntual de la sustancia), entonces el carácter en 4ª posición es "9" y el clínico solamente hará constar la disfunción sexual inducida por sustancias.

Especificar si (véase la Tabla 1 en el capítulo "Trastornos relacionados con sustancias y trastornos adictivos" del DSM-5 para diagnósticos asociados a la clase de sustancia):

    Con inicio durante la intoxicación: Si se cumplen los criterios de intoxicación con la sustancia y los síntomas aparecen durante la intoxicación.

    Con inicio durante la abstinencia: Si se cumplen los criterios de abstinencia de la sustancia y los síntomas aparecen durante, o poco después de la retirada.

    Con inicio después de tomar el medicamento: Los síntomas pueden aparecer al principio de tomar el medicamento o tras alguna modificación o cambio de la pauta.

Especificar la gravedad actual:

    Leve: Sucede en el 25-50% de las relaciones sexuales.

    Moderado: Sucede en el 50-75% de las relaciones sexuales.

    Grave: Sucede en el 75% o más de las relaciones sexuales.

	CIE-9-MC	CIE-10-MC		
		Con trastorno por consumo, leve	Con trastorno por consumo, moderado o grave	Sin trastorno por consumo
Alcohol	291.89	F10.181	F10.281	F10.981
Opiáceos	292.89	F11.181	F11.281	F11.981
Sedante, hipnótico o ansiolítico	292.89	F13.181	F13.281	F13.981
Anfetamina (u otro estimulante)	292.89	F15.181	F15.281	F15.981
Cocaína	292.89	F14.181	F14.281	F14.981
Otra sustancia (o sustancia desconocida)	292.89	F19.181	F19.281	F19.981

Procedimientos de registro

CIE-9-MC. El nombre de la disfunción sexual inducida por sustancias/medicamentos empieza con la sustancia específica (p. ej., alcohol, fluoxetina) que se supone que es la causante de la disfunción sexual. El código diagnóstico se selecciona de la tabla incluida en el grupo de criterios, que se basa en la clase de sustancia. Para las sustancias que no se ajustan a ninguna de las clases (p. ej., fluoxetina), se utilizará el código "otra sustancia", y en los casos en que se considere que una sustancia es un factor etiológico pero se desconoce la clase específica de sustancia, se utilizará la categoría "sustancia desconocida".

Después del nombre del trastorno figura la especificación del inicio (es decir, inicio durante la intoxicación, inicio durante la abstinencia o inicio después de tomar un medicamento) seguido por el especificador de gravedad (p.ej., leve, moderado, grave). A diferencia de los procedimientos de registro de la CIE-10-MC, que combinan en un mismo código el trastorno inducido por sustancias y el trastorno por consumo de sustancias, en la CIE-9-MC se utiliza un código diagnóstico aparte para el trastorno por consumo de sustancias. Por ejemplo, en el caso de una disfunción eréctil que se produce durante la intoxicación en un hombre con un trastorno grave por consumo de alcohol, el diagnóstico es 291.98 disfunción sexual inducida por el alcohol, con inicio durante la intoxicación, moderada. También se hace constar un diagnóstico adicional de 303.90 trastorno por consumo de alcohol grave. Cuando se considera que más de una sustancia tiene un papel importante en el desarrollo de la disfunción sexual, cada una de ellas se indicará por separado (p. ej., 292.89 disfunción sexual inducida por cocaína con inicio durante la intoxicación, moderada; 292.89 disfunción sexual inducida por fluoxetina con inicio después de tomar el medicamento).

CIE-10-MC. El nombre de la disfunción sexual inducida por sustancias/medicamentos empieza con la sustancia específica (p. ej., alcohol, fluoxetina) que se supone que es la causante de la disfunción sexual. El código diagnóstico se selecciona de la tabla incluida en el grupo de criterios, que se basa en la clase de sustancia y en la presencia o ausencia de un trastorno concurrente por consumo de sustancias. Para sustancias que no se ajustan a ninguna de las clases (p. ej., fluoxetina), se utilizará el código de "otra sustancia" y en los casos en que se considere que una sustancia es un factor etiológico, pero se desconoce la clase específica de sustancia, se utilizará la categoría "sustancia desconocida".

Para registrar el nombre del trastorno, se indica en primer lugar el trastorno concurrente por consumo de sustancias (si existe), seguido por la palabra "con", a continuación el nombre de la disfunción sexual inducida por sustancias, después se anota la especificación del inicio (es decir, inicio durante la intoxicación, inicio durante la abstinencia o inicio después de tomar el medicamento) y, finalmente, el especificador de gravedad (p.ej., leve, moderado, grave). Por ejemplo, en el caso de una disfunción eréctil que sucediera durante la intoxicación en un hombre con un trastorno grave por consumo de alcohol, el diagnóstico es F10.281 trastorno grave por consumo de alcohol con disfunción sexual inducida por el alcohol, con inicio durante la intoxicación, moderada. No se utiliza un diagnóstico aparte del trastorno grave por consumo de alcohol. Si la disfunción sexual inducida por sustancias se produce sin un trastorno concurrente por consumo de sustancias (p. ej., después de un consumo importante puntual de la sustancia), no se hace constar el trastorno acompañante por consumo de sustancias (p. ej., F15.981 disfunción sexual inducida por anfetamina, con inicio durante la intoxicación). Cuando se considera que más de una sustancia tiene un papel importante en el desarrollo de la disfunción sexual, cada una de ellas se indicará por separado (p. ej., F14.181 disfunción leve por consumo de cocaína con disfunción sexual inducida por la cocaína, con inicio durante la intoxicación, moderada; F19.981 disfunción sexual inducida por la fluoxetina, con inicio después de tomar el medicamento, moderada).

Otra disfunción sexual especificada

302.79 (F52.8)

Esta categoría se aplica a las presentaciones en las que predominan los síntomas característicos de una disfunción sexual que causan un malestar clínicamente significativo en el individuo, pero que no cumplen todos los criterios de ninguno de los trastornos de la categoría diagnóstica de disfunción sexual. La categoría de otra disfunción sexual especificada se utiliza en las situaciones en las que el clínico opta por comunicar el motivo específico por el que la presentación no cumple los criterios de ninguna disfunción sexual específica. Esto se hace registrando "otra disfunción sexual especificada" y, a continuación el motivo específico (p. ej., "aversión sexual").

Disfunción sexual no especificada

302.70 (F52.9)

Esta categoría se aplica a las presentaciones en las que predominan los síntomas característicos de una disfunción sexual que causan un malestar clínicamente significativo en el individuo, pero que no cumplen todos los criterios de ninguno de los trastornos de la categoría diagnóstica de disfunción sexual. La categoría disfunción sexual no especificada se utiliza en las situaciones en las que el clínico opta por no especificar el motivo del incumplimiento de los criterios de una disfunción sexual específica, e incluye las presentaciones en las que no existe suficiente información para hacer un diagnóstico más específico.

Disforia
de género

Disforia de género

Disforia de género en niños.   **302.6** (F64.2)

A. Una marcada incongruencia entre el sexo que uno siente o expresa y el que se le asigna, de una duración mínima de seis meses, manifestada por un mínimo de seis de las características siguientes (una de las cuales debe ser el Criterio A1):

1. Un poderoso deseo de ser del otro sexo o una insistencia de que él o ella es del sexo opuesto (o de un sexo alternativo distinto del que se le asigna).

2. En los chicos (sexo asignado), una fuerte preferencia por el travestismo o por simular el atuendo femenino; en las chicas (sexo asignado) una fuerte preferencia por vestir solamente ropas típicamente masculinas y una fuerte resistencia a vestir ropas típicamente femeninas.

3. Preferencias marcadas y persistentes por el papel del otro sexo o fantasías referentes a pertenecer al otro sexo.

4. Una marcada preferencia por los juguetes, juegos o actividades habitualmente utilizados o practicados por el sexo opuesto.

5. Una marcada preferencia por compañeros de juego del sexo opuesto.

6. En los chicos (sexo asignado), un fuerte rechazo a los juguetes, juegos y actividades típicamente masculinos, así como una marcada evitación de los juegos bruscos; en las chicas (sexo asignado), un fuerte rechazo a los juguetes, juegos y actividades típicamente femeninos.

7. Un marcado disgusto con la propia anatomía sexual.

8. Un fuerte deseo por poseer los caracteres sexuales, tanto primarios como secundarios, correspondientes al sexo que se siente.

B. El problema va asociado a un malestar clínicamente significativo
    o a un deterioro en lo social, escolar u otras áreas importantes
    del funcionamiento.

Especificar si:

Con un trastorno de desarrollo sexual (p. ej., un trastorno adrenogenital congénito como 255.2 [E25.0] hiperplasia adrenal congénita o 259.50 [E34.50] síndrome de insensibilidad androgénica).

Nota de codificación: Codificar el trastorno del desarrollo sexual y la disforia de género.

Disforia de género en adolescentes y adultos.   302.85 (F64.1)

A. Una marcada incongruencia entre el sexo que uno siente o ex-
    presa y el que se le asigna, de una duración mínima de seis me-
    ses, manifestada por un mínimo de dos de las características
    siguientes:

    1. Una marcada incongruencia entre el sexo que uno siente o
        expresa y sus caracteres sexuales primarios o secundarios
        (o en los adolescentes jóvenes, los caracteres sexuales se-
        cundarios previstos).
    2. Un fuerte deseo por desprenderse de los caracteres sexua-
        les propios primarios o secundarios, a causa de una mar-
        cada incongruencia con el sexo que se siente o se expresa
        (o en adolescentes jóvenes, un deseo de impedir el desarro-
        llo de los caracteres sexuales secundarios previstos).
    3. Un fuerte deseo por poseer los caracteres sexuales, tanto pri-
        marios como secundarios, correspondientes al sexo opuesto.
    4. Un fuerte deseo de ser del otro sexo (o de un sexo alterna-
        tivo distinto del que se le asigna).
    5. Un fuerte deseo de ser tratado como del otro sexo (o de un
        sexo alternativo distinto del que se le asigna).
    6. Una fuerte convicción de que uno tiene los sentimientos y
        reacciones típicos del otro sexo (o de un sexo alternativo
        distinto del que se le asigna).

B. El problema va asociado a un malestar clínicamente significativo
    o a un deterioro en lo social, laboral u otras áreas importantes
    del funcionamiento.

Especificar si:

Con un trastorno de desarrollo sexual (p. ej., un trastorno adrenogenital congénito como 255.2 [E25.0] hiperplasia adrenal congénita o 259.50 [E34.50] síndrome de insensibilidad androgénica).

Nota de codificación: Codificar el trastorno del desarrollo sexual y la disforia de género.

Especificar si:

Postransición: El individuo ha hecho la transición a una vida de tiempo completo con el sexo deseado (con o sin legalización del cambio de sexo) y se ha sometido (o se está preparando para someterse) por lo menos a una intervención o tratamiento médico de cambio de sexo, por ejemplo, un tratamiento continuo con hormonas del sexo opuesto o a una intervención quirúrgica de cambio de sexo para confirmar el sexo deseado (p. ej., penectomía, vaginoplastia en un individuo nacido hombre; mastectomía o faloplastia en una paciente nacida mujer).

Otra disforia de género especificada

302.6 (F64.8)

Esta categoría se aplica a presentaciones en las que predominan síntomas característicos de disforia de género que causan un malestar clínicamente significativo o deterioro en lo social, laboral u otras áreas importantes del funcionamiento, pero que no cumplen todos los criterios de disforia de género. La categoría de otra disforia de género especificada se utiliza en situaciones en las que el clínico opta por comunicar el motivo específico por el que la presentación no cumple los criterios de disfunción sexual. Esto se hace registrando "otra disforia de género especificada" seguido de un motivo específico (p. ej., "disforia de género breve").

Un ejemplo de una presentación que se puede especificar utilizando la designación de "otra especificada" es el siguiente:

El trastorno actual cumple los criterios sintomáticos de disforia de género pero su duración es inferior a seis meses

Disforia de género no especificada

302.6 (F64.9)

Esta categoría se aplica a presentaciones en las que predominan los síntomas característicos de la disforia de género que causan un malestar clínicamente significativo o deterioro en lo social, laboral u otras áreas importantes del funcionamiento, pero que no cumplen todos los criterios de la disforia de género. La categoría disforia de género no especificada se utiliza en situaciones en las que el clínico opta por *no* especificar el motivo del incumplimiento de los criterios de una disforia de género, e incluye las presentaciones en las que no existe suficiente información para hacer un diagnóstico más específico.

Trastornos disruptivos del control de los impulsos y de la conducta

Trastorno negativista desafiante

313.81 (F91.3)

A. Un patrón de enfado/irritabilidad, discusiones/actitud desafiante o vengativa que dura por lo menos seis meses, que se manifiesta por lo menos con cuatro síntomas de cualquiera de las categorías siguientes y que se exhibe durante la interacción por lo menos con un individuo que no sea un hermano.

Enfado/irritabilidad

1. A menudo pierde la calma.
2. A menudo está susceptible o se molesta con facilidad.
3. A menudo está enfadado y resentido.

Discusiones/actitud desafiante

4. Discute a menudo con la autoridad o con los adultos, en el caso de los niños y los adolescentes.
5. A menudo desafía activamente o rechaza satisfacer la petición por parte de figuras de autoridad o normas.
6. A menudo molesta a los demás deliberadamente.
7. A menudo culpa a los demás por sus errores o su mal comportamiento.

Vengativo

8. Ha sido rencoroso o vengativo por lo menos dos veces en los últimos seis meses.

Nota: Se debe considerar la persistencia y la frecuencia de estos comportamientos para distinguir los que se consideren dentro de los límites normales, de los sintomáticos. En los niños de menos de cinco años el comportamiento debe aparecer casi todos los días durante un período, de seis meses por lo menos, a menos que se observe otra cosa (Criterio A8). En los niños de cinco años o más, el comportamiento debe aparecer por lo menos una vez por semana durante al menos seis meses, a menos que se observe otra cosa (Criterio A8). Si bien estos criterios de frecuencia se consideran el grado mínimo orientativo para definir los síntomas, también se deben tener en cuenta otros factores, por ejemplo, si la frecuencia y la intensidad de los comportamientos rebasan los límites de lo normal para el grado de desarrollo del individuo, su sexo y su cultura.

B. Este trastorno del comportamiento va asociado a un malestar en el individuo o en otras personas de su entorno social inmediato (es decir, familia, grupo de amigos, compañeros de trabajo) o tiene un impacto negativo en las áreas social, educativa, profesional u otras importantes.

C. Los comportamientos no aparecen exclusivamente en el transcurso de un trastorno psicótico, un trastorno por consumo de sustancias, un trastorno depresivo o uno bipolar. Además, no se cumplen los criterios de un trastorno de desregulación disruptiva del estado de ánimo.

Especificar la gravedad actual:

Leve: Los síntomas se limitan a un entorno (p. ej., en casa, en la escuela, en el trabajo, con los compañeros).

Moderado: Algunos síntomas aparecen en dos entornos por lo menos.

Grave: Algunos síntomas aparecen en tres o más entornos.

Trastorno explosivo intermitente

312.34 (F63.81)

A. Arrebatos recurrentes en el comportamiento que reflejan una falta de control de los impulsos de agresividad, manifestada por una de las siguientes:

1. Agresión verbal (p. ej., berrinches, diatribas, disputas verbales o peleas) o agresión física contra la propiedad, los ani-

males u otros individuos, en promedio dos veces por semana, durante un período de tres meses. La agresión física no provoca daños ni destrucción de la propiedad, ni provoca lesiones físicas a los animales ni a otros individuos.

2. Tres arrebatos en el comportamiento que provoquen daños o destrucción de la propiedad o agresión física con lesiones a animales u otros individuos, sucedidas en los últimos doce meses.

B. La magnitud de la agresividad expresada durante los arrebatos recurrentes es bastante desproporcionada con respecto a la provocación o cualquier factor estresante psicosocial desencadenante.

C. Los arrebatos agresivos recurrentes no son premeditados (es decir, son impulsivos o provocados por la ira) ni persiguen ningún objetivo tangible (p. ej., dinero, poder, intimidación).

D. Los arrebatos agresivos recurrentes provocan un marcado malestar en el individuo, alteran su rendimiento laboral o sus relaciones interpersonales, o tienen consecuencias económicas o legales.

E. El individuo tiene una edad cronológica de seis años por lo menos (o un grado de desarrollo equivalente).

F. Los arrebatos agresivos recurrentes no se explican mejor por otro trastorno mental (p. ej., trastorno depresivo mayor, trastorno bipolar, trastorno de desregulación disruptiva del estado de ánimo, trastorno psicótico, trastorno de la personalidad antisocial, trastorno de personalidad límite), ni se pueden atribuir a otra afección médica (p. ej., traumatismo craneoencefálico, enfermedad de Alzheimer), ni a los efectos fisiológicos de alguna sustancia (p. ej., drogadicción, medicación). En los niños de edades comprendidas entre 6 y 18 años, a un comportamiento agresivo que forme parte de un trastorno de adaptación no se le debe asignar este diagnóstico.

Nota: Este diagnóstico se puede establecer además del diagnóstico de trastorno por déficit de atención/hiperactividad, trastorno de conducta, trastorno negativista desafiante o trastorno del espectro autista, cuando los arrebatos agresivos impulsivos recurrentes superen a los que habitualmente se observan en estos trastornos y requieran atención clínica independiente.

Trastorno de conducta

A. Un patrón repetitivo y persistente de comportamiento en el que no se respetan los derechos básicos de otros, las normas o reglas sociales propias de la edad, lo que se manifiesta por la presencia en los doce últimos meses de por lo menos tres de los quince criterios siguientes en cualquier de las categorías siguientes, existiendo por lo menos uno en los últimos seis meses:

Agresión a personas y animales

1. A menudo acosa, amenaza o intimida a otros.
2. A menudo inicia peleas.
3. Ha usado un arma que puede provocar serios daños a terceros (p. ej., un bastón, un ladrillo, una botella rota, un cuchillo, un arma).
4. Ha ejercido la crueldad física contra personas.
5. Ha ejercido la crueldad física contra animales.
6. Ha robado enfrentándose a una víctima (p. ej., atraco, robo de un monedero, extorsión, atraco a mano armada).
7. Ha violado sexualmente a alguien.

Destrucción de la propiedad

8. Ha prendido fuego deliberadamente con la intención de provocar daños graves.
9. Ha destruido deliberadamente la propiedad de alguien (pero no por medio del fuego).

Engaño o robo

10. Ha invadido la casa, edificio o automóvil de alguien.
11. A menudo miente para obtener objetos o favores, o para evitar obligaciones (p. ej. "engaña" a otros).
12. Ha robado objetos de cierto valor sin enfrentarse a la víctima (p. ej., hurto en una tienda sin violencia ni invasión; falsificación).

Incumplimiento grave de las normas

13. A menudo sale por la noche a pesar de la prohibición de sus padres, empezando antes de los 13 años.

14. Ha pasado una noche fuera de casa sin permiso mientras vivía con sus padres o en un hogar de acogida, por lo menos dos veces o una vez si estuvo ausente durante un tiempo prolongado.

15. A menudo falta en la escuela, empezando antes de los 13 años.

B. El trastorno del comportamiento provoca un malestar clínicamente significativo en las áreas social, académica o laboral.

C. Si la edad del individuo es de 18 años o más, no se cumplen los criterios de trastorno de la personalidad antisocial.

Especificar si:

312.81 (F91.1) Tipo de inicio infantil: Los individuos muestran por lo menos un síntoma característico del trastorno de conducta antes de cumplir los 10 años.

312.82 (F91.2) Tipo de inicio adolescente: Los individuos no muestran ningún síntoma característico del trastorno de conducta antes de cumplir los 10 años.

312.89 (F91.9) Tipo de inicio no especificado: Se cumplen los criterios del trastorno de conducta, pero no existe suficiente información disponible para determinar si la aparición del primer síntoma fue anterior a los 10 años de edad.

Especificar si:

Con emociones prosociales limitadas: Para poder asignar este especificador, el individuo ha de haber presentado por lo menos dos de las siguientes características de forma persistente durante doce meses por lo menos, en diversas relaciones y situaciones. Estas características reflejan el patrón típico de relaciones interpersonales y emocionales del individuo durante ese período, no solamente episodios ocasionales en algunas situaciones. Por lo tanto, para evaluar los criterios de un especificador concreto, se necesitan varias fuentes de información. Además de la comunicación del propio individuo, es necesario considerar lo que dicen otros que lo hayan conocido durante períodos prolongados de tiempo (p. ej., padres, profesores, compañeros de trabajo, familiares, amigos).

Falta de remordimientos o culpabilidad: No se siente mal ni culpable cuando hace algo malo (no cuentan los remordimientos que expresa solamente cuando le sorprenden o ante un castigo). El individuo muestra una falta general de preocupación sobre las consecuencias negativas de sus acciones. Por ejemplo, el individuo no siente remordimientos después de hacer daño a alguien ni se preocupa por las consecuencias de transgredir las reglas.

Insensible, carente de empatía: No tiene en cuenta ni le preocupan los sentimientos de los demás. Este individuo se describe como frío e indiferente. La persona parece más preocupada por los efectos de sus actos sobre sí mismo que sobre los demás, incluso cuando provocan daños apreciables a terceros.

Despreocupado por su rendimiento: No muestra preocupación respecto a un rendimiento deficitario o problemático en la escuela, en el trabajo o en otras actividades importantes. El individuo no realiza el esfuerzo necesario para alcanzar un buen rendimiento, incluso cuando las expectativas son claras, y suele culpar a los demás de su rendimiento deficitario.

Afecto superficial o deficiente: No expresa sentimientos ni muestra emociones con los demás, salvo de una forma que parece poco sentida, poco sincera o superficial (p. ej., con acciones que contradicen la emoción expresada, o puede "conectar" o "desconectar" las emociones rápidamente) o cuando recurre a expresiones emocionales para obtener beneficios (p. ej., expresa emociones para manipular o intimidar a otros).

Especificar la gravedad actual:

Leve: Existen pocos o ningún problema de conducta aparte de los necesarios para establecer el diagnóstico, y los problemas de conducta provocan un daño relativamente menor a los demás (p. ej., mentiras, absentismo escolar, regresar tarde por la noche sin permiso, incumplir alguna otra regla).

Moderado: El número de problemas de conducta y el efecto sobre los demás son de gravedad intermedia entre los que se especifican en "leve" y en "grave" (p. ej., robo sin enfrentamiento con la víctima, vandalismo).

Grave: Existen muchos problemas de conducta además de los necesarios para establecer el diagnóstico, o dichos problemas provocan un daño considerable a los demás (p. ej., violación sexual, crueldad física, uso de armas, robo con enfrentamiento con la víctima, atraco e invasión).

Trastorno de la personalidad antisocial

Los criterios y el texto del trastorno de la personalidad antisocial se pueden encontrar en el capítulo "Trastornos de la personalidad". Puesto que está íntimamente relacionado con el espectro de los trastornos de conducta "exteriorizadores" de este capítulo, y con los trastornos del capítulo siguiente, "Trastornos relacionados con sustancias y trastornos adictivos", este trastorno aparece doblemente codificado tanto aquí como en el capítulo "Trastornos de la personalidad".

Piromanía

312.33 (F63.1)

A. Provocación de incendios de forma deliberada e intencionada en más de una ocasión.

B. Tensión o excitación afectiva antes de hacerlo.

C. Fascinación, interés, curiosidad o atracción por el fuego y su contexto (p. ej., parafernalia, usos, consecuencias).

D. Placer, gratificación o alivio al provocar incendios o al presenciar o participar en sus consecuencias.

E. No se provoca un incendio para obtener un beneficio económico, ni como expresión de una ideología sociopolítica, ni para ocultar una actividad criminal, expresar rabia o venganza, mejorar las condiciones de vida personales, ni en respuesta a un delirio alucinación, ni como resultado de una alteración al juicio (p. ej., trastorno neurocognitivo mayor, discapacidad intelectual [trastorno del desarrollo intelectual], intoxicación por sustancias).

F. La provocación de incendios no se explica mejor por un trastorno de la conducta, un episodio maníaco o un trastorno de la personalidad antisocial.

Cleptomanía

312.32 (F63.2)

A. Fracaso recurrente para resistir el impulso de robar objetos que no son necesarios para uso personal ni por su valor monetario.

B. Aumento de la sensación de tensión inmediatamente antes de cometer el robo.

C. Placer, gratificación o alivio en el momento de cometerlo.

D. El robo no se comete para expresar rabia ni venganza, ni en respuesta a un delirio o una alucinación.

E. El robo no se explica mejor por un trastorno de la conducta, un episodio maníaco o un trastorno de la personalidad antisocial.

Otro trastorno disruptivo, del control de los impulsos y de la conducta especificado

312.89 (F91.8)

Esta categoría se aplica a presentaciones en las que predominan los síntomas característicos de un trastorno disruptivo, del control de los impulsos y de la conducta, que causan un malestar clínicamente significativo o deterioro en las áreas social, laboral o de otro tipo importantes para el individuo, pero que no cumplen todos los criterios de ninguno de los trastornos de la categoría diagnóstica de trastorno disruptivo, del control de los impulsos y de la conducta. La categoría de otro trastorno disruptivo, del control de los impulsos y de la conducta especificado se utiliza en situaciones en las que el clínico opta por comunicar el motivo específico por el que la presentación no cumple los criterios de ningún trastorno disruptivo específico, del control de los impulsos y de la conducta. Esto se hace registrando "otro trastorno disruptivo, del control de los impulsos y de la conducta, especificado" seguido del motivo específico (p. ej., "arrebatos recurrentes de comportamiento, de frecuencia insuficiente").

Trastorno disruptivo, del control de los impulsos y de la conducta no especificado

312.9 (F91.9)

Esta categoría se aplica a presentaciones en las que predominan los síntomas característicos de un trastorno disruptivo, del control de los impulsos y de la conducta, que causan un malestar clínicamente significativo o deterioro en las áreas social, profesional o de otro tipo importantes para el individuo, pero que no cumplen todos los criterios de ninguno de los trastornos de la categoría diagnóstica de trastorno disruptivo, del control de los impulsos y de la conducta. La categoría trastorno disruptivo, del control de los impulsos y de la conducta no especificado se utiliza en situaciones en las que el clínico opta por *no* especificar el motivo del incumplimiento de los criterios de un trastorno disruptivo, del control de los impulsos y de la conducta específico e incluye las presentaciones en las que no existe suficiente información para hacer un diagnóstico más específico (p. ej., en servicios de urgencias).

Trastornos relacionados con sustancias y trastornos adictivos

Los trastornos relacionados con sustancias abarcan 10 clases de drogas distintas: el alcohol, la cafeína, el cannabis, los alucinógenos (con categorías separadas para la fenciclidina [o arilciclohexaminas, de acción similar] y otros alucinógenos), los inhalantes, los opioides, los sedantes, hipnóticos y ansiolíticos, los estimulantes (sustancia anfetamínica, la cocaína y otros estimulantes), el tabaco y otras sustancias (o sustancias desconocidas). Estas diez clases no son radicalmente distintas entre sí. Cualquier droga consumida en exceso provoca una activación directa del sistema de recompensa del cerebro que participa en el refuerzo de los comportamientos y la producción de recuerdos. Provocan una activación tan intensa del sistema de recompensa que se ignoran las actividades normales.

Además de los trastornos relacionados con sustancias, en este capítulo también se incluye el trastorno por juego, que refleja la prueba de que los comportamientos del juego activan sistemas de recompensa similares a los activados por las drogas, pues producen algunos síntomas comportamentales similares a los trastornos relacionados con el consumo de sustancias.

Los trastornos relacionados con sustancias se dividen en dos grupos: los trastornos por consumo de sustancias y los trastornos inducidos por sustancias. Las siguientes afecciones se pueden clasificar como inducidas por sustancias: la intoxicación, la abstinencia y otros trastornos mentales inducidos por una sustancia o medicamento (los trastornos psicóticos, los trastornos bipolares y relacionados, los trastornos depresivos, los trastornos de ansiedad, los trastornos obsesivo-compulsivos y relacionados, los trastornos del sueño, las disfunciones sexuales, el delirium y los trastornos neurocognitivos).

El resto del capítulo se organiza en función de la clase de sustancia y reflejará algunos aspectos únicos de las diez clases de sustancias relevantes. Para facilitar el diagnóstico diferencial, los criterios de los trastornos mentales inducidos por sustancias o medicamentos se incluyen junto con los trastornos con los que comparten algunos síntomas (por ejemplo, el trastorno depresivo inducido por una sustancia o medicamento está en el capítulo de "Trastornos depresivos"). En la Tabla 1 se muestra el amplio abanico de categorías diagnósticas asociadas a cada grupo específico de sustancias.

Trastornos relacionados con sustancias

Trastornos por consumo de sustancias

Procedimiento de registro de los trastornos por consumo de sustancias

El clínico debe aplicar el código que corresponda a la clase de sustancia y además anotar el nombre de la *sustancia específica*. Por ejemplo, el clínico registrará 304.10 (F13.20) trastorno moderado por consumo de alprazolam (mejor que trastorno por consumo moderado de sedantes, hipnóticos o ansiolíticos) o bien 305.70 (F15.10) trastorno por consumo moderado de metanfetamina (mejor que trastorno por consumo moderado de estimulantes). Para las sustancias que no se ajustan a ninguna de estas clases (p. ej., los esteroides anabolizantes), corresponde usar el código de "Trastorno por consumo de otras sustancias" e indicar la sustancia específica (p. ej., 305.90 [F19.10] trastorno leve por consumo de esteroides anabolizantes). Si se desconoce cuál es la sustancia que ha tomado el individuo se aplicará el código de la clase "Otra (o desconocida)" (p. ej., 304.90 [F19.20] trastorno grave por consumo de sustancia desconocida). Si se cumplen los criterios de más de un trastorno por consumo de sustancias, se deben diagnosticar todos ellos (p. ej., 304.00 [F11.20] trastorno grave por consumo de heroína; 304.20 [F14.20] trastorno moderado por consumo de cocaína).

El código adecuado de la CIE-10-MC para un trastorno por consumo de sustancias depende de si existe algún trastorno concomitante inducido por una sustancia (ya sea por intoxicación o por abs-

TABLA 1 Diagnósticos asociados a una clase de sustancia

	Trastornos psicóticos	Trastornos bipolares	Trastornos depresivos	Trastornos de ansiedad	Trastorno obsesivo-compulsivo y trastornos relacionados	Trastornos del sueño	Disfunciones sexuales	Delirium	Trastornos neurocognitivos	Trastornos por consumo de sustancias	Intoxicación por sustancias	Abstinencia de sustancias
Alcohol	I/A	I/A	I/A	I/A		I/A	I/A	I/A	I/A/P	X	X	X
Cafeína				I		I/A					X	X
Cannabis	I			I		I/A		I		X	X	X
Alucinógenos												
Fenciclidina	I	I	I	I				I		X	X	
Otros alucinógenos	I*	I	I	I				I		X	X	
Inhalantes	I		I	I				I	I/P	X	X	

TABLA 1 Diagnósticos asociados a una clase de sustancia (cont.)

	Trastornos psicóticos	Trastornos bipolares	Trastornos depresivos	Trastornos de ansiedad	Trastorno obsesivo-compulsivo y trastornos relacionados	Trastornos del sueño	Disfunciones sexuales	Delirium	Trastornos neurocognitivos	Trastornos por consumo de sustancias	Intoxicación por sustancias	Abstinencia de sustancias
Opioides			I/A	A		I/A	I/A	I/A		X	X	X
Sedantes, hipnóticos o ansiolíticos	I/A	I/A	I/A	A		I/A	I/A	I/A	I/A/P	X	X	X
Estimulantes**	I	I/A	I/A	I/A	I/A	I/A	I	I	I	X	X	X
Tabaco						A				X		X
Otras (o desconocida)	I/A	I/A	I/A	I/A	I/A	I/A	I/A	I/A/P	I/A/P	X	X	X

Nota. X = la categoría está reconocida en el DSM-5.
I = se puede añadir el especificador "inicio durante la intoxicación".
A = se puede añadir el especificador "inicio durante la abstinencia".
I/A = se puede añadir "inicio durante la intoxicación" o "inicio durante la abstinencia".
P = el trastorno es persistente.
*También trastorno persistente de la percepción por alucinógenos (reviviscencias).
**Incluye sustancias anfetamínicas, cocaína y otros estimulantes sin especificar.

tinencia). En el ejemplo anterior, el código diagnóstico de un trastorno moderado por consumo de alprazolam, F13.20, refleja la ausencia de un trastorno mental concomitante inducido por alprazolam. Puesto que los códigos CIE-10-MC para los trastornos inducidos por sustancias indican tanto la presencia (o ausencia) como la gravedad del trastorno por consumo de la sustancia, dichos códigos solamente se pueden utilizar si no existe un trastorno inducido por una sustancia. Para más información sobre la codificación véanse las secciones concretas específicas de cada sustancia.

Obsérvese que la palabra *adicción* no se utiliza como término diagnóstico en esta clasificación, aunque sea de uso habitual en muchos países para describir problemas graves relacionados con el consumo compulsivo y habitual de sustancias. Se utiliza la expresión más neutra *trastorno por consumo de sustancias* para describir el amplio abanico de un trastorno, desde un estado leve a uno grave, de consumo compulsivo y continuamente recidivante. Algunos clínicos preferirán utilizar la palabra *adicción* para describir las presentaciones más extremas, pero esta palabra se ha omitido de la terminología oficial del diagnóstico de consumo de sustancias del DSM-5 a causa de su definición incierta y su posible connotación negativa.

Trastornos inducidos por sustancias

Procedimientos de registro de la intoxicación y la abstinencia

El clínico debe aplicar el código que corresponda a la clase de sustancia y además anotar el nombre de la *sustancia específica*. Por ejemplo, el clínico registrará 292.0 (F13.239) abstinencia de secobarbital (mejor que abstinencia de sedantes, hipnóticos o ansiolíticos), o bien 292.89 (F15.129) intoxicación por metanfetamina (mejor que intoxicación por estimulantes). Obsérvese que el código diagnóstico adecuado de la CIE-10-MC para la intoxicación depende de si existe un trastorno concomitante por consumo de sustancias. En este caso el código F15.129 de la metanfetamina indica la presencia de un trastorno concomitante leve por consumo de metanfetamina. Si no existiera un trastorno concomitante por consumo de metanfetamina, el código diagnóstico habría sido F15.929. Las reglas de codificación de la CIE-10-MC exigen que todos los códigos de abstinencia impliquen un trastorno de moderado a grave por consumo de la sustancia correspondiente. En el caso anterior, el código de abstinencia de secobarbital (F13.239) indica la presencia concomitante de un trastorno moderado a grave por consumo de secobarbital. Consúltense las notas de codificación de los síndromes de intoxicación y abstinencia de cada sustancia para saber las opciones concretas de codificación.

Para las sustancias que no se ajustan a ninguna de estas clases (p. ej., esteroides anabolizantes), corresponde usar el código de "intoxicación por otra sustancia" e indicar la sustancia específica (p. ej. 292.89 [F19.929] intoxicación por esteroides anabolizantes). Si se desconoce cuál es la sustancia que ha tomado el individuo se aplicará el código de la clase "otra (o desconocida)" (p. ej. 292.89 [F19.929] intoxicación por sustancia desconocida). Si existen síntomas o problemas asociados a una sustancia específica pero no se cumplen los criterios de ningún trastorno específico de una sustancia, se puede utilizar la categoría de *no especificado* (p. ej. 292.9 [F12.99] trastorno no especificado relacionado con el cannabis).

Como ya se ha dicho, los códigos de la CIE-10-MC relacionados con sustancias combinan el aspecto del propio cuadro clínico del trastorno por consumo de sustancias con el aspecto de ser inducido por la sustancia, en un único código combinado. De este modo, si existe tanto un trastorno por abstinencia de heroína como uno moderado por consumo de la misma, se aplica el código único F11.23 que abarca ambas presentaciones. En la CIE-9-MC se aplican códigos diagnósticos diferentes (292.0 y 304.00) para indicar respectivamente un trastorno por abstinencia y uno moderado por consumo de heroína. Para más información sobre la codificación, véanse las secciones concretas específicas de cada sustancia.

Procedimientos de registro de los trastornos mentales inducidos por sustancias/medicamentos

En otros capítulos del manual se indican las notas de codificación y los procedimientos individualizados de registro de los códigos CIE-9-MC y CIE-10-MC para otros trastornos mentales inducidos por sustancias o medicamentos específicos, junto con los trastornos con los que comparten sintomatología (véanse los trastornos mentales inducidos por sustancias/medicamentos en estos capítulos: "Espectro de la esquizofrenia y otros trastornos psicóticos" "Trastorno bipolar y trastornos relacionados" "Trastornos depresivos" "Trastornos de ansiedad" "Trastorno obsesivo-compulsivo y trastornos relacionados" "Trastornos del sueño-vigilia" "Disfunciones sexuales" y "Trastornos neurocognitivos". Generalmente, en el caso de la CIE-9-MC, si un trastorno mental está inducido por un trastorno por consumo de una sustancia, se da un código distinto para el trastorno por consumo de la sustancia en concreto aparte del código del trastorno mental inducido por la sustancia/ medicamento. En el caso de la CIE-10-MC, un único código combina el trastorno mental inducido por la sustancia con el trastorno por consumo de la misma. No se indica un diagnóstico separado del trastorno concomitante por consumo de la sustancia, aunque se utilizan el nombre y la gravedad del trastorno por consumo de la sustancia específica (si existe) cuando se registra el trastorno mental inducido por esa sustancia/medicamento. También se indican los códigos de la CIE-10-MC en las situaciones en las que el trastorno mental provocado por la sustancia/medicamento no se debe a un trastorno por consumo de esa sustancia (es decir, cuando el trastorno es inducido por un uso aislado de la sustancia o el medicamento). En el apartado de "Procedimientos de registro" de cada trastorno mental inducido por sustancias/medicamentos que aparece en los capítulos correspondientes, se ofrece la información adicional necesaria para registrar el nombre del diagnóstico del correspondiente trastorno mental.

Trastornos relacionados con el alcohol

Trastorno por consumo de alcohol

A. Un modelo problemático de consumo de alcohol que provoca un deterioro o malestar clínicamente significativo y que se manifiesta al menos por dos de los hechos siguientes en un plazo de 12 meses:

1. Se consume alcohol con frecuencia en cantidades superiores o durante un tiempo más prolongado del previsto.
2. Existe un deseo persistente o esfuerzos fracasados de abandonar o controlar el consumo de alcohol.
3. Se invierte mucho tiempo en las actividades necesarias para conseguir alcohol, consumirlo o recuperarse de sus efectos.
4. Ansias o un poderoso deseo o necesidad de consumir alcohol.
5. Consumo recurrente de alcohol que lleva al incumplimiento de los deberes fundamentales en el trabajo, la escuela o el hogar.
6. Consumo continuado de alcohol a pesar de sufrir problemas sociales o interpersonales persistentes o recurrentes, provocados o exacerbados por los efectos del alcohol.
7. El consumo de alcohol provoca el abandono o la reducción de importantes actividades sociales, profesionales o de ocio.
8. Consumo recurrente de alcohol en situaciones en las que provoca un riesgo físico.
9. Se continúa con el consumo de alcohol a pesar de saber que se sufre un problema físico o psicológico persistente o recurrente probablemente causado o exacerbado por el alcohol.
10. Tolerancia, definida por alguno de los siguientes hechos:
    a. Una necesidad de consumir cantidades cada vez mayores de alcohol para conseguir la intoxicación o el efecto deseado.
    b. Un efecto notablemente reducido tras el consumo continuado de la misma cantidad de alcohol.
11. Abstinencia, manifestada por alguno de los siguientes hechos:
    a. Presencia del síndrome de abstinencia característico del alcohol (véanse los Criterios A y B de la abstinencia de alcohol, págs. 262–263).
    b. Se consume alcohol (o alguna sustancia muy similar, como una benzodiazepina) para aliviar o evitar los síntomas de abstinencia.

Especificar si:

En remisión inicial: Después de haberse cumplido previamente todos los criterios de un trastorno por consumo de alcohol, no se ha cumplido ninguno de ellos durante un mínimo de 3 meses pero sin llegar a 12 meses (excepto el Criterio A4 "Ansias o un poderoso deseo o necesidad de consumir alcohol", que puede haberse cumplido).

En remisión continuada: Después de haberse cumplido previamente todos los criterios de un trastorno por consumo de alcohol, no se ha cumplido ninguno de ellos durante un periodo de 12 meses o más (excepto el Criterio A4, "Ansias o un poderoso deseo o necesidad de consumir alcohol", que puede haberse cumplido).

Especificar si:

En un entorno controlado: Este especificador adicional se utiliza cuando el individuo está en un entorno con acceso restringido al alcohol.

Código basado en la gravedad actual: Nota para los códigos CIE-10-MC: Si también existe una intoxicación o abstinencia alcohólicas, o cualquier otro trastorno mental inducido por el alcohol, no deben utilizarse los códigos siguientes para el trastorno por consumo de alcohol. En lugar de ello, el trastorno concomitante por consumo de alcohol viene indicado por el carácter en 4ª posición del código del trastorno inducido por el alcohol (véase la nota de codificación de la intoxicación o abstinencia alcohólicas, o de un trastorno mental específico inducido por el alcohol). Por ejemplo, si existe un trastorno por consumo de alcohol y una intoxicación alcohólica concomitantes, solamente se indica el código de la intoxicación por alcohol, cuyo carácter en 4ª posición indica si el trastorno concomitante por consumo alcohólico es leve, moderado o grave: F10.129 para un trastorno leve por consumo de alcohol con una intoxicación por alcohol, o F10.229 para un trastorno moderado o grave por consumo de alcohol con una intoxicación por alcohol.

Especificar la gravedad actual:

305.00 (F10.10) Leve: Presencia de 2–3 síntomas.

303.90 (F10.20) Moderado: Presencia de 4–5 síntomas.

303.90 (F10.20) Grave: Presencia de 6 o más síntomas.

Intoxicación por alcohol

A. Ingesta reciente de alcohol.

B. Comportamiento problemático o cambios psicológicos clínicamente significativos (p. ej. comportamiento sexual inapropiado o agresivo, cambios de humor, juicio alterado) que aparecen durante o poco después de la ingestión de alcohol.

C. Uno (o más) de los signos o síntomas siguientes que aparecen durante o poco después del consumo de alcohol:

1. Habla disártrica.
2. Incoordinación.
3. Marcha insegura.
4. Nistagmo.
5. Alteración de la atención o de la memoria.
6. Estupor o coma.

D. Los signos o síntomas no se pueden atribuir a otra afección médica y no se pueden explicar mejor por otro trastorno mental, incluida una intoxicación con otra sustancia.

Nota de codificación: El código de la CIE-9-MC es **303.00**. El código de la CIE-10-MC dependerá de si existe un trastorno concomitante por consumo de alcohol. Si existe un trastorno concomitante leve por consumo de alcohol, el código CIE-10-MC es **F10.129**; si existe un trastorno concomitante moderado o grave por consumo de alcohol, el código CIE-10-MC es **F10.229**. Si no existe ningún trastorno concomitante por consumo de alcohol, entonces el código CIE-10-MC es **F10.929**.

Abstinencia de alcohol

A. Cese (o reducción) de un consumo de alcohol que ha sido muy intenso y prolongado.

B. Aparecen dos (o más) de los signos o síntomas siguientes a las pocas horas o pocos días de cesar (o reducir) el consumo de alcohol descrito en el Criterio A:

1. Hiperactividad del sistema nervioso autónomo (p. ej. sudoración o ritmo del pulso superior a 100 lpm).

2. Incremento del temblor de las manos.

3. Insomnio.

4. Náuseas o vómitos.

5. Alucinaciones o ilusiones transitorias visuales, táctiles o auditivas.

6. Agitación psicomotora.

7. Ansiedad.

8. Convulsiones tonicoclónicas generalizadas.

C. Los signos o síntomas del Criterio B provocan un malestar clínicamente significativo o deterioro en lo social, laboral u otras áreas importantes del funcionamiento.

D. Los signos o síntomas no se pueden atribuir a otra afección médica y no se explica mejor por otro trastorno mental, incluida la intoxicación o abstinencia por otra sustancia.

Especificar si:

Con alteraciones de la percepción: Este especificador se aplica en las raras circunstancias en las que aparecen alucinaciones (habitualmente visuales o táctiles) con un juicio de realidad inalterado, o aparecen ilusiones auditivas, visuales o táctiles, en ausencia de delirium.

Nota de codificación: El código CIE-9-MC es **291.81**. El código CIE-10-MC para la abstinencia de alcohol sin alteraciones de la percepción es **F10.239** y el código CIE-10-MC para la abstinencia de alcohol con alteraciones de la percepción es **F10.232**. Obsérvese que el código CIE-10-MC indica la presencia concomitante de un trastorno moderado o grave por consumo de alcohol, lo que refleja el hecho de que la abstinencia alcohólica solamente aparece en presencia de un trastorno moderado o grave por consumo de alcohol. No es admisible codificar un trastorno concomitante leve por consumo de alcohol con una abstinencia alcohólica.

Otros trastornos inducidos por el alcohol

Los siguientes trastornos inducidos por el alcohol se describen en otros capítulos del manual, junto con los trastornos con los que comparten sintomatología (véanse los trastornos mentales inducidos por sustancias/medicamentos en estos capítulos): trastorno psicótico inducido por el alcohol ("Espectro de la esquizofrenia y otros trastornos psicóticos"); trastorno bipolar inducido por el alcohol ("Trastorno bipolar y trastornos relacionados"); trastorno depresivo inducido por el alcohol ("Trastornos depresivos"); trastorno de ansiedad inducido por el alcohol ("Trastornos de ansiedad"); trastorno del sueño inducido por el alcohol ("Trastornos del sueño-vigilia"); disfunción sexual inducida por el alcohol ("Disfunciones sexuales") y trastorno neurocognitivo mayor o leve ("Trastornos neurocognitivos"). Con respecto al delirium por intoxicación alcohólica y al delirium por abstinencia de alcohol, véanse los criterios y la discusión del delirium en el capítulo "Trastornos neurocognitivos". Estos trastornos provocados por el alcohol solamente se diagnostican en lugar de la intoxicación o la abstinencia alcohólicas cuando los síntomas son lo suficientemente graves para requerir una atención clínica independiente.

Trastorno relacionado con el alcohol no especificado

291.9 (F10.99)

Esta categoría se aplica a presentaciones en las que predominan los síntomas característicos de un trastorno relacionado con el alcohol que causan malestar clínicamente significativo o deterioro en lo social, laboral u otras áreas importantes del funcionamiento, pero que no cumplen todos los criterios de ningún trastorno específico relacionado con el alcohol o de ninguno de los trastornos de la categoría diagnóstica de los trastornos relacionados con sustancias y trastornos adictivos.

Trastornos relacionados con la cafeína

Intoxicación por cafeína

305.90 (F15.929)

A. Consumo reciente de cafeína (habitualmente una dosis que supera ampliamente los 250 mg).

B. Cinco (o más) de los signos o síntomas siguientes que aparecen durante o poco después del consumo de cafeína:

1. Intranquilidad.
2. Nerviosismo.
3. Excitación.
4. Insomnio.
5. Rubor facial.
6. Diuresis.
7. Trastornos gastrointestinales.
8. Espasmos musculares.
9. Divagaciones de los pensamientos y del habla.
10. Taquicardia o arritmia cardíaca.
11. Períodos de infatigabilidad.
12. Agitación psicomotora.

C. Los signos o síntomas del Criterio B provocan un malestar clínicamente significativo o deterioro en lo social, laboral u otras áreas importantes del funcionamiento.

D. Los signos o síntomas no se pueden atribuir a ninguna otra afección médica y no se explican mejor por otro trastorno mental incluida una intoxicación con otra sustancia.

Abstinencia de cafeína

292.0 (F15.93)

A. Consumo diario prolongado de cafeína.

B. Cese brusco o reducción del consumo de cafeína, seguido en las 24 horas siguientes por tres (o más) de los signos o síntomas siguientes:

1. Cefalea.
2. Fatiga o somnolencia notable.
3. Disforia, desánimo o irritabilidad.
4. Dificultades para concentrarse.
5. Síntomas gripales (náuseas, vómitos o dolor/rigidez muscular).

C. Los signos o síntomas del Criterio B provocan un malestar clínicamente significativo o deterioro en lo social, laboral u otras áreas importantes del funcionamiento.

D. Los signos o síntomas no aparecen asociados a los efectos psicológicos de ninguna otra afección médica y no se explican mejor por otro trastorno mental, incluidas una intoxicación o una abstinencia de otra sustancia.

Otros trastornos inducidos por la cafeína

Los siguientes trastornos inducidos por la cafeína se describen en otros en otros capítulos del manual, junto con los trastornos con los que comparten sintomatología (véanse trastornos mentales inducidos por sustancias/medicamentos en estos capítulos): trastorno de ansiedad inducido por la cafeína ("Trastornos de ansiedad") y trastorno del sueño inducido por la cafeína ("Trastornos del sueño-vigilia"). Estos trastornos provocados por la cafeína solamente se diagnostican en lugar de la intoxicación o la abstinencia de cafeína cuando los síntomas son lo suficientemente graves como para requerir una atención clínica independiente.

Trastorno relacionado con la cafeína no especificado

292.9 (F15.99)

Esta categoría se aplica a presentaciones en las que predominan los síntomas característicos de un trastorno relacionado con la cafeína que causan malestar clínicamente significativo o deterioro en lo social, laboral u otras áreas importantes del funcionamiento, pero que no cumplen todos los criterios de ningún trastorno específico relacionado con la cafeína o de ninguno de los trastornos de la categoría diagnóstica de los trastornos relacionados con sustancias y trastornos adictivos.

Trastornos relacionados con el cannabis

Trastorno por consumo de cannabis

A. Un modelo problemático de consumo de cannabis que provoca un deterioro o malestar clínicamente significativo y que se manifiesta al menos por dos de los hechos siguientes en un plazo de 12 meses:

   1. Se consume cannabis con frecuencia en cantidades superiores o durante un tiempo más prolongado del previsto.

   2. Existe un deseo persistente o esfuerzos fracasados de abandonar o controlar el consumo de cannabis.

   3. Se invierte mucho tiempo en las actividades necesarias para conseguir cannabis, consumirlo o recuperarse de sus efectos.

   4. Ansias o un poderoso deseo o necesidad de consumir cannabis.

5. Consumo recurrente de cannabis que lleva al incumplimiento de los deberes fundamentales en el trabajo, la escuela o el hogar.

6. Consumo continuado de cannabis a pesar de sufrir problemas sociales o interpersonales persistentes o recurrentes, provocados o exacerbados por los efectos del mismo.

7. El consumo de cannabis provoca el abandono o la reducción de importantes actividades sociales, profesionales o de ocio.

8. Consumo recurrente de cannabis en situaciones en las que provoca un riesgo físico.

9. Se continúa con el consumo de cannabis a pesar de saber que se sufre un problema físico o psicológico persistente o recurrente probablemente causado o exacerbado por el mismo.

10. Tolerancia, definida por alguno de los signos siguientes:

    a. Una necesidad de cantidades cada vez mayores de cannabis para conseguir la intoxicación o el efecto deseado.

    b. Un efecto notablemente reducido tras el consumo continuado de la misma cantidad de cannabis.

11. Abstinencia, manifestada por alguno de los signos siguientes:

    a. Presencia del síndrome de abstinencia característico del cannabis (véanse los Criterios A y B del conjunto de criterios de abstinencia de cannabis, pág. 271).

    b. Se consume cannabis (o alguna sustancia similar) para aliviar o evitar los síntomas de la abstinencia.

Especificar si:

En remisión inicial: Después de haberse cumplido previamente todos los criterios de un trastorno por consumo de cannabis, no se ha cumplido ninguno de ellos durante un mínimo de 3 meses pero sin llegar a 12 meses (excepto el Criterio A4, "Ansias o un poderoso deseo o necesidad de consumir cannabis", que puede haberse cumplido).

En remisión continuada: Después de haberse cumplido previamente todos los criterios de un trastorno por consumo de cannabis, no se ha cumplido ninguno de ellos durante un periodo de 12 meses o más (excepto el Criterio A4, "Ansias o un poderoso deseo o necesidad de consumir cannabis", que puede haberse cumplido).

Especificar si:

En un entorno controlado: Este especificador adicional se utiliza cuando el individuo está en un entorno con acceso restringido al cannabis.

Código basado en la gravedad actual: Nota para los códigos CIE-10-MC: Si también existe una intoxicación o abstinencia de cannabis, o cualquier otro trastorno mental inducido por el cannabis, no deben utilizarse los códigos siguientes para el trastorno por consumo de cannabis. En lugar de ello, el trastorno concomitante por consumo de cannabis viene indicado por el carácter en 4ª posición del código del trastorno inducido por el cannabis (véase la nota de codificación de la intoxicación o abstinencia por cannabis, o de un trastorno mental específico inducido por el cannabis). Por ejemplo, si existe un trastorno por consumo de cannabis y un trastorno de ansiedad inducido por cannabis concomitantes, solamente se indica el código del trastorno de ansiedad, cuyo carácter en 4ª posición indica si el trastorno concomitante por consumo de cannabis es leve, moderado o grave: F12.180 para un trastorno leve por consumo de cannabis con un trastorno de ansiedad inducido por cannabis, o F12.280 para un trastorno moderado o grave por consumo de cannabis con un trastorno de ansiedad inducido por cannabis.

Especificar la gravedad actual:

305.20 (F12.10) Leve: Presencia de 2–3 síntomas.

304.30 (F12.20) Moderado: Presencia de 4–5 síntomas.

304.30 (F12.20) Grave: Presencia de 6 o más síntomas.

Intoxicación por cannabis

A. Consumo reciente de cannabis.

B. Comportamiento problemático o cambios psicológicos clínicamente significativos (p. ej. descoordinación motora, euforia, ansiedad, sensación de paso lento del tiempo, alteración del juicio, aislamiento social) que aparecen durante o poco después del consumo de cannabis.

C. Dos (o más) de los signos o síntomas siguientes que aparecen en el plazo de dos horas tras el consumo de cannabis:

1. Inyección conjuntival.
2. Aumento del apetito.
3. Boca seca.
4. Taquicardia.

D. Los signos o síntomas no se pueden atribuir a ninguna otra afección médica y no se explican mejor por otro trastorno mental, incluida una intoxicación con otra sustancia.

Especificar si:

Con alteraciones de la percepción: Alucinaciones con una prueba de realidad inalterada, o aparición de ilusiones auditivas, visuales o táctiles, en ausencia de delirium.

Nota de codificación: El código CIE-9-MC es **292.89**. El código CIE-10-MC depende de si existe o no un trastorno concomitante por consumo de cannabis y de si aparecen o no alteraciones de la percepción.

Para la intoxicación por cannabis sin alteraciones de la percepción: Si existe un trastorno concomitante leve por consumo de cannabis, el código CIE-10-MC es **F12.129**, y si existe un trastorno concomitante moderado o grave por consumo de cannabis, el código CIE-10-MC es **F12.229**. Si no existe ningún trastorno concomitante por consumo de cannabis, el código CIE-10-MC es **F12.929**.

Para la intoxicación por cannabis con alteraciones de la percepción: Si existe un trastorno concomitante leve por consumo de cannabis, el código CIE-10-MC es **F12.122**, y si existe un trastorno concomitante moderado o grave por consumo de cannabis, el código CIE-10-MC es **F12.222**. Si no existe ningún trastorno concomitante por consumo de cannabis, el código CIE-10-MC es **F12.922**.

Abstinencia de cannabis

292.0 (F12.288)

A. Cese brusco del consumo de cannabis, que ha sido intenso y prolongado (p. ej., consumo diario o casi diario, durante un periodo de varios meses por lo menos).

B. Aparición de tres (o más) de los signos y síntomas siguientes aproximadamente en el plazo de una semana tras el Criterio A:

1. Irritabilidad, rabia o agresividad.
2. Nerviosismo o ansiedad.
3. Dificultades para dormir (es decir, insomnio, pesadillas).
4. Pérdida de apetito o de peso.
5. Intranquilidad.
6. Estado de ánimo deprimido.
7. Por lo menos uno de los síntomas físicos siguientes que provoca una incomodidad significativa: dolor abdominal, espasmos y temblores, sudoración, fiebre, escalofríos o cefalea.

C. Los signos o síntomas del Criterio B provocan un malestar clínicamente significativo o deterioro en lo social, laboral u otras áreas importantes del funcionamiento.

D. Los signos o síntomas no se pueden atribuir a ninguna otra afección médica y no se explican mejor por otro trastorno mental, incluidas una intoxicación o abstinencia de otra sustancia.

Nota de codificación: El código CIE-9-MC es 292.0. El código CIE-10-MC para la abstinencia de cannabis es F12.288. Obsérvese que el código CIE-10-MC indica la presencia concomitante de un trastorno moderado o grave por consumo de cannabis, lo que refleja el hecho de que la abstinencia de cannabis solamente aparece en presencia de un trastorno moderado o grave por consumo de este. No es admisible codificar un trastorno concomitante leve por consumo de cannabis con una abstinencia de este.

Otros trastornos inducidos por el cannabis

En siguientes trastornos inducidos por el cannabis se describen en otros capítulos del manual, junto con los trastornos con los que comparten sintomatología (véanse los trastornos mentales inducidos por sustancias/medicamentos en estos capítulos): el trastorno psicótico inducido por el cannabis ("Espectro de la esquizofrenia y otros trastornos psicóticos"), el trastorno de ansiedad inducido por el cannabis ("Trastornos de ansiedad") y el trastorno del sueño inducido por el cannabis ("Trastornos del sueño-vigilia"). Con respecto al delirium por intoxicación por cannabis, véanse los criterios y la discusión del delirium en el capítulo "Trastornos neurocognitivos". Estos trastornos provocados por el cannabis solamente se diagnostican en lugar de la intoxicación o la abstinencia de cannabis cuando los síntomas son lo suficientemente graves para requerir una atención clínica independiente.

Trastorno relacionado con el cannabis no especificado

292.9 (F12.99)

Esta categoría se aplica a presentaciones en las que predominan los síntomas característicos de un trastorno relacionado con el cannabis que causan malestar clínicamente significativo o deterioro en lo social, laboral u otras áreas importantes del funcionamiento, pero que no cumplen todos los criterios de ningún trastorno específico relacionado con el cannabis o de ninguno de los trastornos de la categoría diagnóstica de los trastornos relacionados con sustancias/trastornos adictivos.

Trastornos relacionados con los alucinógenos

Trastorno por consumo de fenciclidina

A. Un modelo de consumo de fenciclidina (o una sustancia farmacológicamente similar) que provoca un deterioro o malestar clínicamente significativo y que se manifiesta al menos por dos de los hechos siguientes en un plazo de 12 meses:

1. Se consume fenciclidina con frecuencia en cantidades superiores o durante un tiempo más prolongado del previsto.

2. Existe un deseo persistente o esfuerzos fracasados de abandonar o controlar el consumo de fenciclidina.

3. Se invierte mucho tiempo en las actividades necesarias para conseguir fenciclidina, consumirla o recuperarse de sus efectos.

4. Ansias o un poderoso deseo o necesidad de consumir fenciclidina.

5. Consumo recurrente de fenciclidina que lleva al incumplimiento de los deberes fundamentales en el trabajo, la escuela o el hogar (p. ej., ausencias repetidas del trabajo o bajo rendimiento escolar relacionados con el consumo de fenciclidina; ausencias, suspensiones o expulsiones de la escuela relacionadas con la fenciclidina; desatención de los niños o del hogar).

6. Consumo continuado de fenciclidina a pesar de sufrir problemas persistentes o recurrentes de tipo social o interpersonal, provocados o exacerbados por sus efectos (p. ej., discusiones con un cónyuge sobre las consecuencias de la intoxicación, enfrentamientos físicos).

7. El consumo de fenciclidina provoca el abandono o la reducción de importantes actividades sociales, profesionales o de ocio.

8. Consumo recurrente de fenciclidina en situaciones en las que es físicamente peligroso (p. ej., cuando se conduce un

automóvil o se maneja maquinaria estando incapacitado por una fenciclidina).

9. Se continúa con el consumo de fenciclidina a pesar de saber que se sufre un problema físico o psicológico persistente o recurrente, probablemente causado o exacerbado por ella.

10. Tolerancia, definida por alguno de los siguientes hechos:

   a. Una necesidad de consumir cantidades cada vez mayores de fenciclidina para conseguir la intoxicación o el efecto deseado.

   b. Un efecto notablemente reducido tras el consumo continuado de la misma cantidad de fenciclidina.

Nota: No se han establecido los síntomas y signos de abstinencia de las fenciclidinas, por lo que este criterio no se aplica. (Se ha descrito la abstinencia de fenciclidina en los animales, pero no se ha documentado en seres humanos.)

Especificar si:

En remisión inicial: Después de haberse cumplido previamente todos los criterios de un trastorno por consumo de fenciclidina, no se ha cumplido ninguno de ellos durante un mínimo de 3 meses pero sin llegar a 12 meses (excepto el Criterio A4, "Ansias o un poderoso deseo o necesidad de consumir fenciclidina", que puede haberse cumplido).

En remisión continuada: Después de haberse cumplido previamente todos los criterios de un trastorno por consumo de fenciclidina, no se ha cumplido ninguno de ellos durante un periodo de 12 meses o más (excepto el Criterio A4, "Ansias o un poderoso deseo o necesidad de consumir fenciclidina", que puede haberse cumplido).

Especificar si:

En un entorno controlado: Este especificador adicional se utiliza cuando el individuo está en un entorno con acceso restringido a la fenciclidina.

Código basado en la gravedad actual: Nota para los códigos CIE-10-MC: Si también existe una intoxicación concomitante por fenciclidina o algún otro trastorno mental inducido por ella, no deben utilizarse los códigos siguientes para el trastorno por consumo de fenciclidina. En lugar de ello, el trastorno concomitante por consumo de fenciclidina viene indicado por el carácter en 4ª posición del código del trastorno inducido por la fenciclidina (véase la nota de codificación de la intoxicación por fenciclidina o de un trastorno mental específico inducido por la fenciclidina). Por ejemplo, si existe un trastorno psicótico concomitante inducido por la fenciclidina, solamente se indica el código del trastorno psicótico inducido por la fenciclidina, cuyo carácter en 4ª posición indica si el trastorno concomitante por consumo de fenciclidina es leve, moderado o grave: F16.159 para un trastorno leve por consumo de fenciclidina con un trastorno psicótico inducido por la fenciclidina, o F16.259 para un trastorno moderado o grave por consumo de fenciclidina con un trastorno psicótico inducido por la fenciclidina.

Especificar la gravedad actual:

305.90 (F16.10) Leve: Presencia de 2–3 síntomas.

304.60 (F16.20) Moderado: Presencia de 4–5 síntomas.

304.60 (F16.20) Grave: Presencia de 6 o más síntomas.

Trastorno por consumo de otros alucinógenos

A. Un modelo problemático de consumo de alucinógenos (distintos de la fenciclidina) que provoca un deterioro o malestar clínicamente significativo y que se manifiesta al menos por dos de los hechos siguientes en un plazo de 12 meses:

1. Se consume algún alucinógeno con frecuencia en cantidades superiores o durante un tiempo más prolongado del previsto.

2. Existe un deseo persistente o esfuerzos fracasados de abandonar o controlar el consumo de alucinógenos.

3. Se invierte mucho tiempo en las actividades necesarias para conseguir el alucinógenos, consumirlo o recuperarse de sus efectos.

4. Ansias o un poderoso deseo o necesidad de consumir un alucinógeno.

5. Consumo recurrente de un alucinógeno que lleva al incumplimiento de los deberes fundamentales en el trabajo, la escuela o el hogar (p. ej., ausencias repetidas del trabajo o

bajo rendimiento escolar relacionados con el consumo del alucinógeno; ausencias, suspensiones o expulsiones de la escuela relacionadas con el alucinógeno; desatención de los niños o del hogar).

6. Consumo continuado de algún alucinógeno a pesar de sufrir problemas persistentes o recurrentes de tipo social o inter- personal, provocados o agravados por sus efectos (p. ej., discusiones con un cónyuge sobre las consecuencias de la intoxicación, enfrentamientos físicos).

7. El consumo del alucinógeno provoca el abandono o la re- ducción de importantes actividades sociales, profesionales o de ocio.

8. Consumo recurrente de alucinógenos en situaciones en las que es físicamente peligroso (p. ej., cuando se conduce un automóvil o se maneja maquinaria estando incapacitado por un alucinógeno).

9. Se continúa con el consumo de alucinógenos a pesar de sa- ber que se sufre un problema físico o psicológico persistente o recurrente probablemente causado o exacerbado por el mismo.

10. Tolerancia, definida por alguno de los hechos siguientes:

    a. Una necesidad de cantidades cada vez mayores de alu- cinógeno para conseguir la intoxicación o el efecto de- seado.

    b. Un efecto notablemente reducido tras el consumo conti- nuado de la misma cantidad de alucinógeno.

Nota: No se han establecido los síntomas ni los signos de la abs- tinencia de los alucinógenos, por lo que este criterio no se aplica.

Especificar **el alucinógeno en particular.**

Especificar si:

En remisión inicial: Después de haberse cumplido previamente todos los criterios de un trastorno por consumo de otro alucinó- geno, no se ha cumplido ninguno de ellos durante un mínimo de 3 meses pero sin llegar a 12 meses (excepto el Criterio A4, "Ansias o un poderoso deseo o necesidad de consumir alucinógenos", que puede haberse cumplido).

En remisión continuada: Después de haberse cumplido previamente todos los criterios de un trastorno por consumo de otro alucinógeno, no se ha cumplido ninguno de ellos durante un periodo de 12 meses o más (excepto el Criterio A4, "Ansias o un poderoso deseo o necesidad de consumir alucinógenos", que puede haberse cumplido).

Especificar si:

En un entorno controlado: Este especificador adicional se utiliza cuando el individuo está en un entorno con acceso restringido a los alucinógenos.

Código basado en la gravedad actual: Nota para los códigos CIE-10-MC: Si también existe una intoxicación por alucinógenos o algún otro trastorno mental inducido por alucinógenos, no deben utilizarse los códigos siguientes para el trastorno por consumo de alucinógenos. En lugar de ello, el trastorno concomitante por consumo de alucinógenos viene indicado por el carácter en 4ª posición del código del trastorno inducido por los alucinógenos (véase la nota de codificación de la intoxicación por alucinógenos o de un trastorno mental específico inducido por ellos). Por ejemplo, si existe un trastorno psicótico concomitante inducido por alucinógenos, solamente se indica el código del trastorno psicótico inducido por alucinógenos, cuyo carácter en 4ª posición indica si el trastorno concomitante por consumo de alucinógenos es leve, moderado o grave: F16.159 para un trastorno leve por consumo de alucinógenos con un trastorno psicótico inducido por alucinógenos, o F16.259 para un trastorno moderado o grave por consumo de alucinógenos con un trastorno psicótico inducido por alucinógenos.

Especificar la gravedad actual:

305.30 (F16.10) Leve: Presencia de 2–3 síntomas.

304.50 (F16.20) Moderado: Presencia de 4–5 síntomas.

304.50 (F16.20) Grave: Presencia de 6 o más síntomas.

Intoxicación por fenciclidina

A. Consumo reciente de fenciclidina (o una sustancia farmacológicamente similar).

B. Cambios de comportamiento problemáticos clínicamente significativos (p. ej., belicosidad, agresividad, impulsividad, imprevisibilidad, agitación psicomotora, juicio alterado) que aparecen durante o poco después del consumo de fenciclidina.

C. Dos (o más) de los signos o síntomas siguientes que aparecen en el plazo de una hora:

Nota: Si la droga se fuma, se esnifa o se administra por vía intravenosa, el inicio puede ser especialmente rápido.

1. Nistagmo vertical u horizontal.
2. Hipertensión o taquicardia.
3. Entumecimiento o reducción de la respuesta al dolor.
4. Ataxia.
5. Disartria.
6. Rigidez muscular.
7. Convulsiones o coma.
8. Hiperacusia.

D. Los signos o síntomas no se pueden atribuir a ninguna otra afección médica y no se explican mejor por otro trastorno mental, incluida una intoxicación con otra sustancia.

Nota de codificación: El código de la CIE-9-MC es **292.89**. El código de la CIE-10-MC dependerá de si existe un trastorno concomitante por consumo de fenciclidina. Si existe un trastorno concomitante leve por consumo de fenciclidina, el código CIE-10-MC es **F16.129**, y si existe un trastorno concomitante moderado o grave por consumo de fenciclidina, el código CIE-10-MC es **F16.229**. Si no existe ningún trastorno concomitante por consumo de fenciclidina, el código CIE-10-MC es **F16.929**.

Intoxicación por otro alucinógeno

A. Consumo reciente de un alucinógeno (distinto de la fenciclidina).

B. Comportamiento problemático o cambios psicológicos clínicamente significativos (p. ej., ansiedad o depresión notables, ideas de referencia, miedo a "perder la cabeza", ideas paranoides, juicio alterado) que aparecen durante o poco después del consumo del alucinógeno.

C. Cambios en la percepción que suceden estando plenamente despierto y alerta (p. ej., intensificación subjetiva de las percepciones, despersonalización, pérdida de contacto con la realidad, ilusiones, alucinaciones, sinestesias) que aparecen durante o poco después del consumo de alucinógenos.

D. Dos (o más) de los signos siguientes que aparecen durante o poco después de consumir el alucinógeno:

  1. Dilatación pupilar.
  2. Taquicardia.
  3. Sudoración.
  4. Palpitaciones.
  5. Visión borrosa.
  6. Temblores.
  7. Incoordinación.

E. Los signos o síntomas no se pueden atribuir a ninguna otra afección médica y no se explican mejor por otro trastorno mental, incluida una intoxicación con otra sustancia.

Nota de codificación: El código de la CIE-9-MC es **292.89**. El código de la CIE-10-MC dependerá de si existe un trastorno concomitante por consumo de alucinógenos. Si existe un trastorno concomitante leve por consumo de alucinógenos, el código CIE-10-MC es **F16.129**, y si existe un trastorno concomitante moderado o grave por consumo de alucinógenos, el código CIE-10-MC es **F16.229**. Si no existe ningún trastorno concomitante por consumo de alucinógenos, el código CIE-10-MC es **F16.929**.

Trastorno de percepción persistente por alucinógenos

292.89 (F16.983)

A. Volver a experimentar uno o más síntomas de tipo perceptual como los que se experimentaron durante la intoxicación con el alucinógeno después de haber cesado su consumo (es decir, alucinaciones geométricas, percepciones erróneas de movimiento en los campos visuales periféricos, destellos de color, intensificación de los colores, rastros tras las imágenes de objetos en movimiento, imágenes remanentes positivas, halos alrededor de los objetos, macropsia y micropsia).

B. Los síntomas del Criterio A provocan un malestar clínicamente significativo o deterioro en lo social, laboral u otras áreas importantes del funcionamiento.

C. Los síntomas no se pueden atribuir a ninguna otra afección médica (p. ej., lesiones anatómicas e infecciones del cerebro, afectación visual de la epilepsia) y no se explican mejor por otro trastorno mental (p. ej., delirium, trastorno neurocognitivo mayor, esquizofrenia) o alucinaciones hipnopómpicas.

Otros trastornos inducidos por la fenciclidina

En otros capítulos del manual se describen otros trastornos inducidos por la fenciclidina, junto con los trastornos con los que comparten sintomatología (véanse los trastornos mentales inducidos por sustancias/medicamentos en estos capítulos): trastorno psicótico inducido por la fenciclidina ("Espectro de la esquizofrenia y otros trastornos psicóticos"), trastorno bipolar inducido por la fenciclidina ("Trastorno bipolar y trastornos relacionados"), trastorno depresivo inducido por la fenciclidina ("Trastornos depresivos") y trastorno de ansiedad inducido por la fenciclidina ("Trastornos de ansiedad"). Con respecto al delirium por intoxicación por fenciclidina, véanse los criterios y la discusión del delirium en el capítulo "Trastornos neuro-

cognitivos". Estos trastornos provocados por la fenciclidina solamente se diagnostican en lugar de la intoxicación por fenciclidina
cuando los síntomas son lo suficientemente graves como para requerir una atención clínica independiente.

Trastornos inducidos
por otros alucinógenos

Los siguientes trastornos inducidos por otros alucinógenos se describen en otros capítulos del manual, junto con los trastornos con los que
comparten sintomatología (véanse los trastornos mentales inducidos
por sustancias/medicamentos en estos capítulos): trastorno psicótico
inducido por otros alucinógenos ("Espectro de la esquizofrenia y otros
trastornos psicóticos"), trastorno bipolar inducido por otros alucinógenos ("Trastorno bipolar y trastornos relacionados"), trastorno depresivo inducido por otros alucinógenos ("Trastornos depresivos") y
trastorno de ansiedad inducido por otros alucinógenos ("Trastornos
de ansiedad"). Con respecto al delirium por intoxicación por otros alucinógenos, véanse los criterios y la discusión del delirium en el capítulo "Trastornos neurocognitivos". Estos trastornos provocados por
los alucinógenos solamente se diagnostican en lugar de la intoxicación
por otros alucinógenos cuando los síntomas son lo suficientemente
graves como para requerir una atención clínica independiente.

Trastorno relacionado con la
fenciclidina no especificado

292.9 (F16.99)

Esta categoría se aplica a presentaciones en las que predominan los
síntomas característicos de un trastorno relacionado con la fenciclidina que causan un malestar clínicamente significativo o un deterioro
en lo social, laboral u otras áreas importantes del funcionamiento,
pero que no cumplen todos los criterios de ningún trastorno específico relacionado con la fenciclidina o de ninguno de los trastornos de
la categoría diagnóstica de los trastornos y trastornos adictivos relacionados con sustancias.

Trastorno relacionado con los alucinógenos no especificado

292.9 (F16.99)

Esta categoría se aplica a presentaciones en las que predominan los síntomas característicos de un trastorno relacionado con un alucinógeno que causan un malestar clínicamente significativo o un deterioro en lo social, laboral u otras áreas importantes del funcionamiento, pero que no cumplen todos los criterios de ningún trastorno específico relacionado con un alucinógeno o de ninguno de los trastornos de la categoría diagnóstica de los trastornos y relacionados con sustancias y trastornos adictivos.

Trastornos relacionados con los inhalantes

Trastorno por consumo de inhalantes

A. Un modelo problemático de consumo de una sustancia inhalante a base de hidrocarburos que provoca un deterioro o malestar clínicamente significativo y que se manifiesta al, menos por dos de los hechos siguientes en un plazo de 12 meses:

1. Se consume un inhalante con frecuencia en cantidades superiores o durante un tiempo más prolongado del previsto.

2. Existe un deseo persistente o esfuerzos fracasados de abandonar o controlar el consumo del inhalante.

3. Se invierte mucho tiempo en las actividades necesarias para conseguir el inhalante, consumirlo o recuperarse de sus efectos.

4. Ansias o un poderoso deseo o necesidad de consumir un inhalante.

5. Consumo recurrente de un inhalante que lleva al incumplimiento de los deberes fundamentales en el trabajo, la escuela o el hogar.

6. Consumo continuado de un inhalante a pesar de sufrir problemas sociales o interpersonales persistentes o recurrentes, provocados o exacerbados por los efectos de su consumo.

7. El consumo del inhalante provoca el abandono o la reducción de importantes actividades sociales, profesionales o de ocio.

8. Consumo recurrente de un inhalante en situaciones en las que provoca un riesgo físico.

9. Se continúa con el consumo del inhalante a pesar de saber que se sufre un problema físico o psicológico persistente o recurrente probablemente causado o exacerbado por esa sustancia.

10. Tolerancia, definida por alguno de los siguientes hechos:

    a. Una necesidad de cantidades cada vez mayores de inhalante para conseguir la intoxicación o el efecto deseado.

    b. Un efecto notablemente reducido tras el consumo continuado de la misma cantidad de inhalante.

Especificar **el inhalante en particular:** Cuando sea posible se debe indicar el nombre de la sustancia específica (p. ej. "Trastorno por consumo de disolventes").

Especificar si:

En remisión inicial: Después de haberse cumplido previamente todos los criterios de un trastorno por consumo de inhalantes, no se ha cumplido ninguno de ellos durante un mínimo de 3 meses pero sin llegar a 12 meses (excepto el Criterio A4, "Ansias o un poderoso deseo o necesidad de consumir inhalantes", que puede haberse cumplido).

En remisión continuada: Después de haberse cumplido previamente todos los criterios de un trastorno por consumo de inhalantes, no se ha cumplido ninguno de ellos durante un período de 12 meses o más (excepto el Criterio A4, "Ansias o un poderoso deseo o necesidad de consumir inhalantes", que puede haberse cumplido).

Especificar si:

En un entorno controlado: Este especificador adicional se utiliza cuando el individuo está en un entorno con acceso restringido a los inhalantes.

Código basado en la gravedad actual: Nota para los códigos CIE-10-MC: Si también existe una intoxicación por inhalantes o cualquier otro trastorno mental inducido por ellos, no deben utilizarse los códigos siguientes para el trastorno por consumo de inhalantes. En lugar de ello, el trastorno concomitante por consumo de inhalantes viene indicado por el carácter en 4ª posición del código del trastorno inducido por ellos (véase la nota de codificación de la intoxicación por inhalantes, o de un trastorno mental específico inducido por ellos). Por ejemplo, si existe un trastorno depresivo inducido por inhalantes y un trastorno por consumo de inhalantes concomitante, solamente se indica el código del trastorno depresivo inducido por inhalantes, cuyo carácter en 4ª posición indica si el trastorno concomitante por consumo de inhalantes es leve, moderado o grave: F18.14 para un trastorno leve por consumo de inhalantes, con un trastorno depresivo inducido por inhalantes, o F18.24 para un trastorno moderado o grave por consumo de inhalantes con un trastorno depresivo inducido por inhalantes.

Especificar la gravedad actual:

305.90 (F18.10) Leve: Presencia de 2–3 síntomas.

304.60 (F18.20) Moderado: Presencia de 4–5 síntomas.

304.60 (F18.20) Grave: Presencia de 6 o más síntomas.

Intoxicación por inhalantes

A. Exposición reciente y breve, intencionada o no, a sustancias inhalantes, incluidos hidrocarburos volátiles como el tolueno o la gasolina.

B. Comportamiento problemático o cambios psicológicos clínicamente significativos (p. ej., belicosidad, agresividad, apatía, juicio alterado) que aparecen durante o poco después del consumo de inhalantes.

C. Dos (o más) de los signos o síntomas siguientes que aparecen durante o poco después del consumo del inhalante:

1. Mareos.
2. Nistagmo.
3. Incoordinación.
4. Habla disártrica.
5. Marcha insegura.
6. Aletargamiento.
7. Reducción de reflejos.
8. Retraso psicomotor.
9. Temblores.
10. Debilidad muscular generalizada.
11. Visión borrosa o diplopia.
12. Estupor o coma.
13. Euforia.

D. Los signos o síntomas no se pueden atribuir a ninguna otra afección médica y no se explican mejor por otro trastorno mental, incluida una intoxicación con otra sustancia.

Nota de codificación: El código de la CIE-9-MC es **292.89**. El código de la CIE-10-MC dependerá de si existe un trastorno concomitante por consumo de inhalantes. Si existe un trastorno concomitante leve por consumo de inhalantes, el código CIE-10-MC es **F18.129**, y si existe un trastorno concomitante moderado o grave por consumo de inhalantes, el código CIE-10-MC es **F18.229**. Si no existe ningún trastorno concomitante por consumo de inhalantes, el código CIE-10-MC es **F18.929.**

Otros trastornos inducidos por los inhalantes

Los siguientes trastornos inducidos por los inhalantes se describen en otros capítulos del manual, junto con los trastornos con los que comparten sintomatología (véanse los trastornos mentales inducidos por sustancias/medicamentos en estos capítulos): trastorno psicótico inducido por inhalantes ("Espectro de la esquizofrenia y otros trastornos psicóticos"), trastorno depresivo inducido por inhalantes ("Trastornos depresivos"), trastorno de ansiedad inducido por inhalantes ("Trastornos de ansiedad") y trastorno neurocognitivo mayor o leve inducido por inhalantes ("Trastornos neurocognitivos"). Con respecto al delirium por intoxicación por inhalantes, véanse los criterios y la discusión del delirium en el capítulo "Trastornos neurocognitivos". Estos trastornos provocados por los inhalantes solamente se diagnostican en lugar de la intoxicación por inhalantes cuando los síntomas son lo suficientemente graves como para requerir unaatención clínica independiente.

Trastorno relacionado con inhalantes no especificado

292.9 (F18.99)

Esta categoría se aplica a presentaciones en las que predominan los síntomas característicos de un trastorno relacionado con los inhalantes que causan un malestar clínicamente significativo o deterioro en lo social, laboral u otras áreas importantes del funcionamiento, pero que no cumplen todos los criterios de ningún trastorno específico relacionado con los inhalantes o de ninguno de los trastornos de la categoría diagnóstica de los trastornos relacionados con sustancias y trastornos adictivos.

Trastornos relacionados con los opiáceos

Trastorno por consumo de opiáceos

A. Un modelo problemático de consumo de opiáceos que provoca un deterioro o malestar clínicamente significativo y que se manifiesta al menos por dos de los hechos siguientes en un plazo de 12 meses:

1. Se consumen opiáceos con frecuencia en cantidades superiores o durante un tiempo más prolongado del previsto.
2. Existe un deseo persistente o esfuerzos fracasados de abandonar o controlar el consumo de opiáceos.
3. Se invierte mucho tiempo en las actividades necesarias para conseguir opiáceos, consumirlos o recuperarse de sus efectos.
4. Ansias o un poderoso deseo o necesidad de consumir opiáceos.
5. Consumo recurrente de opiáceos que lleva al incumplimiento de los deberes fundamentales en el trabajo, la escuela o el hogar.
6. Consumo continuado de opiáceos a pesar de sufrir problemas sociales o interpersonales persistentes o recurrentes, provocados o exacerbados por sus efectos.
7. El consumo de opiáceos provoca el abandono o la reducción de importantes actividades sociales, profesionales o de ocio.
8. Consumo recurrente de opiáceos en situaciones en las que provoca un riesgo físico.
9. Se continúa con el consumo de opiáceos a pesar de saber que se sufre un problema físico o psicológico persistente o recurrente probablemente causado o exacerbado por ellos.
10. Tolerancia, definida por alguno de los siguientes hechos:

    a. Una necesidad de consumir cantidades cada vez mayores de opiáceos para conseguir la intoxicación o el efecto deseado.
    b. Un efecto notablemente reducido tras el consumo continuado de la misma cantidad de un opiáceo.

    Nota: No se considera que se cumple este criterio en aquellos individuos que sólo toman opiáceos bajo supervisión médica adecuada.

11. Abstinencia, manifestada por alguno de los hechos siguientes:

    a. Presencia del síndrome de abstinencia característico de los opiáceos (véanse los Criterios A y B de la abstinencia de opiáceos, págs. 290–291).
    b. Se consumen opiáceos (o alguna sustancia similar) para aliviar o evitar los síntomas de abstinencia.

Nota: No se considera que se cumple este criterio en aquellos individuos que sólo toman opiáceos bajo supervisión médica adecuada.

Especificar si:

En remisión inicial: Después de haberse cumplido previamente todos los criterios de un trastorno por consumo de opiáceos, no se ha cumplido ninguno de ellos durante un mínimo de 3 meses pero sin llegar a 12 meses (excepto el Criterio A4, "Ansias o un poderoso deseo o necesidad de consumir opiáceos", que puede haberse cumplido).

En remisión continuada: Después de haberse cumplido previamente todos los criterios de un trastorno por consumo de opiáceos, no se ha cumplido ninguno de ellos durante un periodo de 12 meses o más (excepto el Criterio A4, "Ansias o un poderoso deseo o necesidad de consumir opiáceos", que puede haberse cumplido).

Especificar si:

En terapia de mantenimiento: Este especificador adicional se utiliza si el individuo está tomando algún medicamento agonista con receta, como metadona o buprenorfina y no cumple ninguno de los criterios de un trastorno por consumo de opiáceos de esa clase de medicamentos (excepto tolerancia o abstinencia del agonista). Esta categoría también se aplica a los individuos en tratamiento con un agonista parcial, un agonista/antagonista o un antagonista completo como naltrexona oral o depot.

En un entorno controlado: Este especificador adicional se utiliza cuando el individuo está en un entorno con acceso restringido a los opiáceos.

Código basado en la gravedad actual: Nota para los códigos CIE-10-MC: Si también existe una intoxicación o abstinencia de opiáceos, o cualquier otro trastorno mental inducido por ellos, no deben utilizarse los códigos siguientes para el trastorno por consumo de opiáceos. En lugar de ello, el trastorno concomitante por consumo de opiáceos viene indicado por el carácter en 4ª posición del código del trastorno inducido por ellos (véase la nota de codificación de la intoxicación o abstinencia de opiáceos, o de un trastorno mental específico inducido por ellos). Por ejemplo, si existe un trastorno depresivo inducido por los opiáceos y un trastorno por consumo de opiáceos concomitante, solamente se indica el código del trastorno depresivo inducido por los opiáceos, cuyo carácter en 4ª posición indica si el trastorno concomitante por consumo de opiáceos es leve, moderado o grave: F11.14 para un trastorno leve por consumo de opiáceos con un trastorno depresivo inducido por opiáceos, o F11.24 para un trastorno moderado o grave por consumo de opiáceos con un trastorno depresivo inducido por opiáceos.

Especificar la gravedad actual:

305.50 (F11.10) Leve: Presencia de 2–3 síntomas.

304.00 (F11.20) Moderado: Presencia de 4–5 síntomas.

304.00 (F11.20) Grave: Presencia de 6 o más síntomas.

Intoxicación por opiáceos

A. Consumo reciente de un opiáceo.

B. Comportamiento problemático o cambios psicológicos clínicamente significativos (p. ej. euforia inicial seguida de apatía, disforia, agitación o retrasos psicomotores, juicio alterado) que aparecen durante o poco después del consumo de opiáceos.

C. Contracción pupilar (o dilatación debida a una anoxia en caso de sobredosis grave) y uno (o más) de los signos o síntomas siguientes, que aparecen durante o poco después del consumo de opiáceos:

1. Somnolencia o coma.

2. Habla disártrica.

3. Deterioro de la atención o de la memoria.

D. Los signos o síntomas no se pueden atribuir a ninguna otra afección médica y no se explican mejor por otro trastorno mental, incluida una intoxicación con otra sustancia.

Especificar si:

Con alteraciones de la percepción: Este especificador se puede utilizar en las raras ocasiones en las que aparecen alucinaciones con una prueba de realidad inalterada, o aparecen ilusiones auditivas, visuales o táctiles, en ausencia de delirium.

Nota de codificación: El código CIE-9-MC es **292.89**. El código CIE-10-MC depende de si existe o no un trastorno concomitante por consumo de opiáceos y de si aparecen o no alteraciones de la percepción.

Para la intoxicación por opiáceos sin alteraciones de la percepción: Si existe un trastorno concomitante leve por consumo de opiáceos, el código CIE-10-MC es **F11.129**, y si existe un trastorno concomitante moderado o grave por consumo de opiáceos, el código CIE-10-MC es **F11.229**. Si no existe ningún trastorno concomitante por consumo de opiáceos, el código CIE-10-MC es **F11.929**.

Para la intoxicación por opiáceos con alteraciones de la percepción: Si existe un trastorno concomitante leve por consumo de opiáceos, el código CIE-10-MC es **F11.122**, y si existe un trastorno concomitante moderado o grave por consumo de opiáceos, el código CIE-10-MC es **F11.222**. Si no existe ningún trastorno concomitante por consumo de opiáceos, el código CIE-10-MC es **F11.922**.

Abstinencia de opiáceos

292.0 (F11.23)

A. Presencia de alguno de los hechos siguientes:

1. Cese (o reducción) de un consumo de opiáceos que ha sido muy intenso y prolongado (es decir, varias semanas o más).
2. Administración de un antagonista de los opiáceos tras un consumo prolongado de opiáceos.

B. Tres (o más) de los hechos siguientes, que aparecen en el plazo de unos minutos o varios días tras el Criterio A:

1. Humor disfórico.
2. Náuseas o vómitos.
3. Dolores musculares.
4. Lagrimeo o rinorrea.
5. Dilatación pupilar, piloerección o sudoración.
6. Diarrea.

    7. Bostezos.

    8. Fiebre.

    9. Insomnio.

C. Los signos o síntomas del Criterio B provocan un malestar clínicamente significativo o deterioro en lo social, laboral u otras áreas importantes del funcionamiento.

D. Los signos o síntomas no se pueden atribuir a ninguna otra afección médica y no se explican mejor por otro trastorno mental, incluidas una intoxicación o abstinencia de otra sustancia.

Nota de codificación: El código CIE-9-MC es 292.0. El código CIE-10-CM de abstinencia de opiáceos es F11.23. Obsérvese que el código CIE-10-MC indica la presencia concomitante de un trastorno moderado o grave por consumo de opiáceos, lo que refleja el hecho de que la abstinencia de opiáceos solamente aparece en presencia de un trastorno moderado o grave por consumo de opiáceos. No es admisible codificar un trastorno concomitante leve por consumo de opiáceos cuando existe una abstinencia de éstos.

Otros trastornos inducidos por los opiáceos

Los siguientes trastornos inducidos por los opiáceos se describen en otros capítulos del manual, junto con los trastornos con los que comparten sintomatología (véanse los trastornos mentales inducidos por sustancias/medicamentos en estos capítulos): trastorno depresivo inducido por los opiáceos ("Trastornos depresivos"), trastorno de ansiedad inducido por los opiáceos ("Trastornos de ansiedad"), trastorno del sueño inducido por los opiáceos ("Trastornos del sueño-vigilia") y disfunción sexual inducida por los opiáceos ("Disfunciones sexuales"). Con respecto al delirium por intoxicación por opiáceos y al delirium por abstinencia de opiáceos, véanse los criterios y la discusión del delirium en el capítulo "Trastornos neurocognitivos". Estos trastornos provocados por los opiáceos solamente se diagnostican en lugar de la intoxicación o la abstinencia por opiáceos cuando los síntomas son lo suficientemente graves para requerir atención clínica independiente.

Trastorno relacionado con opiáceos no especificado

292.9 (F11.99)

Esta categoría se aplica a presentaciones en las que predominan los síntomas característicos de un trastorno relacionado con los opiáceos que causan malestar clínicamente significativo o deterioro en lo social, laboral u otras áreas importantes del funcionamiento, pero que no cumplen todos los criterios de ningún trastorno específico relacionado con los opiáceos o de ninguno de los trastornos de la categoría diagnóstica de los trastornos relacionados con sustancias y trastornos adictivos.

Trastornos relacionados con sedantes, hipnóticos o ansiolíticos

Trastorno por consumo de sedantes, hipnóticos o ansiolíticos

A. Un modelo problemático de consumo de sedantes, hipnóticos o ansiolíticos que provoca un deterioro o malestar clínicamente significativo y que se manifiesta al menos por dos de los hechos siguientes en un plazo de 12 meses:

1. Se consumen sedantes, hipnóticos o ansiolíticos con frecuencia en cantidades superiores o durante un tiempo más prolongado del previsto.

2. Existe un deseo persistente o esfuerzos fracasados de abandonar o controlar el consumo de sedantes, hipnóticos o ansiolíticos.

3. Se invierte mucho tiempo en las actividades necesarias para conseguir sedantes, hipnóticos o ansiolíticos, consumirlos o recuperarse de sus efectos.

4. Ansias o un poderoso deseo o necesidad de consumir sedantes, hipnóticos o ansiolíticos.

5. Consumo recurrente de sedantes, hipnóticos o ansiolíticos que lleva al incumplimiento de los deberes fundamentales en el trabajo, la escuela o el hogar (p. ej. ausencias repetidas del trabajo o bajo rendimiento escolar relacionados con los sedantes, hipnóticos o ansiolíticos; ausencias, suspensiones o expulsiones de la escuela relacionadas con los sedantes, hipnóticos o ansiolíticos; desatención de los niños o del hogar).

6. Consumo continuado de sedantes, hipnóticos o ansiolíticos a pesar de sufrir problemas persistentes o recurrentes de tipo social o interpersonal, provocados o agravados por sus efectos (p. ej. discusiones con un cónyuge sobre las consecuencias de la intoxicación, enfrentamientos físicos).

7. El consumo de sedantes, hipnóticos o ansiolíticos provoca el abandono o la reducción de importantes actividades sociales, profesionales o de ocio.

8. Consumo recurrente de sedantes, hipnóticos o ansiolíticos en situaciones en las que es físicamente peligroso (p. ej. cuando se conduce un automóvil o se maneja maquinaria estando incapacitado por los sedantes, los hipnóticos o los ansiolíticos).

9. Se continúa con el consumo de sedantes, hipnóticos o ansiolíticos a pesar de saber que se sufre un problema físico o psicológico persistente o recurrente, probablemente causado o exacerbado por ellos.

10. Tolerancia, definida por alguno de los hechos siguientes:

   a. Una necesidad de cantidades cada vez mayores de sedantes, hipnóticos o ansiolíticos para conseguir la intoxicación o el efecto deseado.

   b. Un efecto notablemente reducido tras el consumo continuado de la misma cantidad de un sedante, un hipnótico o un ansiolítico.

Nota: No se considera que se cumple este criterio en aquellos individuos que sólo toman sedantes, hipnóticos o ansiolíticos bajo supervisión médica adecuada.

11. Abstinencia, manifestada por alguno de los hechos siguientes:

    a. Presencia del síndrome de abstinencia característico de los sedantes, hipnóticos o ansiolíticos (véanse los Criterios A y B del conjunto de criterios de la abstinencia de sedantes, hipnóticos o ansiolíticos, págs. 296–297).

    b. Se consumen sedantes, hipnóticos o ansiolíticos (o alguna sustancia muy similar, como el alcohol) para aliviar o evitar los síntomas de la abstinencia.

Nota: No se considera que se cumple este criterio en aquellos individuos que sólo toman sedantes, hipnóticos o ansiolíticos bajo supervisión médica adecuada.

Especificar si:

En remisión inicial: Después de haberse cumplido previamente todos los criterios de un trastorno por consumo de sedantes, hipnóticos o ansiolíticos, no se ha cumplido ninguno de ellos durante un mínimo de 3 meses pero sin llegar a 12 meses (excepto el Criterio A4 "Ansias o un poderoso deseo o necesidad de consumir sedantes, hipnóticos o ansiolíticos", que puede haberse cumplido).

En remisión continuada: Después de haberse cumplido previamente todos los criterios de un trastorno por consumo de sedantes, hipnóticos o ansiolíticos, no se ha cumplido ninguno de ellos durante un periodo de 12 meses (excepto el Criterio A4 "Ansias o un poderoso deseo o necesidad de consumir sedantes, hipnóticos o ansiolíticos", que puede haberse cumplido).

Especificar si:

En un entorno controlado: Este especificador adicional se utiliza cuando el individuo está en un entorno con acceso restringido a los sedantes, hipnóticos o ansiolíticos.

Código basado en la gravedad actual: Nota para los códigos CIE-10-MC: Si también existe una intoxicación o abstinencia de sedantes, hipnóticos o ansiolíticos, o cualquier otro trastorno mental inducido por ellos, no deben utilizarse los códigos siguientes para el trastorno por consumo de sedantes, hipnóticos o ansiolíticos. En lugar de ello, el trastorno concomitante por consumo de sedantes, hipnóticos o ansiolíticos viene indicado por el carácter en 4ª posición del código del trastorno inducido por ellos (véase la nota de codificación de la intoxicación o abstinencia de sedantes, hipnóticos o ansiolíticos, o de un trastorno mental específico inducido por ellos). Por ejemplo, si existe un trastorno depresivo inducido por los sedantes, hipnóticos o ansiolíticos y un trastorno por consumo de sedantes, hipnóticos o ansiolíticos concomitante, solamente se indica el código del trastorno depresivo inducido por los sedantes, hipnóticos o ansiolíticos, cuyo carácter en 4ª posición indica si el trastorno concomitante por consumo de sedantes, hipnóticos o ansiolíticos es leve, moderado o grave: **F13.14** para un trastorno leve por consumo de sedantes, hipnóticos o ansiolíticos con un trastorno depresivo inducido por los sedantes, hipnóticos o ansiolíticos, o F13.24 para un trastorno moderado o grave por consumo de sedantes, hipnóticos o ansiolíticos con un trastorno depresivo inducido por los sedantes, hipnóticos o ansiolíticos.

Especificar la gravedad actual:

305.40 (F13.10) Leve: Presencia de 2–3 síntomas.

304.10 (F13.20) Moderado: Presencia de 4–5 síntomas.

304.10 (F13.20) Grave: Presencia de 6 o más síntomas.

Intoxicación por sedantes, hipnóticos o ansiolíticos

A. Consumo reciente de sedantes, hipnóticos o ansiolíticos.

B. Comportamiento problemático o cambios psicológicos clínicamente significativos (p. ej. comportamiento inapropiado sexual o agresivo, cambios de humor, juicio alterado) que aparecen durante o poco después del consumo de sedantes, hipnóticos o ansiolíticos.

C. Uno (o más) de los signos o síntomas siguientes que aparecen durante o poco después del consumo de sedantes, hipnóticos o ansiolíticos:

1. Habla disártrica.
2. Incoordinación.
3. Marcha insegura.
4. Nistagmo.
5. Trastorno cognitivo (p. ej. atención, memoria).
6. Estupor o coma.

D. Los signos o síntomas no se pueden atribuir a ninguna otra afección médica y no se explican mejor por otro trastorno mental, incluida una intoxicación con otra sustancia.

Nota de codificación: El código CIE-9-MC es **292.89**. El código CIE-10-MC depende de si existe o no un trastorno concomitante por consumo de sedantes, hipnóticos o ansiolíticos. Si existe un trastorno concomitante leve por consumo de sedantes, hipnóticos o ansiolíticos, el código CIE-10-MC es **F13.129**, y si existe un trastorno concomitante moderado o grave por consumo de sedantes, hipnóticos o ansiolíticos, el código CIE-10-MC es **F13.229**. Si no existe ningún trastorno concomitante por consumo de sedantes, hipnóticos o ansiolíticos, el código CIE-10-MC es **F13.929**.

Abstinencia de sedantes, hipnóticos o ansiolíticos

A. Cese (o reducción) de un consumo de sedantes, hipnóticos o ansiolíticos que ha sido prolongado.

B. Aparecen dos (o más) de los hechos siguientes al cabo de unas horas o pocos días de cesar (o reducir) el consumo de sedantes, hipnóticos o ansiolíticos descrito en el Criterio A:

1. Hiperactividad del sistema nervioso autónomo (p. ej. sudoración o ritmo del pulso superior a 100 lpm).
2. Temblores de las manos.
3. Insomnio.
4. Náuseas o vómitos.
5. Alucinaciones o ilusiones transitorias visuales, táctiles o auditivas.
6. Agitación psicomotora.
7. Ansiedad.
8. Convulsiones tonicoclónicas generalizadas.

C. Los signos o síntomas del Criterio B provocan un malestar clínicamente significativo o deterioro en lo social, laboral u otras áreas importantes del funcionamiento.

D. Los signos o síntomas no se pueden atribuir a ninguna otra afección médica y no se explican mejor por otro trastorno mental, incluidas una intoxicación o abstinencia de otra sustancia.

Especificar si:

Con alteraciones de la percepción: Este especificador se puede usar cuando hay alucinaciones con una prueba de realidad inalterada, o aparecen ilusiones auditivas, visuales o táctiles, en ausencia de delirium.

Nota de codificación: El código CIE-9-MC es **292.0**. El código CIE-10-MC para la abstinencia de sedantes, hipnóticos o ansiolíticos depende de si existe o no un trastorno concomitante moderado o grave por consumo de sedantes, hipnóticos o ansiolíticos y de si aparecen o no alteraciones de la percepción. El código CIE-10-MC para la abstinencia de sedantes, hipnóticos o ansiolíticos sin trastornos en la percepción es **F13.239**. El código CIE-10-MC para la abstinencia de sedantes, hipnóticos o ansiolíticos con trastornos en la percepción es **F13.232**. Obsérvese que el código CIE-10-MC indica la presencia concomitante de un trastorno moderado o grave por consumo de sedantes, hipnóticos o ansiolíticos, lo que refleja el hecho de que la abstinencia de los sedantes, hipnóticos o ansiolíticos solamente aparece en presencia de un trastorno moderado o grave de su consumo. No es admisible codificar un trastorno concomitante leve por consumo de sedantes, hipnóticos o ansiolíticos cuando existe una abstinencia de éstos.

Otros trastornos inducidos por los sedantes, hipnóticos o ansiolíticos

Los siguientes trastornos inducidos por los sedantes, hipnóticos o ansiolíticos se describen en otros capítulos del manual, junto con los trastornos con los que comparten sintomatología (véanse los trastornos mentales inducidos por sustancias/medicamentos en estos capítulos): trastorno psicótico inducido por sedantes, hipnóticos o ansiolíticos ("Espectro de la esquizofrenia y otros trastornos psicóticos"), trastorno bipolar inducido por sedantes, hipnóticos o ansiolíticos ("Trastorno bipolar y trastornos relacionados"), trastorno depresivo inducido por sedantes, hipnóticos o ansiolíticos ("Trastornos depresivos"), trastorno de ansiedad inducido por sedantes, hipnóticos o ansiolíticos ("Trastornos de ansiedad"), trastorno del sueño inducido por sedantes, hipnóticos o ansiolíticos ("Trastornos del sueño-vigilia"), disfunción sexual inducida por sedantes, hipnóticos o ansiolíticos ("Disfunciones sexuales") y trastorno neurocognitivo mayor o leve inducido por sedantes, hipnóticos o ansiolíticos ("Trastornos neurocognitivos"). Con respecto al delirium por intoxicación por sedantes, hipnóticos o ansiolíticos y al delirium por abstinencia de sedantes, hipnóticos o ansiolíticos, véanse los criterios y la discusión del delirium en el capítulo "Trastornos neurocognitivos". Estos trastornos provocados por los sedantes, hipnóticos o ansiolíticos solamente se diagnostican en lugar de la intoxicación o la abstinencia por sedantes, hipnóticos o ansiolíticos cuando los síntomas son lo suficientemente graves como para requerir una atención clínica independiente.

Trastorno relacionado con los sedantes, hipnóticos o ansiolíticos no especificado

292.9 (F13.99)

Esta categoría se aplica a presentaciones en las que predominan los síntomas característicos de un trastorno relacionado con los sedantes, hipnóticos o ansiolíticos que causan malestar clínicamente significativo o deterioro en lo social, laboral u otras áreas importantes del funcionamiento, pero que no cumplen todos los criterios de ningún trastorno específico relacionado con los sedantes, hipnóticos o ansiolíticos, o de ninguno de los trastornos de la categoría diagnóstica de los trastornos relacionados con sustancias y trastornos adictivos.

Trastornos relacionados con estimulantes

Trastorno por consumo de estimulantes

A. Un modelo de consumo de sustancias anfetamínicas, cocaína u otros estimulantes que provoca un deterioro o malestar clínicamente significativo y que se manifiesta al menos por dos de los hechos siguientes en un plazo de 12 meses:

1. Se consume el estimulante con frecuencia en cantidades superiores o durante un tiempo más prolongado del previsto.

2. Existe un deseo persistente o esfuerzos fracasados de abandonar o controlar el consumo de estimulantes.

3. Se invierte mucho tiempo en las actividades necesarias para conseguir el estimulante, consumirlo o recuperarse de sus efectos.

4. Ansias o un poderoso deseo o necesidad de consumir estimulantes.

5. Consumo recurrente de estimulantes que lleva al incumplimiento de los deberes fundamentales en el trabajo, la escuela o el hogar.

6. Consumo continuado de estimulantes a pesar de sufrir problemas sociales o interpersonales persistentes o recurrentes, provocados o exacerbados por sus efectos.

7. El consumo de estimulantes provoca el abandono o la reducción de importantes actividades sociales, profesionales o de ocio.

8. Consumo recurrente de estimulantes en situaciones en las que provocan un riesgo físico.

9. Se continúa con el consumo de estimulantes a pesar de saber que se sufre un problema físico o psicológico persistente o recurrente probablemente causado o exacerbado por ellos.

10. Tolerancia, definida por alguno de los siguientes hechos:

a. Una necesidad de consumir cantidades cada vez mayores de estimulantes para conseguir la intoxicación o el efecto deseado.

b. Un efecto notablemente reducido tras el consumo continuado de la misma cantidad de un estimulante.

Nota: No se considera que se cumple este criterio en aquellos individuos que sólo toman estimulantes bajo supervisión médica adecuada, como por ejemplo un tratamiento para un trastorno por déficit de atención con hiperactividad o narcolepsia.

11. Abstinencia, manifestada por alguno de los hechos siguientes:

a. Presencia del síndrome de abstinencia característico de los estimulantes (véanse los Criterios A y B del conjunto de criterios de abstinencia de estimulantes, pág. 304).

b. Se consume el estimulante (o alguna sustancia similar) para aliviar o evitar los síntomas de abstinencia.

Nota: No se considera que se cumple este criterio en aquellos individuos que sólo toman estimulantes bajo supervisión médica adecuada, como por ejemplo un tratamiento para un trastorno por déficit de atención con hiperactividad o narcolepsia.

Especificar si:

En remisión inicial: Después de haberse cumplido previamente todos los criterios de un trastorno por consumo de estimulantes, no se ha cumplido ninguno de ellos durante un mínimo de 3 meses pero sin llegar a 12 meses (excepto el Criterio A4, "Ansias o un poderoso deseo o necesidad de consumir estimulantes", que puede haberse cumplido).

En remisión continuada: Después de haberse cumplido previamente todos los criterios de un trastorno por consumo de estimulantes, no se ha cumplido ninguno de ellos durante un periodo de 12 meses o más (excepto el Criterio A4, "Ansias o un poderoso deseo o necesidad de consumir estimulantes", que puede haberse cumplido).

Especificar si:

En un entorno controlado: Este especificador adicional se utiliza cuando el individuo está en un entorno con acceso restringido a los estimulantes.

Código basado en la gravedad actual: Nota para los códigos CIE-10-MC: Si también existe una intoxicación o abstinencia de anfetamina, o cualquier otro trastorno mental inducido por ellas, no deben utilizarse los códigos siguientes para el trastorno por consumo de anfetamina. En lugar de ello, el trastorno concomitante por consumo de anfetamina viene indicado por el carácter en 4ª posición del código del trastorno inducido por ellas (véase la nota de codificación de la intoxicación o abstinencia de anfetamina, o de un trastorno mental específico inducido por ellas). Por ejemplo, si existe un trastorno depresivo inducido por sustancias anfetamínicas u otros estimulantes y un trastorno concomitante por consumo de dichas sustancias, solamente se indica el código del trastorno depresivo inducido por sustancias anfetamínicas u otros estimulantes, cuyo carácter en 4ª posición indica si el trastorno concomitante por consumo de sustancias anfetamínicas u otros estimulantes es leve, moderado o grave: F15.14 para un trastorno leve por consumo de sustancias anfetamínicas u otros estimulantes con un trastorno depresivo inducido por sustancias anfetamínicas u otros estimulantes, o F15.24 para un trastorno moderado o grave por consumo de sustancias anfetamínicas u otros estimulantes con un trastorno depresivo inducido por sustancias anfetamínicas u otros estimulantes. Igualmente, si existe un trastorno depresivo inducido por la cocaína y un trastorno por consumo de cocaína concomitantes, solamente se indica el código del trastorno depresivo inducido por la cocaína cuyo carácter en 4ª posición indica si el trastorno concomitante por consumo de cocaína es leve, moderado o grave: F14.14 para un trastorno leve por consumo de cocaína con un trastorno depresivo inducido por la cocaína o F14.24 para un trastorno moderado o grave por consumo de cocaína con un trastorno depresivo inducido por la cocaína.

Especificar la gravedad actual:

Leve: Presencia de 2–3 síntomas

305.70 (F15.10) Sustancia anfetamínica

305.60 (F14.10) Cocaína

305.70 (F15.10) Otro estimulante o un estimulante no especificado

Moderado: Presencia de 4–5 síntomas

304.40 (F15.20) Sustancia anfetamínica

304.20 (F14.20) Cocaína

304.40 (F15.20) Otro estimulante o un estimulante no especificado

Grave: Presencia de 6 o más síntomas

304.40 (F15.20) Sustancia anfetamínica

304.20 (F14.20) Cocaína

304.40 (F15.20) Otro estimulante o un estimulante no especificado

Intoxicación por estimulantes

A. Consumo reciente de una sustancia anfetamínica, cocaína u otro estimulante.

B. Comportamiento problemático o cambios psicológicos clínicamente significativos (p. ej. euforia o embotamiento afectivo, cambios en la sociabilidad, hipervigilancia, sensibilidad interpersonal, ansiedad, tensión o rabia, comportamientos esterotípicos, juicio alterado) que aparecen durante o poco después del consumo de un estimulante.

C. Dos (o más) de los signos o síntomas siguientes que aparecen durante o poco después del consumo de un estimulante:

1. Taquicardia o bradicardia.
2. Dilatación pupilar.
3. Tensión arterial elevada o reducida.
4. Sudoración o escalofríos.
5. Náuseas o vómitos.
6. Pérdida de peso.
7. Agitación o retraso psicomotores.
8. Debilidad muscular, depresión respiratoria, dolor torácico o arritmias cardíacas.
9. Confusión, convulsiones, discinesias, distonías o coma.

D. Los signos o síntomas no se pueden atribuir a ninguna otra afección médica y no se explican mejor por otro trastorno mental, incluida una intoxicación con otra sustancia.

Especificar **la sustancia específica** (es decir, sustancia anfetamínica, cocaína u otro estimulante).

Especificar si:

Con alteraciones de la percepción: Este especificador se puede usar cuando hay alucinaciones con una prueba de realidad inalterada, o aparecen ilusiones auditivas, visuales o táctiles, en ausencia de delirium.

Nota de codificación: El código CIE-9-MC es **292.89.** El código CIE-10-MC depende de si el estimulante es una anfetamina, cocaína u otro estimulante, de si existe o no un trastorno concomitante por consumo de anfetamina, cocaína u otro estimulante y de si aparecen o no alteraciones de la percepción.

Para la intoxicación por anfetamina, cocaína u otro estimulante, sin alteraciones de la percepción: Si existe un trastorno concomitante leve por consumo de anfetamina u otros estimulantes, el código CIE-10-MC es **F15.129**, y si existe un trastorno concomitante moderado o grave por consumo de anfetamina u otros estimulantes, el código CIE-10-MC es **F15.229**. Si no existe ningún trastorno concomitante por consumo de anfetamina u otros estimulantes, el código CIE-10-MC es **F15.929**. Igualmente, si existe un trastorno concomitante leve por consumo de cocaína, el código CIE-10-MC es **F14.129**, y si existe un trastorno concomitante de consumo moderado o grave de cocaína, el código CIE-10-MC es **F14.229**. Si no existe ningún trastorno concomitante por consumo de cocaína, el código CIE-10-MC es **F14.929.**

Para la intoxicación por anfetamina, cocaína u otro estimulante, con alteraciones de la percepción: Si existe un trastorno concomitante leve por consumo de anfetamina u otros estimulantes, el código CIE-10-MC es **F15.122**, y si existe un trastorno concomitante moderado o grave por consumo de anfetamina u otros estimulantes, el código CIE-10-MC es **F15.222**. Si no existe ningún trastorno concomitante por consumo de anfetamina u otros estimulantes, el código CIE-10-MC es **F15.922**. Igualmente, si existe un trastorno concomitante leve por consumo de cocaína, el código CIE-10-MC es **F14.122**, y si existe un trastorno concomitante de consumo moderado o grave de cocaína, el código

CIE-10-MC es **F14.222**. Si no existe ningún trastorno concomitante por consumo de cocaína, el código CIE-10-MC es **F14.922**.

Abstinencia de estimulantes

A. Cese (o reducción) de un consumo prolongado de una sustancia anfetamínica, cocaína u otro estimulante.

B. Humor disfórico y dos (o más) de los siguientes cambios fisiológicos, que aparecen en el plazo de unas horas o varios días tras el Criterio A:

1. Fatiga.
2. Sueños vívidos y desagradables.
3. Insomnio o hipersomnia.
4. Aumento del apetito.
5. Retraso psicomotor o agitación.

C. Los signos o síntomas del Criterio B provocan un malestar clínicamente significativo o deterioro en lo social, laboral u otras áreas importantes del funcionamiento.

D. Los signos o síntomas no se pueden atribuir a ninguna otra afección médica y no se explican mejor por otro trastorno mental, incluidas una intoxicación o abstinencia de otra sustancia.

Especificar **la sustancia específica que provoca el síndrome de abstinencia** (es decir, sustancia anfetamínica, cocaína u otro estimulante).

Nota de codificación: El código CIE-9-MC es **292.0**. El código CIE-10-MC depende de si el estimulante es una anfetamina, la cocaína u otro. El código CIE-10-MC para la abstinencia de anfetamina u otros estimulantes es **F15.23**, y el código CIE-10-MC para la abstinencia de cocaína es **F14.23**. Obsérvese que el código CIE-10-MC indica la presencia concomitante de un trastorno moderado o grave por consumo de anfetamina, cocaína u otros estimulantes, lo que refleja el hecho de que la abstinencia solamente aparece en presencia de un trastorno moderado o grave por consumo de anfetamina, cocaína u otros estimulantes. No es admisible codificar un trastorno concomitante leve por consumo de anfetamina, cocaína u otros estimulantes cuando existe una abstinencia de estos

---

Otros trastornos inducidos por estimulantes

Los siguientes trastornos inducidos por estimulantes (que incluye los trastornos inducidos por la anfetamina, la cocaína y otros estimulantes) se describen en otros capítulos del manual, junto con los trastornos con los que comparten sintomatología (véanse los trastornos mentales inducidos por sustancias/medicamentos en estos capítulos): trastorno psicótico inducido por estimulantes ("Espectro de la esquizofrenia y otros trastornos psicóticos"), trastorno bipolar inducido por los estimulantes ("Trastorno bipolar y trastornos relacionados"), trastorno depresivo inducido por estimulantes ("Trastornos depresivos"), trastorno de ansiedad inducido por estimulantes ("Trastornos de ansiedad"), trastorno obsesivo-compulsivo inducido por estimulantes ("Trastorno obsesivo-compulsivo y trastornos relacionados"), trastorno del sueño inducido por estimulantes ("Trastornos del sueño-vigilia") y disfunción sexual inducida por estimulantes ("Disfunciones sexuales"). Con respecto al delirium por intoxicación por estimulantes, véanse los criterios y la discusión del delirium en el capítulo "Trastornos neurocognitivos". Estos trastornos provocados por estimulantes solamente se diagnostican en lugar de la intoxicación o la abstinencia por estimulantes cuando los síntomas son lo suficientemente graves para requerir atención clínica independiente.

Trastorno relacionado con estimulantes no especificado

Esta categoría se aplica a presentaciones en las que predominan los síntomas característicos de un trastorno relacionado con los estimulantes que causa malestar clínicamente significativo o deterioro en lo social, laboral u otras áreas importantes del funcionamiento, pero que no cumplen todos los criterios de ningún trastorno específico relacionado con los estimulantes o de ninguno de los trastornos de la categoría diagnóstica de los trastornos relacionados con sustancias y trastornos adictivos.

Nota de codificación: El código CIE-9-MC es **292.9**. El código CIE-10-MC depende de si el estimulante es una anfetamina, la cocaína u otro. El código CIE-10-MC para un trastorno relacionado con la anfetamina u otro estimulante no especificado es **F15.99**. El código CIE-10-MC para un trastorno relacionado con la cocaína no especificado es **F14.99**.

Trastornos relacionados con el tabaco

Trastorno por consumo de tabaco

A. Un modelo problemático de consumo de tabaco que provoca un deterioro o malestar clínicamente significativo y que se manifiesta al menos por dos de los hechos siguientes en un plazo de 12 meses:

1. Se consume tabaco con frecuencia en cantidades superiores o durante un tiempo más prolongado del previsto.
2. Existe un deseo persistente o esfuerzos fracasados de abandonar o controlar el consumo de tabaco.
3. Se invierte mucho tiempo en las actividades necesarias para conseguir tabaco o consumirlo.
4. Ansias o un poderoso deseo o necesidad de consumir tabaco.
5. Consumo recurrente de tabaco que lleva al incumplimiento de los deberes fundamentales en el trabajo, la escuela o el hogar (p. ej., interferencia con el trabajo).
6. Consumo continuado de tabaco a pesar de sufrir problemas sociales o interpersonales persistentes o recurrentes, provocados o exacerbados por los efectos del tabaco (p. ej., discusiones con otros sobre el consumo de tabaco).

7. El consumo de tabaco provoca el abandono o la reducción de importantes actividades sociales, profesionales o de ocio.

8. Consumo recurrente de tabaco en situaciones en las que provoca un riesgo físico (p. ej., fumar en la cama).

9. Se continúa con el consumo de tabaco a pesar de saber que se sufre un problema físico o psicológico persistente o recurrente probablemente causado o exacerbado por el tabaco.

10. Tolerancia, definida por alguno de los siguientes hechos:

    a. Una necesidad de consumir cantidades cada vez mayores de tabaco para conseguir el efecto deseado.

    b. Un efecto notablemente reducido tras el consumo continuado de la misma cantidad de tabaco.

11. Abstinencia, manifestada por alguno de los hechos siguientes:

    a. Presencia del síndrome de abstinencia característico del tabaco (véanse los Criterios A y B de la abstinencia de tabaco).

    b. Se consume tabaco (o alguna sustancia similar, como la nicotina) para aliviar o evitar los síntomas de abstinencia.

Especificar si:

En remisión inicial: Después de haberse cumplido previamente todos los criterios de un trastorno por consumo de tabaco, no se ha cumplido ninguno de ellos durante un mínimo de 3 meses pero sin llegar a 12 meses (excepto el Criterio A4, "Ansias o un poderoso deseo o necesidad de consumir tabaco", que puede haberse cumplido).

En remisión continuada: Después de haberse cumplido previamente todos los criterios de un trastorno por consumo de tabaco, no se ha cumplido ninguno de ellos durante un periodo de 12 meses o más (excepto el Criterio A4, "Ansias o un poderoso deseo o necesidad de consumir tabaco", que puede haberse cumplido).

Especificar si:

En terapia de mantenimiento: El individuo está tomando una medicación de mantenimiento desde hace tiempo, como un sustituto de la nicotina, y no cumple ningún criterio del trastorno por consumo de tabaco para esa clase de medicación (salvo tolerancia o abstinencia de la medicación sustitutiva de la nicotina).

En un entorno controlado: Este especificador adicional se utiliza cuando el individuo está en un entorno con acceso restringido al tabaco.

Código basado en la gravedad actual: Nota para los códigos CIE-10-MC: Si también existe un síndrome de abstinencia de tabaco o un trastorno del sueño inducido por él, no deben utilizarse los códigos siguientes para un trastorno por consumo de tabaco. En lugar de ello, el trastorno concomitante por consumo de tabaco viene indicado por el carácter en 4ª posición del código del trastorno inducido por el tabaco (véase la nota de codificación de la abstinencia de tabaco o del trastorno del sueño inducido por el tabaco). Por ejemplo, si existe un trastorno concomitante del sueño inducido por el tabaco y un trastorno por consumo de tabaco, solamente se indicará el código del trastorno del sueño inducido por el tabaco cuyo carácter en 4ª posición indica si el trastorno concomitante por consumo de tabaco es moderado o grave: F17.208 para un trastorno moderado o grave por consumo de tabaco con un trastorno del sueño inducido por el tabaco. No es admisible codificar un trastorno concomitante leve por consumo de tabaco cuando existe un trastorno del sueño inducido por el tabaco.

Especificar la gravedad actual:

305.1 (Z72.0) Leve: Presencia de 2–3 síntomas

305.1 (F17.200) Moderado: Presencia de 4–5 síntomas

305.1 (F17.200) Grave: Presencia de 6 o más síntomas

Abstinencia de tabaco

292.0 (F17.203)

A. Consumo diario de tabaco por lo menos durante varias semanas.

B. Cese brusco o reducción de la cantidad de tabaco consumido, seguido en las 24 horas siguientes por cuatro (o más) de los signos o síntomas siguientes:

1. Irritabilidad, frustración o rabia.

2. Ansiedad.

3. Dificultad para concentrarse.
4. Aumento del apetito.
5. Intranquilidad.
6. Estado de ánimo deprimido.
7. Insomnio.

C. Los signos o síntomas del Criterio B provocan un malestar clínicamente significativo o deterioro en lo social, laboral u otras áreas importantes del funcionamiento.

D. Los signos o síntomas no se pueden atribuir a ninguna otra afección médica y no se explican mejor por otro trastorno mental, incluidas una intoxicación o abstinencia de otra sustancia.

Nota de codificación: El código CIE-9-MC es 292.0. El código CIE-10-MC para la abstinencia de tabaco es F17.203. Obsérvese que el código CIE-10-MC indica la presencia concomitante de un trastorno moderado o grave por consumo de tabaco, lo que refleja el hecho de que la abstinencia de tabaco solamente aparece en presencia de un trastorno moderado o grave por consumo de este. No es admisible codificar un trastorno concomitante leve por consumo de tabaco con una abstinencia de éste.

Otros trastornos inducidos por el tabaco

El trastorno del sueño inducido por el tabaco se revisa en el capítulo de los "Trastornos del sueño-vigilia" (véase "Trastorno del sueño inducido por sustancias/medicamentos").

Trastorno relacionado con el tabaco no especificado

292.9 (F17.209)

Esta categoría se aplica a presentaciones en las que predominan los síntomas característicos de un trastorno relacionado con el tabaco que causan malestar clínicamente significativo o deterioro en lo social, laboral u otras áreas importantes del funcionamiento, pero que no cumplen todos los criterios de ningún trastorno específico relacionado con el tabaco o de ninguno de los trastornos de la categoría diagnóstica de los trastornos relacionados con sustancias y trastornos adictivos.

Trastornos relacionados con otras sustancias (o sustancias desconocidas)

Trastorno por consumo de otras sustancias (o sustancias desconocidas)

A. Un modelo problemático de consumo de una sustancia intoxicante que no se puede clasificar en la categoría del alcohol, la cafeína, el cannabis, los alucinógenos (fenciclidina y otros), los inhalantes, los opiáceos, los sedantes, los hipnóticos o ansiolíticos, los estimulantes o el tabaco, y que provoca un deterioro o malestar clínicamente significativo y se manifiesta al menos por dos de los hechos siguientes en un plazo de 12 meses:

1. Se consume la sustancia con frecuencia en cantidades superiores o durante un tiempo más prolongado del previsto.

2. Existe un deseo persistente o esfuerzos fracasados de abandonar o controlar el consumo de la sustancia.

3. Se invierte mucho tiempo en las actividades necesarias para conseguir la sustancia, consumirla o recuperarse de sus efectos.

4. Ansias o un poderoso deseo o necesidad de consumir la sustancia.

5. Consumo recurrente de la sustancia que lleva al incumplimiento de los deberes fundamentales en el trabajo, la escuela o el hogar.

6. Consumo continuado de la sustancia a pesar de sufrir problemas sociales o interpersonales persistentes o recurrentes, provocados o exacerbados por los efectos de su consumo.

7. El consumo de la sustancia provoca el abandono o la reducción de importantes actividades sociales, profesionales o de ocio.

8. Consumo recurrente de la sustancia en situaciones en las que provoca un riesgo físico.

9. Se continúa con el consumo de la sustancia a pesar de saber que se sufre un problema físico o psicológico persistente o recurrente probablemente causado o exacerbado por ella.

10. Tolerancia, definida por alguno de los siguientes hechos:

    a. Una necesidad de consumir cantidades cada vez mayores de la sustancia para conseguir la intoxicación o el efecto deseado.

    b. Un efecto notablemente reducido tras el consumo continuado de la misma cantidad de la sustancia.

11. Abstinencia, manifestada por alguno de los hechos siguientes:

    a. El síndrome de abstinencia característico de otra sustancia (o sustancia desconocida) (véanse los Criterios A y B del conjunto de criterios de la abstinencia de otra sustancia [o sustancia desconocida], págs. 313–314).

    b. Se consume la sustancia (o alguna sustancia muy similar) para aliviar o evitar los síntomas de abstinencia.

Especificar si:

En remisión inicial: Después de haberse cumplido previamente todos los criterios de un trastorno por consumo de otra sustancia (o sustancia desconocida), no se ha cumplido ninguno de ellos durante un mínimo de 3 meses pero sin llegar a 12 meses (excepto el Criterio A4, "Ansias o un poderoso deseo o necesidad de consumir la sustancia", que puede haberse cumplido).

En remisión continuada: Después de haberse cumplido previamente todos los criterios de un trastorno por consumo otra sustancia (o sustancia desconocida), no se ha cumplido ninguno de ellos durante un periodo de 12 meses o más (excepto el Criterio A4, "Ansias o un poderoso deseo o necesidad de consumir la sustancia", que puede haberse cumplido).

Especificar si:

En un entorno controlado: Este especificador adicional se utiliza cuando el individuo está en un entorno con acceso restringido a la sustancia.

Código basado en la gravedad actual: Nota para los códigos CIE-10-MC: Si existe una intoxicación por otra sustancia (o sustancia desconocida), una abstinencia de otra sustancia (o sustancia desconocida) u otro trastorno mental inducido por otra sustancia (o sustancia desconocida), no deben utilizarse los códigos siguientes para el trastorno por consumo de otra sustancia (o sustancia desconocida). En lugar de ello, el trastorno concomitante por consumo de otra sustancia (o sustancia desconocida) viene indicado por el carácter en 4ª posición del código del trastorno inducido por esa sustancia (véase la nota de codificación de la intoxicación o abstinencia de otra sustancia [o sustancia desconocida], o del trastorno mental específico inducido por otra sustancia [o sustancia desconocida]). Por ejemplo, si existe un trastorno depresivo inducido por otra sustancia (o sustancia desconocida) y un trastorno concomitante por consumo de dicha sustancia, solamente se indica el código del trastorno depresivo inducido por otra sustancia (o sustancia desconocida), cuyo carácter en 4ª posición indica si el trastorno concomitante por consumo de otra sustancia (o sustancia desconocida) es leve, moderado o grave: F19.14 para un trastorno leve por consumo de otra sustancia (o sustancia desconocida) con un trastorno depresivo inducido por otra sustancia (o sustancia desconocida) o F19.24 para un trastorno moderado o grave por consumo de otra sustancia (o sustancia desconocida) con un trastorno depresivo inducido por otra sustancia (o sustancia desconocida).

Especificar la gravedad actual:

305.90 (F19.10) Leve: Presencia de 2–3 síntomas.

304.90 (F19.20) Moderado: Presencia de 4–5 síntomas.

304.90 (F19.20) Grave: Presencia de 6 o más síntomas.

Intoxicación por otras sustancias (o sustancias desconocidas)

A. La aparición de un síndrome reversible específico de una sustancia, que se puede atribuir a la ingesta reciente (o al contacto) de una sustancia que no aparece listada en ningún otro sitio o es desconocida.

B. Un comportamiento problemático o cambios psicológicos clínicamente significativos que se pueden atribuir al efecto de la sustancia sobre el sistema nervioso central (p. ej., trastorno de la coordinación motora, agitación o retraso psicomotor, euforia, ansiedad, belicosidad, humor variable, deterioro cognitivo, juicio alterado, aislamiento social) y aparecen durante o poco después del consumo de la sustancia.

C. Los signos o síntomas no se pueden atribuir a ninguna otra afección médica y no se explican mejor por otro trastorno mental, incluida una intoxicación con otra sustancia.

Nota de codificación: El código CIE-9-MC es **292.89.** El código CIE-10-MC depende de si existe un trastorno concomitante por consumo de otra sustancia (o sustancia desconocida) relacionado con la misma sustancia. Si existe un trastorno concomitante leve por consumo de otra sustancia (o sustancia desconocida) el código CIE-10-MC es **F19.129,** y si existe un trastorno concomitante moderado o grave por consumo de otra sustancia (o sustancia desconocida), el código CIE-10-MC es **F19.229.** Si no existe ningún trastorno concomitante por consumo de otra sustancia (o sustancia desconocida), relacionado con la misma sustancia, el código CIE-10-MC es **F19.929.**

Abstinencia de otras sustancias (o sustancias desconocidas)

292.0 (F19.239)

A. Cese (o reducción) del consumo de una sustancia que ha sido intenso y prolongado.

B. La aparición de un síndrome específico de la sustancia poco después del cese (o la reducción) de su consumo.

C. El síndrome específico de la sustancia provoca un malestar clínicamente significativo o deterioro en lo social, laboral u otras áreas importantes del funcionamiento.

D. Los signos o síntomas no se pueden atribuir a ninguna otra afección médica y no se explican mejor por otro trastorno mental, incluida una abstinencia por otra sustancia.

E. La sustancia implicada no se puede clasificar en ninguna otra categoría (alcohol, cafeína, cannabis, opiáceos, sedantes, hipnóticos o ansiolíticos, estimulantes o tabaco) o es desconocida.

Nota de codificación: El código CIE-9-MC es 292.0. El código CIE-10-MC para la abstinencia de otras sustancias (o sustancias desconocidas) es F19.239. Obsérvese que el código de la CIE-10-MC indica la presencia de un trastorno concomitante moderado o grave por consumo de otra sustancia (o sustancia desconocida). No es admisible codificar un trastorno concomitante leve por consumo de otra sustancia (o sustancia desconocida) cuando existe una abstinencia de ésta.

Trastornos inducidos por otras sustancias (o sustancias desconocidas)

Puesto que la categoría de otras sustancias o sustancias desconocidas es por esencia poco definida, la magnitud y el abanico de trastornos que pueden inducir son inciertos. De todos modos, pueden existir trastornos inducidos por otras sustancias (o sustancias desconocidas) y se describen en otros capítulos del manual, junto con los trastornos con los que comparten sintomatología (véanse los trastornos mentales inducidos por sustancias/medicamentos en estos capítulos): trastorno psicótico inducido por otras sustancias (o sustancias desconocidas) ("Espectro de la esquizofrenia y otros trastornos psicóticos"), trastorno bipolar inducido por otras sustancias (o sustancias desconocidas) ("Trastorno bipolar"), trastorno depresivo inducido por otras sustancias (o sustancias desconocidas) ("Trastornos depresivos"), trastorno de ansiedad inducido por otras sustancias (o sustancias desconocidas) ("Trastornos de ansiedad"), trastorno obsesivo-compulsivo inducido por otras sustancias (o sustancias desconocidas) ("Trastorno obsesivo-compulsivo y trastornos relacionados"), trastorno del sueño inducido por otras sustancias (o sustancias desconocidas) ("Trastornos del sueño-vigilia"), disfunción sexual inducida por otras sustancias (o sustancias desconocidas) ("Disfunciones sexuales") y trastorno neurocognitivo mayor o leve inducido por otras sustancias (o sustancias desconocidas) ("Trastornos neurocognitivos"). Con respecto al delirium por intoxicación por otras sustancias (o sustancias desconocidas), véanse los criterios y la discusión del delirium de abstinencia de otras sustancias (o sustancias desconocidas) en el capítulo "Trastornos neurocognitivos". Estos trastornos provocados por otras sustancias (o sustancias desconocidas) solamente se diagnostican en lugar de la intoxicación o la abstinencia por otras sustancias (o sustancias desconocidas) cuando los síntomas son lo suficientemente graves para requerir atención clínica independiente.

Trastorno relacionado con otras sustancias (o sustancias desconocidas) no especificado

292.9 (F19.99)

Esta categoría se aplica a presentaciones en las que predominan los síntomas característicos de un trastorno relacionado con otras sustancias (o sustancias desconocidas) que causan malestar clínicamente significativo o deterioro en lo social, laboral u otras áreas importantes del funcionamiento, pero que no cumplen todos los criterios de ningún trastorno específico relacionado con otras sustancias (o sustancias desconocidas) o de ninguno de los trastornos de la categoría diagnóstica de los trastornos relacionados con sustancias y trastornos adictivos.

Trastornos no relacionados con sustancias

Trastorno por juego

312.31 (F63.0)

A. Trastorno por juego problemático persistente y recurrente, que provoca un deterioro o malestar clínicamente significativo y se manifiesta porque el individuo presenta cuatro (o más) de los siguientes criterios durante un periodo de 12 meses:

1. Necesidad de apostar cantidades de dinero cada vez mayores para conseguir la excitación deseada.

2. Está nervioso o irritado cuando intenta reducir o abandonar el juego.

3. Ha hecho esfuerzos repetidos para controlar, reducir o abandonar el juego, siempre sin éxito.

4. A menudo tiene la mente ocupada en las apuestas (p. ej. reviviendo continuamente con la imaginación experiencias de apuestas pasadas, condicionando o planificando su próxima apuesta, pensando en formas de conseguir dinero para apostar).

5. A menudo apuesta cuando siente desasosiego (p. ej., desamparo, culpabilidad, ansiedad, depresión).

6. Después de perder dinero en las apuestas, suele volver otro día para intentar ganar ("recuperar" las pérdidas).

7. Miente para ocultar su grado de implicación en el juego.

8. Ha puesto en peligro o ha perdido una relación importante, un empleo o una carrera académica o profesional a causa del juego.

9. Cuenta con los demás para que le den dinero para aliviar su situación financiera desesperada provocada por el juego.

B. Su comportamiento ante el juego no se explica mejor por un episodio maníaco.

Especificar si:

Episódico: Cumple los criterios diagnósticos en más de una ocasión, si bien los síntomas se apaciguan durante varios meses por lo menos entre periodos de trastorno por juego.

Persistente: Experimenta síntomas continuamente, cumple los criterios diagnósticos durante varios años.

Especificar si:

En remisión inicial: Tras haber cumplido previamente todos los criterios del trastorno por juego, no ha cumplido ninguno de ellos durante un mínimo de 3 meses pero sin llegar a 12 meses.

En remisión continuada: Tras haber cumplido previamente todos los criterios del trastorno por juego, no ha cumplido ninguno de ellos durante un periodo de doce meses o más.

Especificar la gravedad actual:

Leve: Cumple 4–5 criterios.

Moderado: Cumple 6–7 criterios.

Grave: Cumple 8–9 criterios.

Trastornos neurocognitivos

Dominios neurocognitivos

Todos los criterios de los distintos trastornos neurocognitivos se basan en dominios cognitivos definidos. La Tabla 1 ofrece una definición de trabajo de cada uno de los dominios clave, algunos ejemplos de síntomas u observaciones sobre problemas en las actividades cotidianas y ejemplos de evaluaciones. Una vez definidos, los dominios, junto con las directrices sobre umbrales clínicos, constituyen la base sobre la que diagnosticar los trastornos neurocognitivos, sus niveles y sus subtipos. En el DSM-5 se ofrece más información.

TABLA 1   Dominios neurocognitivos

Dominio cognitivo	Ejemplos de síntomas u observaciones	Ejemplos de evaluaciones
Atención compleja (atención continua, atención dividida, atención selectiva, velocidad de procesado)	*Mayor:* Tiene importantes dificultades en entornos con múltiples estímulos (TV, radio, conversaciones); cualquier cosa que suceda en su entorno le distrae fácilmente. Incapaz de atender a menos que los impulsos de entrada sean limitados y simplificados. Tiene dificultades para retener la información nueva, como recordar números de teléfono o direcciones que le acaban de dar, o explicar lo que se acaba de decir. Incapaz de hacer cálculos mentales. Invierte más tiempo del habitual en pensar, se le han de simplificar los componentes por procesar, a uno o pocos. *Leve:* Tarda más que antes en hacer las tareas normales. Empieza a encontrar errores en las tareas rutinarias, descubre que el trabajo necesita más comprobaciones que antes. Puede pensar mejor cuando no le distraen otras cosas (radio, TV, otras conversaciones, teléfono móvil, conducir).	*Atención continua:* Mantenimiento de la atención a lo largo del tiempo (p. ej., pulsando un botón cada vez que oye una señal acústica o durante un período de tiempo). *Atención selectiva:* Mantiene la atención a pesar de los estímulos externos y los factores de distracción: debe escuchar cifras y letras que se leen, pero se le pide que cuente sólo las letras. *Atención dividida:* Realizar dos tareas al mismo tiempo: dar golpecitos rápidos a la vez que se aprende una narración que se lee. La velocidad de procesado de cualquier tarea se puede cuantificar cronometrándola (p. ej., tiempo para agrupar bloques de un tipo determinado, tiempo para asociar símbolos con números, velocidad de respuesta, como la velocidad con que se cuenta o en series de tres velocidades).

TABLA 1   Dominios neurocognitivos (cont.)

Dominio cognitivo	Ejemplos de síntomas u observaciones	Ejemplos de evaluaciones
Función ejecutiva (planificación, toma de decisiones, memoria de trabajo, retroinformación o corrección de errores, inhibición/ hábitos predominantes, flexibilidad mental)	*Mayor:* Abandona proyectos complejos. Se tiene que centrar en una tarea cada vez. Tiene que fiarse de otros para planificar las actividades instrumentales de la vida cotidiana o tomar decisiones. *Leve:* Necesita un esfuerzo mayor para acabar proyectos de varias fases. Tiene grandes dificultades con la multitarea o dificultades para retomar una tarea interrumpida por una visita o una llamada telefónica. Se queja de una mayor fatiga provocada por el esfuerzo adicional necesario para organizarse, planificarse y tomar decisiones. A veces dice que las grandes reuniones sociales son más agotadoras o los disfruta poco a causa del gran esfuerzo necesario para seguir las distintas conversaciones.	*Planificación:* Puede encontrar la salida de un laberinto, interpretar una secuencia de imágenes o una disposición de objetos. *Toma de decisiones:* Realización de tareas que valoran el proceso de decisión ante alternativas diversas (p. ej., apuestas simuladas). *Memoria de trabajo:* Capacidad para retener la información durante un período de tiempo breve y manipularla (p. ej., sumar una lista de números o repetir una serie de números o de palabras hacia atrás). *Retroalimentación/utilización de los errores:* Capacidad de aprovechar la retroalimentación para deducir las reglas para resolver un problema. *Inhibición o hábitos predominantes:* Capacidad para escoger una solución más compleja y que requiere más esfuerzo para ser correcta (p. ej., mirar en la dirección contraria a la que indica una flecha, decir el color de las letras de una palabra en lugar de la propia palabra). *Flexibilidad mental o cognitiva:* Capacidad para alternar entre dos conceptos, tareas o reglas de respuesta (p. ej., de números a letras, de respuesta verbal a pulsar una tecla, de sumar números a ordenarlos, de ordenar objetos por tamaño o color).

TABLA 1   Dominios neurocognitivos (cont.)

Dominio cognitivo	Ejemplos de síntomas u observaciones	Ejemplos de evaluaciones
Aprendizaje y memoria (memoria inmediata, memoria reciente [incluidos el recuerdo libre, el recuerdo evocado y la memoria de reconocimiento], memoria a muy largo plazo [semántica, autobiográfica], aprendizaje implícito)	*Mayor:* Se repite en una conversación, a menudo dentro de la misma conversación. No es capaz de seguir una lista breve de artículos para comprar o de planes para el día. Necesita recordatorios frecuentes que le orienten en la tarea que está haciendo. *Leve:* Tiene dificultades para recordar acontecimientos recientes y cada vez depende más de las listas o el calendario. Necesita recuerdos ocasionales o repasos para reconocer los personajes de la película o una novela. Ocasionalmente puede repetirse durante unas semanas con la misma persona. Se olvida de qué facturas están ya pagadas. **Nota:** Excepto en las formas graves de trastorno neurocognitivo marcado, las memorias semántica, autobiográfica e implícita se conservan relativamente bien, comparadas con la memoria reciente.	*Memoria inmediata:* Capacidad para repetir una lista de palabras o de números. **Nota:** A veces la memoria inmediata se incluye en la "Memoria de trabajo" (véase "Función ejecutiva"). *Memoria reciente:* Valora el proceso de codificar información nueva (p. ej., listas de palabras, una narración breve o un diagrama). Los aspectos de la memoria reciente que se pueden comprobar son: 1) el recuerdo libre (se pide a la persona que recuerde el máximo número posible de palabras, diagramas o elementos de una narración), 2) el recuerdo evocado (el examinador ayuda a recordar ofreciendo pistas como "Señala los productos alimenticios de la lista" o "Nombra a todos los niños de la narración") y 3) memoria de reconocimiento (el examinador pregunta cosas concretas, p. ej., "¿Estaba la palabra 'manzana' en la lista?" o "¿Has visto este diagrama o este dibujo?". Otros aspectos de la memoria que pueden evaluarse son la memoria semántica (recuerdos de hechos), memoria autobiográfica (recuerdos de episodios personales o de personas) y el aprendizaje implícito (de procedimientos, aprendizaje inconsciente de habilidades).

TABLA 1 Dominios neurocognitivos *(cont.)*

Dominio cognitivo	Ejemplos de síntomas u observaciones	Ejemplos de evaluaciones
Lenguaje (lenguaje expresivo [incluye nombrar cosas, encontrar palabras, fluidez, gramática y sintaxis] y lenguaje receptivo)	*Mayor:* Tiene dificultades significativas con el lenguaje expresivo o receptivo. A menudo utiliza términos generales como "eso" o "ya sabes a lo que me refiero" y prefiere los pronombres personales a los nombres. Cuando el trastorno es grave, puede que no recuerde ni los nombres de los amigos íntimos o de la familia. Puede mostrar tanto un uso idiosincrásico de las palabras, como errores gramaticales, lenguaje espontáneo o economía del habla. Estereotipia del habla, ecolalia y habla automática, que acostumbran a preceder al mutismo. *Leve:* Tiene claras dificultades para encontrar las palabras. A veces sustituye los términos generales por otros específicos. Los nombres concretos de personas conocidas. Los errores gramaticales consisten en omisiones sutiles o usos incorrectos de artículos, preposiciones, verbos auxiliares, etcétera.	*Lenguaje expresivo:* Nombres confrontados (identificación de objetos o imágenes), fluidez (p. ej., citar el máximo número posible de elementos de una categoría semántica [p.ej., animales] o fonémica [p. ej., palabras que empiecen por F] en 1 minuto). *Gramática y sintaxis (omisiones o usos incorrectos de artículos, preposiciones, verbos auxiliares, etc.):* los errores observados durante las pruebas de nombres y de fluidez se comparan con los valores normales para valorar la frecuencia de los errores y compararla con los lapsus linguae. *Lenguaje receptivo:* Comprensión (definición de palabras y señalar objetos con estímulos animados e inanimados): realizar acciones o actividades según órdenes verbales.

TABLA 1 Dominios neurocognitivos *(cont.)*

Dominio cognitivo	Ejemplos de síntomas u observaciones	Ejemplos de evaluaciones
Habilidades perceptuales motoras (incluye las habilidades denominadas con los términos *percepción visual, habilidades visuoconstructivas, perceptuales motoras, praxis y gnosis*)	*Mayor:* Tiene dificultades significativas con actividades que antes le eran familiares (utilizar herramientas, conducir), desenvolverse en entornos familiares, a menudo más confuso en la penumbra, cuando las sombras y la luz escasa alteran la percepción. *Leve:* Suele depender más de los mapas o de otra gente para encontrar direcciones. Utiliza notas y sigue a otros para ir a un sitio nuevo. A veces se pierde o da vueltas cuando no se concentra en una tarea. Es menos preciso al aparcar. Tiene que hacer un esfuerzo mayor en las tareas espaciales, como carpintería, montar cosas, coser o hacer punto.	*Percepción visual:* Se puede recurrir a tareas de bisección con líneas para detectar defectos visuales básicos o falta de atención. Tareas de percepción sin movilidad (como el reconocimiento facial) que requieran la identificación o la coincidencia de imágenes; mejor si no pueden expresarse verbalmente (p. ej., las imágenes no son objetos); algunas requieren la decisión de si una figura puede ser "real" o no en función de sus dimensiones. *Habilidad visuoconstructiva:* Construcción de elementos que requieren una coordinación entre las manos y la vista, como dibujar, copiar o hacer construcciones de bloques. *Habilidades perceptuales motoras:* Integrar la percepción con un movimiento que tenga una finalidad (p. ej., insertar bloques en un tablero de formas sin ayudas visuales, insertar rápidamente unos palitos en un tablero perforado). *Praxis:* Integridad de movimientos aprendidos, como la capacidad de imitar gestos (decir adiós) o el uso de objetos a demanda ("Muéstreme como usarías un martillo"). *Gnosis:* Integridad perceptual de la conciencia y el reconocimiento, como reconocimiento de caras y colores.

TABLA 1 Dominios neurocognitivos (cont.)

Dominio cognitivo	Ejemplos de síntomas u observaciones	Ejemplos de evaluaciones
Reconocimiento social (reconocimiento de emociones, teoría de la mente)	*Mayor:* Comportamientos claramente alejados de lo socialmente aceptable, muestra insensibilidad ante las normas sociales de corrección en el vestir o en los temas de conversación políticos, religiosos o sexuales. Se centra excesivamente en un tema a pesar de la falta de interés del grupo o aunque se lo digan directamente. Intenciones y comportamientos sin tener en cuenta a la familia ni a los amigos. Toma decisiones sin tener en cuenta la seguridad (p. ej., vestimenta inadecuada para el tiempo o la situación social). Habitualmente presta poca atención a estos cambios. *Leve:* Presenta cambios sutiles de comportamiento o de actitud, a menudo descritos como un cambio de personalidad, como una menor capacidad para identificar claves sociales o leer expresiones faciales, menor empatía, mayor extraversión o introversión, menor inhibición o apatía o nerviosismo sutiles o episódicos.	*Reconocimiento de emociones:* Identificación de la emoción en imágenes de caras que representan diversas emociones tanto positivas como negativas. *Teoría de la mente:* Capacidad para considerar el estado mental de otra persona (pensamientos, deseos, intenciones) o su experiencia; fichas con preguntas para obtener información sobre el estado mental del individuo retratado, como por ejemplo, "¿Dónde buscará la niña el bolso perdido?" o "¿Por qué está triste el niño?".

Delirium

A. Una alteración de la atención (p. ej., capacidad reducida para dirigir, centrar, mantener o desviar la atención) y la conciencia (orientación reducida al entorno).

B. La alteración aparece en poco tiempo (habitualmente unas horas o pocos días), constituye un cambio respecto a la atención y conciencia iniciales y su gravedad tiende a fluctuar a lo largo del día.

C. Una alteración cognitiva adicional (p. ej., déficit de memoria, de orientación, de lenguaje, de la capacidad visoespacial o de la percepción).

D. Las alteraciones de los Criterios A y C no se explican mejor por otra alteración neurocognitiva preexistente, establecida o en curso, ni suceden en el contexto de un nivel de estimulación extremadamente reducido, como sería el coma.

E. En la anamnesis, la exploración física o los análisis clínicos se obtienen evidencias de que la alteración es una consecuencia fisiológica directa de otra afección médica, una intoxicación o una abstinencia por una sustancia (p. ej., debida a un consumo de drogas o a un medicamento), una exposición a una toxina o se debe a múltiples etiologías.

Especificar si:

Delirium por intoxicación por sustancias: Este diagnóstico debe establecerse en lugar de un diagnóstico de intoxicación por una sustancia cuando los síntomas de los Criterios A y C predominen en el cuadro clínico y sean suficientemente graves para exigir atención clínica.

Nota de codificación: En la tabla siguiente se indican los códigos CIE-9-MC y CIE-10-MC para el delirium por intoxicación [sustancia específica]. Obsérvese que el código CIE-10-MC depende de si existe o no algún trastorno por consumo concurrente de una sustancia de la misma clase. Si existe algún trastorno concurrente leve por consumo de una sustancia junto con el delirium por intoxicación con la sustancia, el carácter en 4ª posición será "1" y el clínico hará constar "trastorno leve por consumo [de sustancia]" delante del delirium por intoxicación con la sustancia (p ej., "trastorno leve por consumo de cocaína con delirium por intoxicación inducido por la cocaína"). Si existe un trastorno concurrente moderado o grave por consumo de una sustancia junto con el delirium por intoxicación con la sustancia, el carácter en 4ª posición será "2" y el clínico hará constar "trastorno moderado por consumo [de sustancia]" o "trastorno grave por consumo [de sustancia]", dependiendo de la gravedad del trastorno concurrente por consumo de una sustancia. Si no existe un trastorno concurrente por consumo de una sustancia (p ej., después de un consumo fuerte puntual de la sustancia), entonces el carácter en 4ª posición será "9" y el clínico solamente hará constar el delirium por intoxicación con la sustancia.

Delirium por abstinencia de sustancia: Este diagnóstico solamente debe establecerse en lugar de un diagnóstico de síndrome de abstinencia de una sustancia cuando los síntomas de los Criterios A y C predominen en el cuadro clínico y sean suficientemente graves para exigir atención clínica.

Codificar delirium por abstinencia de [sustancia específica]: **291.0 (F10.231)** alcohol; **292.0 (F11.23)** opiáceo; **292.0 (F13.231)** sedante, hipnótico o ansiolítico; **292.0 (F19.231)** otra sustancia o medicamento (o sustancia o medicamento desconocido).

Delirium inducido por medicamento: Este diagnóstico se aplica cuando los síntomas de los Criterios A y C surgen como efecto secundario de un medicamento tomado con receta.

Nota de codificación: El código CIE-9-MC para un delirium inducido por [medicamento específico] es **292.81**. El código CIE-10-MC dependerá del tipo de medicamento. Si el medicamento es un opiáceo tomado como se ha recetado, el código es **F11.921**. Si el medicamento es un sedante, hipnótico o ansiolítico tomado como se ha recetado, el código es **F13.921**. Si el medicamento es una sustancia anfetamínica u otro estimulante tomado como se ha recetado, el código es **F15.921**. Para los medicamentos que no pueden incluirse en ninguna de estas clases (p. ej., dexameta-

	CIE-9-MC	CIE-10-MC		
		Con trastorno por consumo, leve	Con trastorno por consumo, moderado o grave	Sin trastorno por consumo
Alcohol	291.0	F10.121	F10.221	F10.921
Cannabis	292.81	F12.121	F12.221	F12.921
Fenciclidina	292.81	F16.121	F16.221	F16.921
Otro alucinógeno	292.81	F16.121	F16.221	F16.921
Inhalante	292.81	F18.121	F18.221	F18.921
Opiáceo	292.81	F11.121	F11.221	F11.921
Sedante, hipnótico o ansiolítico	292.81	F13.121	F13.221	F13.921
Anfetamina (u otro estimulante)	292.81	F15.121	F15.221	F15.921
Cocaína	292.81	F14.121	F14.221	F14.921
Otras sustancia (o sustancia desconocida)	292.81	F19.121	F19.221	F19.921

sona) y en los casos en que se considere que una sustancia es un factor etiológico pero se desconoce la clase específica, el código es **F19.921.**

293.0 (F05) Delirium debido a otra afección médica: En la anamnesis, la exploración física o los análisis clínicos se obtienen evidencias de que la alteración puede atribuirse a una consecuencia fisiológica de otra afección médica.

Nota de codificación: Incluya el nombre de la otra afección médica en el nombre del delirium (p. ej., 293.0 [F05] delirium debido a una encefalopatía hepática). La otra afección médica también se debe codificar y citar por separado inmediatamente antes del delirium debido a ella (p. ej., 572.2 [K72.90] encefalopatía hepática; 293.0 [F05] delirium debido a una encefalopatía hepática).

293.0 (F05) Delirium debido a etiologías múltiples: En la anamnesis, en la exploración física o en los análisis clínicos se obtienen evidencias de que el delirium tiene más de una etiología (p. ej., más de una afección médica etiológica, otra afección médica más una intoxicación por una sustancia o un efecto secundario de un medicamento).

Nota de codificación: Utilice varios códigos separados para indicar las etiologías específicas del delirium (p. ej., 572.2 [K72.90] encefalopatía hepática; 293.0 [F05] delirium debido a una insuficiencia hepática; 291.0 [F10.231] delirium por abstinencia alcohólica). Obsérvese que la afección médica etiológica aparece tanto con un código separado que precede al código del delirium, como citada en el delirium a causa de otra afección médica.

Especificar si:

Agudo: Dura unas horas o días.

Persistente: Dura semanas o meses.

Especificar si:

Hiperactivo: El individuo tiene un nivel hiperactivo de actividad psicomotora que puede ir acompañado de humor lábil, agitación o rechazo a cooperar con su asistencia médica.

Hipoactivo: El individuo tiene un nivel hipoactivo de actividad psicomotora que puede ir acompañado de lentitud y aletargamiento próximos al estupor.

Nivel de actividad mixto: El individuo tiene un nivel normal de actividad psicomotora aunque la atención y la percepción estén alteradas. También incluye de individuos cuyo nivel de actividad fluctúa rápidamente.

Procedimientos de registro

Delirium por intoxicación por sustancias.

CIE-9-MC. El nombre del delirium por intoxicación con una sustancia o medicamento comienza con la sustancia específica que se supone que es la causante del delirium (p. ej., cocaína, dexametasona). El código diagnóstico se selecciona de la tabla incluida en el grupo de criterios, que se basa en la clase de sustancia. Para sustancias que no se ajustan a ninguna de las clases (p. ej., dexametasona), se utilizará el código "otra sustancia" y en los casos en que se considere que una sustancia es un factor etiológico pero se desconoce la clase específica de sustancia, se utilizará la categoría "sustancia desconocida".

El nombre del trastorno va seguido del curso (es decir, agudo, persistente) y por el especificador que indica el nivel de actividad psicomotora (es decir, hiperactivo, hipoactivo, nivel de actividad mixto). A diferencia de los procedimientos de registro de la CIE-10-MC, que combina en un mismo código el delirium por intoxicación con una sustancia o medicamento y el trastorno por por consumo de sustancias, en la CIE-9-MC se utiliza un código diagnóstico aparte para el trastorno por consumo de sustancias. Por ejemplo, en el caso de un delirium por intoxicación, agudo e hiperactivo, en un individuo con un trastorno grave por consumo de cocaína, el diagnóstico es 292.81 delirium por intoxicación con cocaína, agudo, hiperactivo. También se hace constar un diagnóstico adicional 304.20 trastorno grave por consumo de cocaína. Si el delirium por intoxicación sucede sin que exista un trastorno concurrente por consumo de sustancia (es decir, después de un consumo fuerte puntual de una sustancia), no se anota ningún trastorno concurrente por consumo de sustancia (p. ej., 292.81 delirium por intoxicación con fenciclidina, agudo, hipoactivo).

CIE-10-MC. El nombre del delirium por intoxicación con sustancias/medicamentos comienza con la sustancia específica (p. ej., cocaína, dexametasona) que se supone que es la causante del delirium. El código diagnóstico se selecciona de la tabla incluida en el grupo de criterios, que se basa en la clase de sustancia y en la presencia o ausencia de un trastorno concurrente por consumo de sustancias. Para sustancias que no se ajustan a ninguna de las clases (p. ej., dexametasona), se utilizará el código "otra sustancia" y en los casos en que se considere que una sustancia es un factor etiológico pero se desconoce la clase específica de sustancia, se utilizará la categoría "sustancia desconocida".

Para registrar el nombre del trastorno, se indica en primer lugar el trastorno concurrente por consumo de sustancias (si existe) y a continuación la palabra "con", seguida del nombre del delirium por intoxicación de sustancias, seguida por el curso (es decir, agudo, persistente) y por el especificador que indica el nivel de actividad psicomotora (es decir, hiperactivo, hipoactivo, nivel de actividad mixto). Por ejemplo, en el caso de un delirium por intoxicación, agudo e hiperactivo, en un individuo con un trastorno grave por consumo de cocaína, el diagnóstico es F14.221 trastorno grave por consumo de cocaína con delirium por intoxicación con cocaína, agudo, hiperactivo. No se utiliza un diagnóstico aparte del trastorno concurrente grave por consumo de cocaína. Si el delirium por intoxicación se produce sin un trastorno concurrente por consumo de sustancias (es decir, después de un consumo fuerte puntual de la sustancia), no se hace constar el trastorno acompañante por consumo de sustancias (p. ej., F16.921 delirium por intoxicación con fenciclidina, agudo hipoactivo).

Delirium por abstinencia de sustancias.

CIE-9-MC. El nombre del delirium por abstinencia de una sustancia o medicamento empieza con la sustancia específica que se supone que está provocándolo (p. ej., alcohol). El código diagnóstico se escoge de los códigos específicos de cada sustancia incluidos en la nota de codificación del conjunto de criterios. El nombre del trastorno va seguido del curso (es decir, agudo, persistente) y por el especificador que indica el nivel de actividad psicomotora (es decir, hiperactivo, hipoactivo, nivel de actividad mixto). A diferencia del método de registro de la CIE-10-MC, que combina en un único código el delirium por abstinencia de una sustancia o medicamento con el trastorno por consumo de una sustancia, en la CIE-9-MC se utiliza un código diagnóstico distinto para el trastorno por consumo de la sustancia. Por ejemplo, en el caso de un delirium por abstinencia agudo e hiperactivo que sucediera en un hombre con un trastorno grave por consumo de alcohol, el diagnóstico sería 291.0 delirium por trastorno grave por consumo de alcohol, agudo e hiperactivo. También se añade un diagnóstico adicional de 303.90 trastorno grave por consumo de alcohol.

CIE-10-MC. El nombre del delirium por abstinencia de una sustancia o medicamento empieza con la sustancia específica que se supone que está provocándolo (p. ej., alcohol). El código diagnóstico se escoge de los códigos específicos de cada sustancia incluidos en la nota de codificación del conjunto de criterios. Cuando se registra el nombre del trastorno, se indica en primer lugar el trastorno concurrente por consumo moderado o grave de la sustancia (si existe), seguido de la palabra "con", seguida del nombre del delirium por abstinencia de la sustancia, seguida por el curso (es decir, agudo, persistente) y por el especificador que indica el nivel de actividad psicomotora (es decir, hiperactivo, hipoactivo, nivel de actividad mixto). Por ejemplo, en el caso de un delirium por abstinencia agudo e hiperactivo que sucediera en un hombre con un trastorno grave por consumo de alcohol, el diagnóstico sería F10.231 trastorno grave por consumo de alcohol con delirium por abstinencia alcohólica, agudo e hiperactivo. No se indica un diagnóstico separado para el trastorno grave por consumo de alcohol.

Delirium inducido por medicamentos. El nombre del delirium por intoxicación con un medicamento empieza con la sustancia específica que se considera la causante del delirium (p. ej., dexametasona). El nombre del trastorno va seguido del curso (es decir, agudo, persistente) y por el especificador que indica el nivel de actividad psicomotora (es decir, hiperactivo, hipoactivo, nivel de actividad mixto). Por ejemplo, en el caso de un delirium inducido por un medicamento, agudo e hiperactivo, que apareciera en un hombre tratado con dexametasona como se le ha recetado, el diagnóstico es 292.81 (F19.921) delirium inducido por dexametasona, agudo e hiperactivo.

Otro delirium especificado

780.09 (R41.0)

Esta categoría se aplica a las presentaciones en las que predominan los síntomas característicos de un delirium, que provocan un malestar clínicamente significativo o deterioro en lo social, laboral u otras áreas importantes del funcionamiento, pero que no cumplen todos los criterios del delirium ni de ninguno de los trastornos de la categoría diagnóstica de los trastornos neurocognitivos. La categoría de otro delirium especificado se utiliza en situaciones en las que el clínico desea comunicar el motivo específico por el que el cuadro clínico no cumple los criterios de ningún delirium ni ningún trastorno neurocognitivo específico. Se anota "Otro delirium especificado" seguido del motivo específico (p. ej., "Delirium atenuado").

Un ejemplo de un cuadro clínico que puede especificarse utilizando la designación de "otro especificado" es el siguiente:

Delirium atenuado: Este síndrome se aplica en los casos de delirium en que la gravedad del trastorno cognitivo se queda corto con respecto a lo que exige el diagnóstico, o bien cumple algunos de los criterios diagnósticos del delirium pero no todos.

Delirium no especificado

780.09 (R41.0)

Esta categoría se aplica a los cuadros clínicos en los que predominan los síntomas característicos de un delirium, que provocan un malestar clínicamente significativo o deterioro en lo social, laboral u otras áreas importantes del funcionamiento, pero que no cumplen todos los criterios del delirium ni de ninguno de los trastornos de la categoría diagnóstica de los trastornos neurocognitivos. La categoría del delirium no especificado se utiliza en situaciones en las que el clínico opta por no especificar el motivo de incumplimiento de los criterios de delirium, e incluye presentaciones en las que no existe suficiente información para hacer un diagnóstico más específico (p. ej., en las salas de urgencias).

Trastornos neurocognitivos mayores y leves

Trastorno neurocognitivo mayor

A. Evidencias de un declive cognitivo significativo comparado con el nivel previo de rendimiento en uno o más dominios cognitivos (atención compleja, función ejecutiva, aprendizaje y memoria, lenguaje, habilidad perceptual motora o cognición social) basadas en:

1. Preocupación en el propio individuo, en un informante que le conoce o en el clínico, porque ha habido un declive significativo en una función cognitiva y

2. Un deterioro sustancial del rendimiento cognitivo, preferentemente documentado por un test neuropsicológico estandarizado o, en su defecto, por otra evaluación clínica cuantitativa.

B. Los déficits cognitivos interfieren con la autonomía del individuo en las actividades cotidianas (es decir, por lo menos necesita asistencia con las actividades instrumentales complejas de la vida diaria, como pagar facturas o cumplir los tratamientos).

C. Los déficits cognitivos no ocurren exclusivamente en el contexto de un delirium.

D. Los déficits cognitivos no se explican mejor por otro trastorno mental (p. ej., trastorno depresivo mayor, esquizofrenia).

Especificar si debido a:

Enfermedad de Alzheimer (págs. 337, 341–342)

Degeneración del lóbulo frontotemporal (págs. 342–344)

Enfermedad por cuerpos de Lewy (págs. 344–345)

Enfermedad vascular (págs. 345–346)

Traumatismo cerebral (págs. 347–348)

Consumo de sustancia o medicamento (págs. 348–352)

Infección por VIH (págs. 352–353)

Enfermedad por priones (págs. 353–354)

Enfermedad de Parkinson (págs. 354–355)
Enfermedad de Huntington (págs. 355–356)
Otra afección médica (pág. 356)
Etiologías múltiples (págs. 357–358)
No especificado (pág. 358)

Nota de codificación: Código basado en una etiología médica o de una sustancia. En algunos casos existe la necesidad de usar un código adicional para un problema médico etiológico, que debe preceder inmediatamente al código del diagnóstico del trastorno neurocognitivo mayor, como se muestra en la tabla de las páginas 338–340.

Especificar:

Sin alteración del comportamiento: Si el trastorno cognitivo no va acompañado de ninguna alteración del comportamiento clínicamente significativa.

Con alteración del comportamiento *(especificar la alteración):* Si el trastorno cognitivo va acompañado de una alteración del comportamiento clínicamente significativa (p. ej., síntomas psicóticos, alteración del estado de ánimo, agitación, apatía u otros síntomas comportamentales).

Especificar la gravedad actual:

Leve: Dificultades con las actividades instrumentales cotidianas (p. ej., tareas del hogar, gestión del dinero).

Moderado: Dificultades con las actividades básicas cotidianas (p. ej., comer, vestirse).

Grave: Totalmente dependiente.

Trastorno neurocognitivo leve

A. Evidencias de un declive cognitivo moderado comparado con el nivel previo de rendimiento en uno o más dominios cognitivos (atención compleja, función ejecutiva, aprendizaje y memoria, lenguaje, habilidad perceptual motora o cognición social) basadas en:

1. Preocupación en el propio individuo, en un informante que le conoce o en el clínico, porque ha habido un declive significativo en una función cognitiva y

2. Un deterioro moderado del rendimiento cognitivo, preferentemente documentado por un test neuropsicológico estandarizado o, en su defecto, por otra evaluación clínica cuantitativa.

B. Los déficits cognitivos no interfieren en la capacidad de independencia en las actividades cotidianas (p. ej., conserva las actividades instrumentales complejas de la vida diaria, como pagar facturas o seguir los tratamientos, pero necesita hacer un mayor esfuerzo, o recurrir a estrategias de compensación o de adaptación).

C. Los déficits cognitivos no ocurren exclusivamente en el contexto de un delirium.

D. Los déficits cognitivos no se explican mejor por otro trastorno mental (p. ej., trastorno depresivo mayor, esquizofrenia).

Especificar si debido a:

Enfermedad de Alzheimer (págs. 337, 341–342)

Degeneración del lóbulo frontotemporal (págs. 342–344)

Enfermedad por cuerpos de Lewy (págs. 344–345)

Enfermedad vascular (págs. 345–346)

Traumatismo cerebral (págs. 347–348)

Consumo de sustancia o medicamento (págs. 348–352)

Infección por VIH (págs. 352–353)

Enfermedad por priones (págs. 353–354)

Enfermedad de Parkinson (págs. 354–355)

Enfermedad de Huntington (págs. 355–356)

Otra afección médica (pág. 356)

Etiologías múltiples (págs. 357–358)

No especificado (pág. 358)

Nota de codificación: Para un trastorno neurocognitivo leve debido a cualquiera de las etiologías médicas citadas, aplicar el código **331.83 (G31.84).** *No* usar códigos adicionales para las supuestas afecciones médicas etiológicas. Para un trastorno neurocognitivo leve inducido por una sustancia o un medicamento, aplicar el código en base al tipo de sustancia. Véase "Trastorno neurocognitivo mayor o leve inducido por una sustancia o un medicamento". Para un trastorno neurocognitivo leve no especificado aplicar el código **799.59 (R41.9).**

Especificar:

Sin alteración del comportamiento: Si el trastorno cognitivo no va acompañado de ninguna alteración del comportamiento clínicamente significativa.

Con alteración del comportamiento *(especificar la alteración):* Si el trastorno cognitivo va acompañado de una alteración del comportamiento clínicamente significativa (p. ej., síntomas psicóticos, alteración del estado de ánimo, agitación, apatía u otros síntomas comportamentales).

Trastorno neurocognitivo mayor o leve debido a la enfermedad de Alzheimer

A. Se cumplen los criterios de un trastorno neurocognitivo mayor o leve.

B. Presenta un inicio insidioso y una progresión gradual del trastorno en uno o más dominios cognitivos (en el trastorno neurocognitivo mayor tienen que estar afectados por lo menos dos dominios).

C. Se cumplen los criterios de la enfermedad de Alzheimer probable o posible, como sigue:

Para el trastorno neurocognitivo mayor:

Se diagnostica la **enfermedad de Alzheimer probable** si aparece algo de lo siguiente; en caso contrario, debe diagnosticarse la **enfermedad de Alzheimer posible.**

1. Evidencias de una mutación genética causante de la enfermedad de Alzheimer en los antecedentes familiares o en pruebas genéticas.

2. Aparecen los tres siguientes:

   a. Evidencias claras de un declive de la memoria y del aprendizaje, y por lo menos de otro dominio cognitivo (basada en una anamnesis detallada o en pruebas neuropsicológicas seriadas).

   b. Declive progresivo, gradual y constante de la capacidad cognitiva sin mesetas prolongadas.

Subtipo etiológico	Código médico etiológico asociado al trastorno neurocognitivo mayor[a]	Código del trastorno neurocognitivo mayor[b]	Código del trastorno neurocognitivo leve[c]
Enfermedad de Alzheimer	331.0 (G30.9)	294.1x (F02.8x)	331.83 (G31.84) (No usar un código adicional para la enfermedad de Alzheimer).
Degeneración del lóbulo fronto-temporal	331.19 (G31.09)	294.1x (F02.8x)	331.83 (G31.84) (No usar un código adicional para la degeneración frontotemporal).
Enfermedad por cuerpos de Lewy	331.82 (G31.83)	294.1x (F02.8x)	331.83 (G31.84) (No usar un código adicional para la enfermedad por cuerpos de Lewy).
Enfermedad vascular	Ningún código médico adicional	290.40 (F01.5x)	331.83 (G31.84) (No usar un código adicional para la enfermedad vascular).
Traumatismo cerebral	907.0 (S06.2X9S)	294.1x (F02.8x)	331.83 (G31.84) (No usar un código adicional para el traumatismo cerebral).

Subtipo etiológico	Código médico etiológico asociado al trastorno neurocognitivo mayor[a]	Código del trastorno neurocognitivo mayor[b]	Código del trastorno neurocognitivo leve[c]
Intoxicación por sustancias o medicamentos	Ningún código médico adicional	El código depende del tipo de sustancia causante del trastorno neurocognitivo mayor[c, d]	El código depende del tipo de sustancia causante del trastorno neurocognitivo leve[d]
Infección por VIH	042 (B20)	294.1x (F02.8x)	331.83 (G31.84) (No usar un código adicional para la infección por VIH).
Enfermedad por priones	046.79 (A81.9)	294.1x (F02.8x)	331.83 (G31.84) (No usar un código adicional para una Enfermedad por priones).
Enfermedad de Parkinson	332.0 (G20)	294.1x (F02.8x)	331.83 (G31.84) (No usar un código adicional para la enfermedad de Parkinson).
Enfermedad de Huntington	333.4 (G10)	294.1x (F02.8x)	331.83 (G31.84) (No usar un código adicional para la enfermedad de Huntington).

Subtipo etiológico	Código médico etiológico asociado al trastorno neurocognitivo mayor[a]	Código del trastorno neurocognitivo mayor[b]	Código del trastorno neurocognitivo leve[c]
Debido a otra afección médica	Codificar primero la otra afección médica (p. ej., 340 [G35] esclerosis múltiple)	294.1x (F02.8x)	331.83 (G31.84) (No usar códigos adicionales para las supuestas afecciones médicas etiológicas).
Debido a etiologías múltiples	Codificar primero todas las afecciones médicas etiológicas (con excepción de la enfermedad vascular)	294.1x (F02.8x) (Más el código correspondiente de los trastornos neurocognitivos mayores inducidos por una sustancia/medicamento, si la sustancia o medicamento intervienen en la etiología).	331.83 (G31.84) (Más el código correspondiente de los trastornos neurocognitivos leves inducidos por una sustancia/medicamento, si la sustancia o medicamento intervienen en la etiología. No usar códigos adicionales para las supuestas afecciones médicas etiológicas).
Trastorno neurocognitivo no especificado	Ningún código médico adicional	799.59 (R41.9)	799.59 (R41.9)

[a]Codificar en primer lugar, antes del código del trastorno neurocognitivo mayor.
[b]Codificar el quinto carácter en función del especificador de síntoma: .x0 sin alteración del comportamiento; x1 con alteración del comportamiento (p. ej., síntomas psicóticos, alteración del estado de ánimo, agitación, apatía u otros síntomas del comportamiento).
Nota: No se puede codificar especificador de alteración del comportamiento pero debería indicarse por escrito.
[c]Véase "Trastorno neurocognitivo mayor o leve inducido por sustancias o medicamentos."

c. Sin evidencias de una etiología mixta (es decir, ausencia de cualquier otra enfermedad neurodegenerativa o cerebrovascular, otra enfermedad neurológica, mental o sistémica, o cualquier otra afección con probabilidades de contribuir al declive cognitivo).

Para un trastorno neurocognitivo leve:

Se diagnostica la **enfermedad de Alzheimer probable** si se detecta una evidencia de mutación genética causante de la enfermedad de Alzheimer mediante una prueba genética o en los antecedentes familiares.

Se diagnostica la **enfermedad de Alzheimer posible** si no se detecta ninguna evidencia de mutación genética causante de la enfermedad de Alzheimer mediante una prueba genética o en los antecedentes familiares y aparecen los tres siguientes:

1. Evidencias claras de declive de la memoria y el aprendizaje.
2. Declive progresivo, gradual y constante de la capacidad cognitiva sin mesetas prolongadas.
3. Sin evidencias de una etiología mixta (es decir, ausencia de cualquier otra enfermedad neurodegenerativa o cerebrovascular, otra enfermedad neurológica o sistémica, o cualquier otra afección con probabilidades de contribuir al declive cognitivo).

D. Lal alteración no se explica mejor por una enfermedad cerebrovascular, otra enfermedad neurodegenerativa, los efectos de una sustancia o algún otro trastorno mental, neurológico o sistémico.

Nota de codificación: Para un trastorno neurocognitivo mayor probable debido a la enfermedad de Alzheimer, con alteración del comportamiento, codificar primero **331.0 (G30.9)** enfermedad de Alzheimer, seguido de **294.11 (F02.81).** Para un trastorno neurocognitivo mayor probable debido a la enfermedad de Alzheimer, sin alteración del comportamiento, codificar primero **331.0 (G30.9)** enfermedad de Alzheimer, seguido de **294.10 (F02.80)**.

Para un trastorno neurocognitivo mayor posible debido a la enfermedad de Alzheimer, con alteración del comportamiento, codificar primero **331.0 (G30.9)** enfermedad de Alzheimer, seguido de **294.11 (F02.81).** Para un trastorno neurocognitivo mayor posible debido a la enfermedad de Alzheimer, sin alteración del comportamiento, codificar primero **331.0 (G30.9)** enfermedad de Alzheimer, seguido de **294.10 (F02.80).**

Para un trastorno neurocognitivo leve debido a la enfermedad de Alzheimer, codificar **331.83 (G31.84).** (**Nota:** *No* aplicar el código adicional de la enfermedad de Alzheimer. La alteración del comportamiento no puede codificarse, pero aún así debería indicarse por escrito.)

Trastorno neurocognitivo frontotemporal mayor o leve

A. Se cumplen los criterios de un trastorno neurocognitivo mayor o leve.

B. El trastorno presenta un inicio insidioso y una progresión gradual.

C. Aparece (1) o (2):

    1. Variante de comportamiento:

        a. Tres o más de los siguientes síntomas comportamentales:

            i. Desinhibición del comportamiento.

            ii. Apatía o inercia.

            iii. Pérdida de simpatía o empatía.

            iv. Comportamiento conservador, estereotipado o compulsivo y ritualista.

            v. Hiperoralidad y cambios dietéticos.

        b. Declive destacado de la cognición social o de las capacidades ejecutivas.

    2. Variante de lenguaje:

        a. Declive destacado de la habilidad para usar el lenguaje, ya sea en forma de producción del habla, elección de las palabras, denominación de objetos, gramática o comprensión de las palabras.

D. Ausencia relativa de las funciones perceptual motora, de aprendizaje y memoria.

E. La alteración no se explica mejor por una enfermedad cerebrovascular, otra enfermedad neurodegenerativa, los efectos de una sustancia o algún otro trastorno mental, neurológico o sistémico.

Se diagnostica un **trastorno neurocognitivo frontotemporal probable** si aparece algo de lo siguiente; en caso contrario se diagnosticará un **trastorno neurocognitivo frontotemporal posible**:

1. Evidencias de una mutación genética causante de un trastorno neurocognitivo frontotemporal, ya sea en los antecedentes familiares o con una prueba genética.

2. Evidencias de una afección desproporcionada del lóbulo frontal o temporal en el diagnóstico por neuroimagen.

Se diagnostica un **trastorno neurocognitivo frontotemporal posible** si no hay evidencias de una mutación genética y no se ha hecho un diagnóstico por la imagen neurológica.

Nota de codificación: Para un trastorno neurocognitivo mayor probable debido a una degeneración del lóbulo frontotemporal, con alteración del comportamiento, codificar primero **331.19 (G31.09)** enfermedad frontotemporal, seguido de **294.11 (F02.81).** Para un trastorno neurocognitivo mayor probable debido a una degeneración del lóbulo frontotemporal, sin alteración del comportamiento, codificar primero **331.19 (G31.09)** enfermedad frontotemporal, seguido de **294.10 (F02.80).**

Para un trastorno neurocognitivo mayor posible debido a una degeneración del lóbulo frontotemporal, con alteración del comportamiento, codificar primero **331.19 (G31.09)** enfermedad frontotemporal, seguido de **294.11 (F02.81).** Para un trastorno neurocognitivo mayor posible debido a una degeneración del lóbulo frontotemporal, sin alteración del comportamiento, codificar primero **331.19 (G31.09)** enfermedad frontotemporal, seguido de **294.10 (F02.80).**

Para un trastorno neurocognitivo leve debido a una degeneración del lóbulo frontotemporal, codificar **331.83 (G31.84).** (**Nota:** No usar un código adicional para la enfermedad frontotemporal. La alteración del comportamiento no puede codificarse, pero aún así debería indicarse por escrito.)

Trastorno neurocognitivo mayor o leve con cuerpos de Lewy

A. Se cumplen los criterios de un trastorno neurocognitivo mayor o leve.

B. El trastorno presenta un inicio insidioso y una progresión gradual.

C. El trastorno cumple una combinación de características diagnósticas esenciales y características diagnósticas sugestivas de un trastorno neurocognitivo probable o posible con cuerpos de Lewy.

Se diagnostica un trastorno neurocognitivo mayor o leve probable, con cuerpos de Lewy cuando el individuo presenta dos características esenciales o una característica sugestiva y una o más características esenciales. Se diagnostica un **trastorno neurocognitivo mayor o leve posible, con cuerpos de Lewy** cuando el individuo presenta solamente una característica esencial o una o más características sugestivas.

1. Características diagnósticas esenciales:

    a. Cognición fluctuante con variaciones pronunciadas de la atención y el estado de alerta.

    b. Alucinaciones visuales recurrentes bien informadas y detalladas.

    c. Características espontáneas de parkinsonismo, con inicio posterior a la evolución del declive cognitivo.

2. Características diagnósticas sugestiva:

    a. Cumple el criterio de trastorno del comportamiento del sueño REM.

    b. Sensibilidad neuroléptica grave.

D. La alteración no se explica mejor por una enfermedad cerebrovascular, otra enfermedad neurodegenerativa, los efectos de una sustancia o algún otro trastorno mental, neurológico o sistémico.

Nota de codificación: Para un trastorno neurocognitivo mayor probable con cuerpos de Lewy, con alteración del comportamiento, codificar primero **331.82 (G31.83)** degeneración por cuerpos de Lewy, seguida de **294.11 (F02.81).** Para un trastorno neurocognitivo mayor probable con cuerpos de Lewy, sin alteración del comportamiento, codificar primero **331.82 (G31.83)** degeneración por cuerpos de Lewy, seguida de **294.10 (F02.80).**

Para un trastorno neurocognitivo mayor posible con cuerpos de Lewy, con alteración del comportamiento, codificar primero **331.82 (G31.83)** enfermedad con cuerpos de Lewy, seguido de **294.11 (F02.81).** Para un trastorno neurocognitivo mayor posible con cuerpos de Lewy, sin alteración del comportamiento, codificar primero **331.82 (G31.83)** enfermedad con cuerpos de Lewy, seguido de **294.10 (F02.80).**

Para un trastorno neurocognitivo leve con cuerpos de Lewy, codificar **331.83 (G31.84)**. (**Nota:** *No* usar un código adicional para la enfermedad por cuerpos de Lewy. La alteración del comportamiento no puede codificarse pero aún así debería indicarse por escrito.)

Trastorno neurocognitivo vascular mayor o leve

A. Se cumplen los criterios de un trastorno neurocognitivo mayor o leve.

B. La sintomatología clínica es compatible con una etiología vascular como lo sugiere cualquiera de los siguientes criterios:

1. El inicio de los déficits cognitivos presenta una relación temporal con uno o más episodios de tipo cerebrovascular.

2. Las evidencias del declive son notables en la atención compleja (incluida la velocidad de procesamiento) y en la función frontal ejecutiva.

C. Existen evidencias de la presencia de una enfermedad cerebrovascular en la anamnesis, en la exploración física o en el diagnóstico por neuroimagen, consideradas suficientes para explicar los déficits neurocognitivos.

D. Los síntomas no se explican mejor con otra enfermedad cerebral o trastorno sistémico.

Se diagnostica un **trastorno neurocognitivo vascular probable** si aparece alguno de los siguientes criterios, pero en caso contrario se diagnosticará un **trastorno neurocognitivo vascular posible**:

1. Los criterios clínicos se respaldan con evidencias de diagnóstico por la imagen neurológica en que aparece una lesión parenquimatosa significativa atribuida a una enfermedad cerebrovascular (respaldo de neuroimagen).

2. El síndrome neurocognitivo presenta una relación temporal con uno o más episodios cerebrovasculares documentados.

3. Existen evidencias de enfermedad cerebrovascular, tanto clínicas como genéticas (p. ej., arteriopatía cerebral autosómica dominante con infartos subcorticales y leucoencefalopatía).

Se diagnostica un **trastorno neurocognitivo vascular posible** si se cumplen los criterios clínicos pero no existe diagnóstico por la neuroimagen y no se ha establecido una relación temporal entre el síndrome neurocognitivo y uno o más episodios cerebrovasculares.

Nota de codificación: Para un trastorno neurocognitivo mayor probablemente debido a una enfermedad vascular, con alteración del comportamiento, codificar **290.40 (F01.51).** Para un trastorno neurocognitivo mayor probablemente debido a una enfermedad vascular, sin alteración del comportamiento, codificar **290.40 (F01.50).** No se necesita código médico adicional para la enfermedad vascular. Para un trastorno neurocognitivo mayor posiblemente debido a una enfermedad vascular, con alteración del comportamiento, codificar **290.40 (F01.51).** Para un trastorno neurocognitivo mayor posiblemente debido a una enfermedad vascular, sin alteración del comportamiento, codificar **290.40 (F01.50).** No se necesita código médico adicional para la enfermedad vascular.

Para un trastorno neurocognitivo vascular leve, codificar **331.83 (G31.84).** (**Nota:** *No* usar un código adicional para la enfermedad vascular. La alteración del comportamiento no puede codificarse, pero aún así debería indicarse por escrito.)

Trastorno neurocognitivo mayor o leve debido a un traumatismo cerebral

A. Se cumplen los criterios de un trastorno neurocognitivo mayor o leve.

B. Existen evidencias de un traumatismo cerebral, es decir, impacto en la cabeza o algún otro mecanismo de movimiento rápido o desplazamiento del cerebro dentro del cráneo, con uno o más de los siguientes:

   1. Pérdida de consciencia.
   2. Amnesia postraumática.
   3. Desorientación y confusión.
   4. Signos neurológicos (p. ej., diagnóstico por la neuroimagen que demuestra la lesión, convulsiones de nueva aparición, marcado empeoramiento de un trastorno convulsivo preexistente, reducción de los campos visuales, anosmia, hemiparesia).

C. El trastorno neurocognitivo se presenta inmediatamente después de producirse un traumatismo cerebral o inmediatamente después de recuperar la consciencia y persiste pasado el período agudo postraumático.

Nota de codificación: Trastorno neurocognitivo mayor debido a un traumatismo cerebral, con alteración del comportamiento: En el caso de la CIE-9-MC, se codifica primero **907.0** efecto tardío de una lesión intracraneal sin fractura de cráneo, seguido de **294.11** trastorno neurocognitivo mayor debido a un traumatismo cerebral, con alteración del comportamiento. En el caso de la CIE-10-MC, codificar primero **S06.2X9S** traumatismo cerebral difuso con pérdida de la consciencia, de duración sin especificar, secuela, seguido de **F02.81** trastorno neurocognitivo mayor debido a un traumatismo cerebral, con alteración del comportamiento.

Trastorno neurocognitivo mayor debido a un traumatismo cerebral, sin alteración del comportamiento: En el caso de la CIE-9-MC, se codifica primero **907.0** efecto tardío de una lesión intracraneal sin fractura de cráneo, seguido de **294.10** trastorno neurocognitivo mayor debido a un traumatismo cerebral, sin alteración del comportamiento. En el caso de la CIE-10-MC, codificar primero **S06.2X9S** traumatismo cerebral difuso con pérdida de la consciencia, de duración sin especificar, secuela, seguido de **F02.80** trastorno neurocognitivo mayor debido a un traumatismo cerebral, sin alteración del comportamiento.

Para un trastorno neurocognitivo leve debido a un traumatismo cerebral, codificar **331.83 (G31.84)**. (**Nota:** *No* usar un código adicional para el traumatismo cerebral. La alteración del comportamiento no puede codificarse, pero aún así debería indicarse por escrito.)

Trastorno neurocognitivo mayor o leve inducido por sustancias/medicamentos

A. Se cumplen los criterios de un trastorno neurocognitivo mayor o leve.

B. El deterioro neurocognitivas no sucede exclusivamente en el transcurso de un delirium y persiste más allá de la duración habitual de la intoxicación y la abstinencia agudas.

C. La sustancia o medicamento involucrados, así como la duración y la magnitud de su consumo, son capaces de producir el deterioro neurocognitivo.

D. El curso temporal de los déficits neurocognitivos es compatible con el calendario de consumo y abstinencia de la sustancia o medicación (es decir, los déficits se mantienen estables o mejoran tras un período de abstinencia).

E. El trastorno neurocognitivo no puede atribuirse a ninguna otra afección médica y no puede explicarse mejor por otro trastorno mental.

Nota de codificación: En la tabla siguiente se indican los códigos CIE-9-MC y CIE-10-MC para los trastornos neurocognitivos inducidos por [sustancia o medicamento específico]. Obsérvese que el código CIE-10-MC depende de si existe o no algún trastorno concurrente por consumo de una sustancia de la misma clase. Si existe algún trastorno concurrente leve por consumo de una sustancia junto con el trastorno neurocognitivo inducido por la sustancia, el carácter en 4ª posición será "1" y el clínico hará constar "trastorno leve por consumo [de sustancia]" delante del trastorno neurocognitivo inducido por una sustancia (por ej., "trastorno leve por consumo de inhalantes con trastorno neurocognitivo mayor inducido por inhalantes"). Si existe un trastorno moderado o grave por consumo concurrente por una sustancia junto con el trastorno neurocognitivo inducido por la sustancia, el carácter en 4ª posición será "2" y el clínico hará constar "trastorno moderado por consumo [de sustancia]" o "trastorno grave por consumo [de sustancia]" dependiendo de la gravedad del trastorno por consumo concurrente de la sustancia. Si no existe un trastorno por consumo concurrente por sustancias (p. ej., después de unconsumo fuerte puntual de la sustancia), entonces el carácter en la 4ª posición será "9" y el clínico solamente hará constar el trastorno neurocognitivo inducido por la sustancia. Para algunas clases de sustancias (p. ej., alcohol, sedantes, hipnóticos y ansiolíticos) no es admisible codificar un trastorno concurrente leve por consumo de la sustancia con un trastorno neurocognitivo inducido por la sustancia, solamente puede diagnosticarse un trastorno concurrente por consumo moderado o grave, o bien ningún trastorno por consumo de sustancia. La alteración del comportamiento no puede codificarse, pero aún así debería indicarse por escrito.

		CIE-10-MC		
	CIE-9-MC	Con trastorno por consumo, leve	Con trastorno por consumo, moderado o grave	Sin trastorno por consumo
Alcohol (trastorno neurocognitivo mayor), tipo no amnésico confabulatorio	291.2	ND	F10.27	F10.97
Alcohol (trastorno neurocognitivo mayor), tipo amnésico confabulatorio	291.1	ND	F10.26	F10.96
Alcohol (trastorno neurocognitivo leve)	291.89	ND	F10.288	F10.988

	CIE-9-MC	CIE-10-MC		
		Con trastorno por consumo, leve	Con trastorno por consumo, moderado o grave	Sin trastorno por consumo
Inhalante (trastorno neurocognitivo mayor)	292.82	F18.17	F18.27	F18.97
Inhalante (trastorno neurocognitivo leve)	292.89	F18.188	F18.288	F18.988
Sedante, hipnótico o ansiolítico (trastorno neurocognitivo mayor)	292.82	ND	F13.27	F13.97
Sedante, hipnótico o ansiolítico (trastorno neurocognitivo leve)	292.89	ND	F13.288	F13.988
(Trastorno neurocognitivo mayor) relacionado con otras sustancias (o sustancias desconocidas)	292.82	F19.17	F19.27	F19.97
(Trastorno neurocognitivo leve) relacionado con otras sustancias (o sustancias desconocidas)	292.89	F19.188	F19.288	F19.988

Especificar si:

Persistente: El deterioro neurocognitivo continúa siendo significativo tras un período prolongado de abstinencia.

Procedimientos de registro

CIE-9-MC. El nombre del trastorno neurocognitivo inducido por sustancias/medicamentos comienza con la sustancia/medicamento específico (p. ej., alcohol) que se supone que es el causante de los síntomas neurocognitivos . El código diagnóstico se selecciona de la tabla incluida en el grupo de criterios, que se basa en la clase de sustancia. En las sustancias que no se ajustan en ninguna de las clases, se utilizará el código "otra sustancia" y en los casos en que se considere que una sustancia es un factor etiológico pero se desconoce la clase específica de sustancia, se utilizará la categoría "sustancia desconocida".

El nombre del trastorno (es decir, trastorno neurocognitivo mayor inducido por [sustancia específica] o trastorno neurocognitivo leve inducido por [sustancia específica]) va seguido del tipo en el caso del alcohol (es decir, tipo no amnésico confabulatorio, tipo amnésico confabulatorio) seguido de la especificación de la duración (p. ej., persistente). A diferencia de los procedimientos de registro de la CIE-10-MC, que combinan en un mismo código el trastorno inducido por sustancias o medicamentos con el trastorno por por consumo de sustancias, en la CIE-9-MC se utiliza un código diagnóstico aparte para el trastorno por por consumo de sustancias. Por ejemplo, en el caso de síntomas persistentes de tipo amnésico confabulatorio en un individuo con un trastorno grave por consumo de alcohol, el diagnóstico es 291.1 trastorno neurocognitivo mayor inducido por el alcohol, de tipo amnésico confabulatorio, persistente. También se hace constar un diagnóstico adicional 303.90 trastorno por por consumo de alcohol, grave. Si el trastorno neurocognitivo inducido por una sustancia o medicamento sucede sin que exista un trastorno concurrente por consumo de la sustancia (es decir, tras un consumo intenso único de la sustancia), no se anota ningún trastorno concurrente por consumo de sustancia (p. ej., 292.82 trastorno neurocognitivo leve inducido por un inhalante).

CIE-10-MC. El nombre del trastorno neurocognitivo inducido por sustancias/medicamentos comienza con la sustancia específica (p. ej., alcohol) que se supone que es la causante de los síntomas neurocognitivos . El código diagnóstico se selecciona de la tabla incluida en el grupo de criterios, que se basa en la clase de sustancia y en la presencia o ausencia de un trastorno concurrente por consumo de sustancias. Para las sustancias que no se ajustan a ninguna de las clases, se utilizará el código "otra sustancia" y en los casos en que se considere que una sustancia es un factor etiológico pero se desconoce la clase específica, se utilizará la categoría "sustancia desconocida".

Para registrar el nombre del trastorno, se indica en primer lugar el trastorno concurrente por consumo de sustancias (si existe) y a continuación la palabra "con" seguida del nombre del trastorno (es decir, trastorno neurocognitivo mayor inducido por [sustancia específica] o trastorno neurocognitivo leve inducido por [sustancia específica]), seguido del tipo en el caso del alcohol (es decir, tipo no amnésico confabulatorio, tipo amnésico confabulatorio), seguido de la especificación de la duración (p. ej., persistente). Por ejemplo, en el caso de síntomas amnésicos confabulatorios persistentes en un individuo con un trastorno grave por consumo de alcohol, el diagnóstico es F10.26 trastorno grave por consumo de alcohol con trastorno neurocognitivo mayor de tipo amnésico confabulatorio, persistente. No se utiliza un diagnóstico aparte del trastorno concurrente grave por consumo de alcohol. Si el trastorno neurocognitivo inducido por sustancias se produce sin un trastorno concurrente por consumo de sustancias (p. ej., después de un consumo fuerte puntual de inhalantes), no se hace constar ningún trastorno acompañante por consumo de sustancias (p. ej., F18.988 trastorno neurocognitivo leve inducido por inhalantes).

Trastorno neurocognitivo mayor o leve debido a infección por VIH

A. Se cumplen los criterios de un trastorno neurocognitivo mayor o leve.

B. Existe una infección documentada con el virus de inmunodeficiencia humana (VIH).

C. El trastorno neurocognitivo no se explica mejor por otra afección distinta de un VIH, incluidas enfermedades cerebrales secundarias como una leucoencefalopatía multifocal progresiva o una meningitis criptocócica.

D. El trastorno neurocognitivo no puede atribuirse a ninguna otra afección médica ni puede explicarse mejor por otro trastorno mental.

Nota de codificación: En el caso de un trastorno neurocognitivo mayor debido a una infección por VIH con alteración del comportamiento, codificar primero **042 (B20)** infección por VIH, seguido de **294.11 (F02.81)** trastorno neurocognitivo mayor debido a una infección por VIH con alteración del comportamiento. En el caso de un trastorno neurocognitivo mayor debido a una infección por VIH sin alteración del comportamiento, codificar primero **042 (B20)** infección por VIH, seguido de **294.10 (F02.80)** trastorno neurocognitivo mayor debido a una infección por VIH sin alteración del comportamiento.

Para un trastorno neurocognitivo leve debido a una infección por VIH, codificar **331.83 (G31.84)**. (**Nota:** *No* usar un código adicional para la infección por VIH. La alteración del comportamiento no puede codificarse, pero aún así debería indicarse por escrito.)

Trastorno neurocognitivo mayor o leve debido a enfermedad por priones

A. Se cumplen los criterios de un trastorno neurocognitivo mayor o leve.

B. Es habitual que el trastorno presente un inicio insidioso y una progresión rápida.

C. Existen características motoras de una enfermedad por priones, como mioclonos o ataxia, o evidencias del biomarcador.

D. El trastorno neurocognitivo no puede atribuirse a ninguna otra afección médica ni puede explicarse mejor por otro trastorno mental.

Nota de codificación: En el caso de un trastorno neurocognitivo mayor debido a una enfermedad por priones con alteración del comportamiento, codificar primero **046.79 (A81.9)** enfermedad por priones, seguido de **294.11 (F02.81)** trastorno neurocognitivo mayor debido a una enfermedad por priones, con alteración del comportamiento. En el caso de un trastorno neurocognitivo mayor debido a una enfermedad por priones sin alteración del comportamiento, codificar primero **046.79 (A81.9)** enfermedad por priones, seguido de **294.10 (F02.80)** trastorno neurocognitivo mayor debido a una enfermedad por priones, sin alteración del comportamiento.

Para un trastorno neurocognitivo leve debido a una enfermedad por priones, codificar **331.83 (G31.84)**. (**Nota:** *No* usar un código adicional para la enfermedad por priones. La alteración del comportamiento no puede codificarse, pero aún así debería indicarse por escrito.)

Trastorno neurocognitivo mayor o leve debido a la enfermedad de Parkinson

A. Se cumplen los criterios de un trastorno neurocognitivo mayor o leve.

B. El trastorno aparece en el transcurso de la enfermedad de Parkinson establecida.

C. El trastorno presenta un inicio insidioso y una progresión rápida.

D. El trastorno neurocognitivo no puede atribuirse a ninguna otra afección médica ni puede explicarse mejor por otro trastorno mental.

Se debe diagnosticar un **trastorno neurocognitivo mayor o leve probablemente debido a la enfermedad de Parkinson** si se cumplen los criterios 1 y 2. Se debe diagnosticar un **trastorno neurocognitivo mayor o leve posiblemente debido a la enfermedad de Parkinson** si sólo se cumple el criterio 1 o el 2:

1. Sin evidencias de una etiología mixta (es decir, ausencia de cualquier otra enfermedad neurodegenerativa o cerebrovascular, otra enfermedad neurológica, mental o sistémica, o cualquier otra afección con probabilidades de contribuir al declive cognitivo).

2. La enfermedad de Parkinson precede claramente al inicio del trastorno neurocognitivo.

Nota de codificación: Para un trastorno neurocognitivo mayor probablemente debido a la enfermedad de Parkinson, con alteración del comportamiento, codificar primero **332.0 (G20)** enfermedad de Parkinson, seguido de **294.11 (F02.81)**. Para un trastorno neurocognitivo mayor probablemente debido a la enfermedad de Parkinson, sin alteración del comportamiento, codificar primero **332.0 (G20)** enfermedad de Parkinson, seguido de **294.10 (F02.80)**.

Para un trastorno neurocognitivo mayor posiblemente debido a la enfermedad de Parkinson, con alteración del comportamiento, codificar primero **332.0 (G20)** enfermedad de Parkinson, seguido de **294.11 (F02.81).** Para un trastorno neurocognitivo mayor posiblemente debido a la enfermedad de Parkinson, sin alteración del comportamiento, codificar primero **332.0 (G20)** enfermedad de Parkinson, seguido de **294.10 (F02.80).**

Para un trastorno neurocognitivo leve debido a la enfermedad de Parkinson, codificar **331.83 (G31.84)**. (**Nota:** *No* usar un código adicional para la enfermedad de Parkinson. La alteración del comportamiento no puede codificarse, pero aún así debería indicarse por escrito.)

Trastorno neurocognitivo mayor o leve debido a la enfermedad de Huntington

A. Se cumplen los criterios de un trastorno neurocognitivo mayor o leve.

B. Se observa un inicio insidioso y una progresión gradual.

C. Existe enfermedad de Huntington, clínicamente establecida o existe riesgo de la misma en función de los antecedentes familiares o las pruebas genéticas.

D. El trastorno neurocognitivo no puede atribuirse a ninguna otra afección médica ni puede explicarse mejor por otro trastorno mental.

Nota de codificación: En el caso de un trastorno neurocognitivo mayor debido a la enfermedad Huntington, con alteración del comportamiento, codificar primero **333.4 (G10)** enfermedad de Huntington, seguido de **294.11 (F02.81)** trastorno neurocognitivo mayor debido a la enfermedad de Huntington, con alteración del comportamiento. En el caso de un trastorno neurocognitivo mayor debido a la enfermedad Huntington, sin alteración del comportamiento, codificar primero **333.4 (G10)** enfermedad de Huntington, seguido de **294.10 (F02.80)** trastorno neurocognitivo mayor debido a la enfermedad de Huntington, sin alteración del comportamiento.

Para un trastorno neurocognitivo leve debido a la enfermedad de Huntington, codificar **331.83 (G31.84)**. (**Nota:** *No* usar un código adicional para la enfermedad de Huntington. La alteración del comportamiento no puede codificarse, pero aún así debería indicarse por escrito.)

Trastorno neurocognitivo mayor o leve debido a otra afección médica

A. Se cumplen los criterios de un trastorno neurocognitivo mayor o leve.

B. En la anamnesis, la exploración física o los análisis clínicos existen pruebas de que el trastorno neurocognitivo es la consecuencia fisiopatológica de otra afección médica.

C. Los déficits cognitivos no se explican mejor con otra afección mental ni otro trastorno neurocognitivo específico (p. ej., enfermedad de Alzheimer, infección por VIH).

Nota de codificación: En el caso de un trastorno neurocognitivo mayor debido a otra afección médica, con alteración del comportamiento, codificar primero la otra afección médica, seguida del trastorno neurocognitivo mayor debido a otra afección médica, con alteración del comportamiento (p. ej., 340 [G35] esclerosis múltiple, **294.11 [F02.81]** trastorno neurocognitivo mayor debido a esclerosis múltiple, con alteración del comportamiento). En el caso de un trastorno neurocognitivo mayor debido a otra afección médica, sin alteración del comportamiento, codificar primero la otra afección médica, seguida del trastorno neurocognitivo mayor debido a otra afección médica, sin alteración del comportamiento (p. ej., 340 [G35] esclerosis múltiple, **294.10 [F02.80]** trastorno neurocognitivo mayor debido a esclerosis múltiple, sin alteración del comportamiento).

Para un trastorno neurocognitivo leve debido a otra afección médica, codificar **331.83 (G31.84)**. (**Nota:** *No* usar un código adicional para la otra afección médica. La alteración del comportamiento no puede codificarse, pero aún así debería indicarse por escrito.)

Trastorno neurocognitivo mayor o leve debido a etiologías múltiples

A. Se cumplen los criterios de un trastorno neurocognitivo mayor o leve.

B. En la anamnesis, la exploración física o los análisis clínicos existen pruebas de que el trastorno neurocognitivo es la consecuencia fisiopatológica de más de un factor etiológico, excluidas sustancias (p. ej., trastorno neurocognitivo debido a la enfermedad de Alzheimer con posterior aparición de un trastorno neurocognitivo vascular).

Nota: Consultar los criterios diagnósticos de los distintos trastornos neurocognitivos debidos a las afecciones médicas concretas, donde hallará las directrices para establecer las etiologías correspondientes.

C. Los déficits cognitivos no se explican mejor con otro trastorno mental, ni aparecen exclusivamente durante el curso de un delirium.

Nota de codificación: En el caso de un trastorno neurocognitivo mayor debido a etiologías múltiples, con alteración del comportamiento, codificar **294.11 (F02.81)**. En el caso del trastorno neurocognitivo mayor debido a etiologías múltiples, sin alteración del comportamiento, codificar **294.10 (F02.80)**. Se deben codificar todas las afecciones médicas etiológicas (con excepción de la afección vascular) y codificarlas individual e inmediatamente antes del trastorno neurocognitivo mayor debido a etiologías múltiples (p. ej., **331.0 [G30.9]** enfermedad de Alzheimer, **331.82 [G31.83]** enfermedad por cuerpos de Lewy, **294.11 [F02.81]** trastorno neurocognitivo mayor debido a etiologías múltiples, con alteración del comportamiento).

Cuando exista una etiología cerebrovascular que contribuya al trastorno neurocognitivo, el diagnóstico de trastorno neurocognitivo vascular también debe anotarse, además del trastorno neurocognitivo mayor debido a etiologías múltiples. Por ejemplo, una presentación de trastorno neurocognitivo mayor debido a la enfermedad de Alzheimer y a una enfermedad vascular, con alteración del comportamiento, se codifica como sigue: **331.0 (G30.9)** enfermedad de Alzheimer, **294.11 (F02.81)** trastorno neurocognitivo mayor debido a etiologías múltiples, con alteración del comportamiento, **290.40 (F01.51)** trastorno neurocognitivo vascular mayor, con alteración del comportamiento.

En caso de un trastorno neurocognitivo leve debido a etiologías múltiples, codificar **331.83 (G31.84)**. (**Nota:** *No* usar códigos adicionales para las etiologías. La alteración del comportamiento no puede codificarse, pero aún así debería indicarse por escrito.)

Trastorno neurocognitivo no especificado

799.59 (R41.9)

Esta categoría se aplica a presentaciones en las que predominan los síntomas característicos de un trastorno neurocognitivo que causan malestar clínicamente significativo o deterioro en lo social, laboral u otras áreas importantes del funcionamiento, pero que no cumplen todos los criterios de ninguno de los trastornos de la categoría diagnóstica de los trastornos neurocognitivos. La categoría del trastorno neurocognitivo no especificado se utiliza en situaciones en las que no puede determinarse la etiología concreta con la certeza suficiente para confirmar una atribución etiológica.

Nota de codificación: Para un trastorno neurocognitivo mayor o leve no especificado, codificar **799.59 (R41.9)**. (**Nota:** *No* usar códigos adicionales para las presuntas afecciones médicas etiológicas. La alteración del comportamiento no puede codificarse, pero aún así debería indicarse por escrito.)

Trastornos de la personalidad

Trastorno general de la personalidad

A. Patrón perdurable de experiencia interna y comportamiento que se desvía notablemente de las expectativas de la cultura del individuo. Este patrón se manifiesta en dos (o más) de los ámbitos siguientes:

1. Cognición (es decir, maneras de percibirse e interpretarse a uno mismo, a otras personas y a los acontecimientos).
2. Afectividad (es decir, amplitud, intensidad, labilidad e idoneidad de la repuesta emocional).
3. Funcionamiento interpersonal.
4. Control de los impulsos.

B. El patrón perdurable es inflexible y dominante en una gran variedad de situaciones personales y sociales.

C. El patrón perdurable causa malestar clínicamente significativo o deterioro en lo social, laboral u otras áreas importantes del funcionamiento.

D. El patrón es estable y de larga duración, y su inicio se puede remontar al menos a la adolescencia o a las primeras etapas de la edad adulta.

E. El patrón perdurable no se explica mejor como una manifestación o consecuencia de otro trastorno mental.

F. El patrón perdurable no se puede atribuir a los efectos fisiológicos de una sustancia (p. ej., una droga, un medicamento) u otra afección médica (p. ej., un traumatismo craneal).

Trastornos de la personalidad: Grupo A

Trastorno de la personalidad paranoide

301.0 (F60.0)

A. Desconfianza y suspicacia intensa frente a los demás, de tal manera que sus motivos se interpretan como malévolos, que comienza en las primeras etapas de la edad adulta y está presente en diversos contextos, y que se manifiesta por cuatro (o más) de los siguientes hechos:

1. Sospecha, sin base suficiente, de que los demás explotan, causan daño o decepcionan al individuo.

2. Preocupación con dudas injustificadas acerca de la lealtad o confianza de los amigos o colegas.

3. Poca disposición a confiar en los demás debido al miedo injustificado a que la información se utilice maliciosamente en su contra.

4. Lectura encubierta de significados denigrantes o amenazadores en comentarios o actos sin malicia.

5. Rencor persistente (es decir, no olvida los insultos, injurias o desaires).

6. Percepción de ataque a su carácter o reputación que no es apreciable por los demás y disposición a reaccionar rápidamente con enfado o a contraatacar.

7. Sospecha recurrente, sin justificación, respecto a la fidelidad del cónyuge o la pareja.

B. No se produce exclusivamente en el curso de la esquizofrenia, un trastorno bipolar o un trastorno depresivo con características psicóticas, u otro trastorno psicótico, y no se puede atribuir a los efectos fisiológicos de otra afección médica.

Nota: Si los criterios se cumplen antes del inicio de la esquizofrenia, se añadirá "previo", es decir, "trastorno de la personalidad paranoide (previo)."

Trastorno de la personalidad esquizoide

301.20 (F60.1)

A. Patrón dominante de desapego en las relaciones sociales y poca variedad de expresión de las emociones en contextos interpersonales, que comienza en las primeras etapas de la edad adulta y está presente en diversos contextos, y que se manifiesta por cuatro (o más) de los siguientes hechos:

1. No desea ni disfruta las relaciones íntimas, incluido el formar parte de una familia.

2. Casi siempre elige actividades solitarias.

3. Muestra poco o ningún interés en tener experiencias sexuales con otra persona.

4. Disfruta con pocas o con ninguna actividad.

5. No tiene amigos íntimos ni confidentes aparte de sus familiares de primer grado.

6. Se muestra indiferente a las alabanzas o a las críticas de los demás.

7. Se muestra emocionalmente frío, con desapego o con afectividad plana.

B. No se produce exclusivamente en el curso de la esquizofrenia, un trastorno bipolar o un trastorno depresivo con características psicóticas, otro trastorno psicótico o un trastorno del espectro autista, y no se puede atribuir a los efectos fisiológicos de otra afección médica.

Nota: Si los criterios se cumplen antes del inicio de la esquizofrenia, se añadirá "previo," es decir, "trastorno de la personalidad esquizoide (previo)."

Trastorno de la personalidad esquizotípica

301.22 (F21)

A. Patrón dominante de deficiencias sociales e interpersonales que se manifiesta por un malestar agudo y poca capacidad para las relaciones estrechas, así como por distorsiones cognitivas o perceptivas y comportamiento excéntrico, que comienza en las primeras etapas de la edad adulta y está presente en diversos contextos, y que se manifiesta por cinco (o más) de los siguientes hechos:

1. Ideas de referencia (con exclusión de delirios de referencia).
2. Creencias extrañas o pensamiento mágico que influye en el comportamiento y que no concuerda con las normas subculturales (p. ej., supersticiones, creencia en la clarividencia, la telepatía o un "sexto sentido"; en niños y adolescentes, fantasías o preocupaciones extravagantes).
3. Experiencias perceptivas inhabituales, incluidas ilusiones corporales.
4. Pensamientos y discurso extraños (p. ej., vago, circunstancial, metafórico, superelaborado o estereotipado).
5. Suspicacia o ideas paranoides.
6. Afecto inapropiado o limitado.
7. Comportamiento o aspecto extraño, excéntrico o peculiar.
8. No tiene amigos íntimos ni confidentes aparte de sus familiares de primer grado.
9. Ansiedad social excesiva que no disminuye con la familiaridad y tiende a asociarse a miedos paranoides más que a juicios negativos sobre sí mismo.

B. No se produce exclusivamente en el curso de la esquizofrenia, un trastorno bipolar o un trastorno depresivo con características psicóticas, otro trastorno psicótico o un trastorno del espectro autista.

Nota: Si los criterios se cumplen antes del inicio de la esquizofrenia, se añadirá "previo", es decir, "trastorno de la personalidad esquizotípico (previo)."

Trastornos de la personalidad: Grupo B

Trastorno de la personalidad antisocial

301.7 (F60.2)

A. Patrón dominante de inatención y vulneración de los derechos de los demás, que se produce desde los 15 años de edad, y que se manifiesta por tres (o más) de los siguientes hechos:

1. Incumplimiento de las normas sociales respecto a los comportamientos legales, que se manifiesta por actuaciones repetidas que son motivo de detención.

2. Engaño, que se manifiesta por mentiras repetidas, utilización de alias o estafa para provecho o placer personal.

3. Impulsividad o fracaso para planear con antelación.

4. Irritabilidad y agresividad, que se manifiesta por peleas o agresiones físicas repetidas.

5. Desatención imprudente de la seguridad propia o de los demás.

6. Irresponsabilidad constante, que se manifiesta por la incapacidad repetida de mantener un comportamiento laboral coherente o cumplir con las obligaciones económicas.

7. Ausencia de remordimiento, que se manifiesta con indiferencia o racionalización del hecho de haber herido, maltratado o robado a alguien.

B. El individuo tiene como mínimo 18 años.

C. Existen evidencias de la presencia de un trastorno de la conducta con inicio antes de los 15 años.

D. El comportamiento antisocial no se produce exclusivamente en el curso de la esquizofrenia o de un trastorno bipolar.

Trastorno de la personalidad límite

301.83 (F60.3)

Patrón dominante de inestabilidad de las relaciones interpersonales, de la autoimagen y de los afectos, e impulsividad intensa, que comienza en las primeras etapas de la edad adulta y está presente en diversos contextos, y que se manifiesta por cinco (o más) de los siguientes hechos:

1. Esfuerzos desesperados para evitar el desamparo real o imaginado. (**Nota:** No incluir el comportamiento suicida ni las conductas autolesivas que figuran en el Criterio 5.)

2. Patrón de relaciones interpersonales inestables e intensas que se caracteriza por una alternancia entre los extremos de idealización y de devaluación.

3. Alteración de la identidad: inestabilidad intensa y persistente de la autoimagen y del sentido del yo.

4. Impulsividad en dos o más áreas que son potencialmente autolesivas (p. ej., gastos, sexo, drogas, conducción temeraria, atracones alimentarios). (**Nota:** No incluir el comportamiento suicida ni de automutilación que figuran en el Criterio 5.)

5. Comportamiento, actitud o amenazas recurrentes de suicidio, o comportamiento de automutilación.

6. Inestabilidad afectiva debida a una reactividad notable del estado de ánimo (p. ej., episodios intensos de disforia, irritabilidad o ansiedad que generalmente duran unas horas y, rara vez, más de unos días).

7. Sensación crónica de vacío.

8. Enfado inapropiado e intenso, o dificultad para controlar la ira (p. ej., exhibición frecuente de genio, enfado constante, peleas físicas recurrentes).

9. Ideas paranoides transitorias relacionadas con el estrés o síntomas disociativos graves.

Trastorno de la personalidad histriónica

301.50 (F60.4)

Patrón dominante de emotividad excesiva y de búsqueda de atención, que comienza en las primeras etapas de la edad adulta y está presente en diversos contextos, y que se manifiesta por cinco (o más) de los siguientes hechos:

1. Se siente incómodo en situaciones en las que no es el centro de atención.
2. La interacción con los demás se caracteriza con frecuencia por un comportamiento sexualmente seductor o provocativo inapropiado.
3. Presenta cambios rápidos y expresión plana de las emociones.
4. Utiliza constantemente el aspecto físico para atraer la atención.
5. Tiene un estilo de hablar que se basa excesivamente en las impresiones y que carece de detalles.
6. Muestra autodramatización, teatralidad y expresión exagerada de la emoción.
7. Es sugestionable (es decir, fácilmente influenciable por los demás o por las circunstancias).
8. Considera que las relaciones son más estrechas de lo que son en realidad.

Trastorno de la personalidad narcisista

301.81 (F60.81)

Patrón dominante de grandeza (en la fantasía o en el comportamiento), necesidad de admiración y falta de empatía, que comienza en las primeras etapas de la vida adulta y se presenta en diversos contextos, y que se manifiesta por cinco (o más) de los siguientes hechos:

1. Tiene sentimientos de grandeza y prepotencia (p. ej., exagera sus logros y talentos, espera ser reconocido como superior sin contar con los correspondientes éxitos).
2. Está absorto en fantasías de éxito, poder, brillantez, belleza o amor ideal ilimitado.

3. Cree que es "especial" y único, y que sólo pueden comprenderle o sólo puede relacionarse con otras personas (o instituciones) especiales o de alto estatus.
4. Tiene una necesidad excesiva de admiración.
5. Muestra un sentimiento de privilegio (es decir, expectativas no razonables de tratamiento especialmente favorable o de cumplimiento automático de sus expectativas).
6. Explota las relaciones interpersonales (es decir, se aprovecha de los demás para sus propios fines).
7. Carece de empatía: no está dispuesto a reconocer o a identificarse con los sentimientos y necesidades de los demás.
8. Con frecuencia envidia a los demás o cree que éstos sienten envidia de él.
9. Muestra comportamientos o actitudes arrogantes, de superioridad.

Trastornos de la personalidad: Grupo C

Trastorno de la personalidad evitativa

301.82 (F60.6)

Patrón dominante de inhibición social, sentimientos de incompetencia e hipersensibilidad a la evaluación negativa, que comienza en las primeras etapas de la edad adulta y está presente en diversos contextos, y que se manifiesta por cuatro (o más) de los siguientes hechos:
1. Evita las actividades laborales que implican un contacto interpersonal significativo por miedo a la crítica, la desaprobación o el rechazo.
2. Se muestra poco dispuesto a establecer relación con los demás, a no ser que esté seguro de ser apreciado.
3. Se muestra retraído en las relaciones estrechas porque teme que lo avergüencen o ridiculicen.

4. Le preocupa ser criticado o rechazado en situaciones sociales.
5. Se muestra inhibido en nuevas situaciones interpersonales debido al sentimiento de falta de adaptación.
6. Se ve a sí mismo como socialmente inepto, con poco atractivo personal o inferior a los demás.
7. Se muestra extremadamente reacio a asumir riesgos personales o a implicarse en nuevas actividades porque le pueden resultar embarazosas.

Trastorno de la personalidad dependiente

301.6 (F60.7)

Necesidad dominante y excesiva de que le cuiden, lo que conlleva un comportamiento sumiso y de apego exagerado, y miedo a la separación, que comienza en las primeras etapas de la edad adulta y está presente en diversos contextos, y que se manifiesta por cinco (o más) de los siguientes hechos:

1. Le cuesta tomar decisiones cotidianas sin el consejo y la tranquilización excesiva de otras personas.
2. Necesita a los demás para asumir responsabilidades en la mayoría de los ámbitos importantes de su vida.
3. Tiene dificultad para expresar el desacuerdo con los demás por miedo a perder su apoyo o aprobación. (**Nota:** No incluir los miedos realistas de castigo.)
4. Tiene dificultad para iniciar proyectos o hacer cosas por sí mismo (debido a la falta de confianza en el propio juicio o capacidad y no por falta de motivación o energía).
5. Va demasiado lejos para obtener la aceptación y apoyo de los demás, hasta el punto de hacer voluntariamente cosas que le desagradan.
6. Se siente incómodo o indefenso cuando está solo por miedo exagerado a ser incapaz de cuidarse a sí mismo.
7. Cuando termina una relación estrecha, busca con urgencia otra relación para que le cuiden y apoyen.
8. Siente una preocupación no realista por miedo a que lo abandonen y tenga que cuidar de sí mismo.

Trastorno de la personalidad obsesivo-compulsiva

301.4 (F60.5)

Patrón dominante de preocupación por el orden, el perfeccionismo y el control mental e interpersonal, a expensas de la flexibilidad, la franqueza y la eficiencia, que comienza en las primeras etapas de la vida adulta y está presente en diversos contextos, y que se manifiesta por cuatro (o más) de los siguientes hechos:

1. Se preocupa por los detalles, las normas, las listas, el orden, la organización o los programas hasta el punto de que descuida el objetivo principal de la actividad.

2. Muestra un perfeccionismo que interfiere con la terminación de las tareas (p. ej., es incapaz de completar un proyecto porque no se cumplen sus propios estándares demasiado estrictos).

3. Muestra una dedicación excesiva al trabajo y la productividad que excluye las actividades de ocio y los amigos (que no se explica por una necesidad económica manifiesta).

4. Es demasiado consciente, escrupuloso e inflexible en materia de moralidad, ética o valores (que no se explica por una identificación cultural o religiosa).

5. Es incapaz de deshacerse de objetos deteriorados o inútiles aunque no tengan un valor sentimental.

6. Está poco dispuesto a delegar tareas o trabajo a menos que los demás se sometan exactamente a su manera de hacer las cosas.

7. Es avaro hacia sí mismo y hacia los demás; considera el dinero como algo que se ha de acumular para catástrofes futuras.

8. Muestra rigidez y obstinación.

Otros trastornos
de la personalidad

Cambio de la personalidad
debido a otra afección médica

310.1 (F07.0)

A. Alteración persistente de la personalidad que constituye un cambio respecto al anterior patrón característico de la personalidad del individuo.

   Nota: En los niños, la alteración implica una desviación notable del desarrollo normal o un cambio significativo de los patrones de comportamiento habitual del niño, que dura al menos un año.

B. Existen evidencias a partir de la historia clínica, la exploración física o los análisis de laboratorio de que la alteración es la consecuencia fisiopatológica directa de otra afección médica.

C. La alteración no se explica mejor por otro trastorno mental (incluido otro trastorno mental debido a otra afección médica).

D. La alteración no se produce exclusivamente en el curso de un delirium.

E. La alteración causa malestar clínicamente significativo o deterioro en lo social, laboral u otras áreas importantes del funcionamiento.

Especificar si:

   Tipo lábil: Si la característica predominante es la labilidad afectiva.

   Tipo desinhibido: Si la característica predominante es un control insuficiente de los impulsos, como se pone de manifiesto por las indiscreciones sexuales, etc.

   Tipo agresivo: Si la característica predominante es el comportamiento agresivo.

   Tipo apático: Si la característica predominante es la apatía e indiferencia intensa.

Tipo paranoide: Si la característica predominante es la suspicacia o las ideas paranoides.

Otro tipo: Si la presentación no se caracteriza por ninguno de los subtipos anteriores

Tipo combinado: Si en el cuadro clínico predomina más de una característica.

Tipo no especificado

Nota de codificación: Incluir el nombre de la otra afección médica (p. ej., 310.1 [F07.0] cambio de la personalidad debido a epilepsia del lóbulo temporal). La otra afección médica se codificará y hará constar por separado inmediatamente antes del trastorno de la personalidad debido a otra afección médica (p. ej., 345.40 [G40.209] epilepsia del lóbulo temporal; 310.1 [F07.0] cambio de la personalidad debido a epilepsia del lóbulo temporal).

Otro trastorno de la personalidad especificado

301.89 (F60.89)

Esta categoría se aplica a presentaciones en las que predominan los síntomas característicos de un trastorno de la personalidad que causan malestar clínicamente significativo o deterioro en lo social, laboral u otras áreas importantes del funcionamiento, pero que no cumplen todos los criterios de ninguno de los trastornos de la categoría diagnóstica de los trastornos de la personalidad. La categoría de otro trastorno de la personalidad especificado se utiliza en situaciones en las que el clínico opta por comunicar el motivo específico por el que la presentación no cumple los criterios de ningún trastorno de la personalidad específico. Esto se hace registrando "otro trastorno de la personalidad especificado" seguido del motivo específico (p. ej., "características mixtas de la personalidad").

Trastorno de la personalidad no especificado

301.9 (F60.9)

Esta categoría se aplica a presentaciones en las que predominan los síntomas característicos de un trastorno de la personalidad que causan malestar clínicamente significativo o deterioro en lo social, laboral u otras áreas importantes del funcionamiento, pero que no cumplen todos los criterios de ninguno de los trastornos de la categoría diagnóstica de los trastornos de la personalidad. La categoría del trastorno de la personalidad no especificado se utiliza en situaciones en las que el clínico opta por no especificar el motivo del incumplimiento de los criterios para un trastorno de la personalidad específico, e incluye presentaciones en las que no existe información suficiente para hacer un diagnóstico más específico.

Trastornos parafílicos

Trastorno de voyeurismo

302.82 (F65.3)

A. Durante un período de al menos seis meses, excitación sexual intensa y recurrente derivada de la observación de una persona desprevenida que está desnuda, desnudándose o dedicada a una actividad sexual, y que se manifiesta por fantasías, deseos irrefrenables o comportamientos.

B. El individuo ha cumplido estos deseos sexuales irrefrenables con una persona que no ha dado su consentimiento, o los deseos irrefrenables o fantasías sexuales causan malestar clínicamente significativo o deterioro en lo social, laboral u otras áreas importantes del funcionamiento.

C. El individuo que experimenta la excitación y/o que actúa con un deseo irrefrenable tiene como mínimo 18 años de edad.

Especificar si:

En un entorno controlado: Este especificador se aplica sobre todo a individuos que viven en una institución o en otros ámbitos en los que la oportunidad de un comportamiento voyeurista es limitada.

En remisión total: El individuo no ha cumplido sus deseos irrefrenables con una persona sin su consentimiento, y no ha existido malestar ni problemas sociales, laborales, o en otros campos del funcionamiento, durante al menos cinco años en los que ha estado en un entorno no controlado.

Trastorno de exhibicionismo

302.4 (F65.2)

A. Durante un período de al menos seis meses, excitación sexual intensa y recurrente derivada de la exposición de los genitales a una persona desprevenida, y que se manifiesta por fantasías, deseos irrefrenables o comportamientos.

B. El individuo ha cumplido estos deseos sexuales irrefrenables con una persona que no ha dado su consentimiento, o los deseos irrefrenables o fantasías sexuales causan malestar clínicamente significativo o deterioro en lo social, laboral u otras áreas importantes del funcionamiento.

Especificar si:

Sexualmente excitado por exposición de los genitales a niños prepúberes

Sexualmente excitado por exposición de los genitales a individuos físicamente maduros

Sexualmente excitado por exposición de los genitales a niños prepúberes y a individuos físicamente maduros

Especificar si:

En un entorno controlado: Este especificador se aplica sobre todo a individuos que viven en una institución o en otros ámbitos en los que la oportunidad de exposición de los genitales es limitada.

En remisión total: El individuo no ha cumplido sus deseos irrefrenables con una persona sin su consentimiento, y no ha existido malestar ni problemas sociales, laborales, o en otros campos del funcionamiento, durante al menos cinco años en los que ha estado en un entorno no controlado.

Trastorno de frotteurismo

302.89 (F65.81)

A. Durante un período de al menos seis meses, excitación sexual intensa y recurrente derivada de los tocamientos o fricción contra una persona sin su consentimiento, y que se manifiesta por fantasías, deseos irrefrenables o comportamientos.

B. El individuo ha cumplido estos deseos sexuales irrefrenables con una persona que no ha dado su consentimiento, o los deseos irrefrenables o fantasías sexuales causan malestar clínicamente significativo o deterioro en lo social, laboral u otras áreas importantes del funcionamiento.

Especificar si:

En un entorno controlado: Este especificador se aplica sobre todo a individuos que viven en una institución o en otros ámbitos en los que la oportunidad de tocamientos o fricción es limitada.

En remisión total: El individuo no ha cumplido sus deseos irrefrenables con una persona sin su consentimiento, y no ha existido malestar ni problemas sociales, laborales, o en otros campos del funcionamiento, durante al menos cinco años en los que ha estado en un entorno no controlado.

Trastorno de masoquismo sexual

302.83 (F65.51)

A. Durante un período de al menos seis meses, excitación sexual intensa y recurrente derivada del hecho de ser humillado, golpeado, atado o sometido a sufrimiento de cualquier otra forma, y que se manifiesta por fantasías, deseos irrefrenables o comportamientos.

B. Las fantasías, deseos sexuales irrefrenables o comportamientos causan malestar clínicamente significativo o deterioro en lo social, laboral u otras áreas importantes del funcionamiento.

Especificar si:

Con asfixiofilia: Si el individuo busca conseguir la excitación sexual por medio de la restricción de la respiración.

Especificar si:

En un entorno controlado: Este especificador se aplica sobre todo a individuos que viven en una institución o en otros ámbitos en los que la oportunidad de dedicarse a comportamientos sexuales masoquistas es limitada.

En remisión total: No ha existido malestar ni problemas sociales, laborales, o en otros campos del funcionamiento, durante al menos cinco años en los que el individuo ha estado en un entorno no controlado.

Trastorno de sadismo sexual

302.84 (F65.52)

A. Durante un período de al menos seis meses, excitación sexual intensa y recurrente derivada del sufrimiento físico o psicológico de otra persona, y que se manifiesta por fantasías, deseos irrefrenables o comportamientos.

B. El individuo ha cumplido estos deseos sexuales irrefrenables con una persona que no ha dado su consentimiento, o los deseos irrefrenables o fantasías sexuales causan malestar clínicamente significativo o deterioro en lo social, laboral u otras áreas importantes del funcionamiento.

Especificar si:

En un entorno controlado: Este especificador se aplica sobre todo a individuos que viven en una institución o en otros ámbitos en los que la oportunidad de dedicarse a comportamientos sexuales sádicos es limitada.

En remisión total: El individuo no ha cumplido sus deseos irrefrenables con una persona sin su consentimiento, y no ha existido malestar ni problemas sociales, laborales, o en otros campos del funcionamiento, durante al menos cinco años en los que ha estado en un entorno no controlado.

Trastorno de pedofilia

302.2 (F65.4)

A. Durante un período de al menos seis meses, excitación sexual intensa y recurrente derivada de fantasías, deseos sexuales irrefrenables o comportamientos que implican la actividad sexual con uno o más niños prepúberes (generalmente menores de 13 años).

B. El individuo ha cumplido estos deseos sexuales irrefrenables, o los deseos irrefrenables o fantasías sexuales causan malestar importante o problemas interpersonales.

C. El individuo tiene como mínimo 16 años y es al menos cinco años mayor que el niño/niños del Criterio A.

Nota: No incluir a un individuo al final de la adolescencia que mantiene una relación sexual continua con otro individuo de 12 o 13 años.

Especificar si:
Tipo exclusivo (atracción exclusiva por los niños)
Tipo no exclusivo

Especificar si:
Atracción sexual por el sexo masculino
Atracción sexual por el sexo femenino
Atracción sexual por ambos sexos

Especificar si:
Limitado al incesto

Trastorno de fetichismo

302.81 (F65.0)

A. Durante un período de al menos seis meses, excitación sexual intensa y recurrente derivada del empleo de objetos inanimados o un gran interés específico por parte(s) del cuerpo no genitales, que se manifiesta por fantasías, deseos irrefrenables o comportamientos.

B. Las fantasías, deseos sexuales irrefrenables o comportamientos causan malestar clínicamente significativo o deterioro en lo social, laboral u otras áreas importantes del funcionamiento.

C. Los objetos fetiche no se limitan a prendas de vestir utilizadas para travestirse (como en el trastorno de travestismo) o a artilugios diseñados específicamente para la estimulación táctil de los genitales (p. ej., vibrador).

Especificar:

Parte(s) del cuerpo
Objeto(s) inanimado(s)
Otro

Especificar si:

En un entorno controlado: Este especificador se aplica sobre todo a individuos que viven en una institución o en otros ámbitos en los que la oportunidad de dedicarse a comportamientos fetichistas es limitada.

En remisión total: No ha existido malestar ni problemas sociales, laborales, o en otros campos del funcionamiento, durante al menos cinco años en los que el individuo ha estado en un entorno no controlado.

Trastorno de travestismo

302.3 (F65.1)

A. Durante un período de al menos seis meses, excitación sexual intensa y recurrente derivada del hecho de travestirse, y que se manifiesta por fantasías, deseos irrefrenables o comportamientos.

B. Las fantasías, deseos sexuales irrefrenables o comportamientos causan malestar clínicamente significativo o deterioro en lo social, laboral u otras áreas importantes del funcionamiento.

Especificar si:

Con fetichismo: Si la excitación sexual se produce con tejidos, materiales o prendas de vestir.

Con autoginofilia: Si la excitación sexual se produce con pensamientos o imágenes de uno mismo como mujer.

Especificar si:

En un entorno controlado: Este especificador se aplica sobre todo a individuos que viven en una institución o en otros ámbitos en los que la oportunidad de transvestirse es limitada.

En remisión total: No ha existido malestar ni problemas sociales, laborales, o en otros campos del funcionamiento, durante al menos cinco años en los que el individuo ha estado en un entorno no controlado.

Otro trastorno parafílico especificado

302.89 (F65.89)

Esta categoría se aplica a presentaciones en las que predominan los síntomas característicos de un trastorno parafílico que causan malestar clínicamente significativo o deterioro en lo social, laboral u otras áreas importantes del funcionamiento, pero que no cumplen todos los criterios de ninguno de los trastornos de la categoría diagnóstica de los trastornos parafílicos. La categoría de otro trastorno parafílico especificado se utiliza en situaciones en las que el clínico opta por comunicar el motivo específico por el que la presentación no cumple los criterios de ningún trastorno parafílico específico. Esto se hace registrando "otro trastorno parafílico especificado" seguido del motivo específico (p. ej., "zoofilia").

Algunos ejemplos de presentaciones que se pueden especificar utilizando la designación "otro especificado" son, entre otros, la excitación sexual intensa y recurrente que implica la *escatología telefónica* (llamadas telefónicas obscenas), la *necrofilia* (cadáveres), la *zoofilia* (animales), la *coprofilia* (heces), la *clismafilia* (enemas) o la *urofilia* (orina), que han estado presentes al menos durante seis meses y que causan malestar importante o deterioro en lo social, laboral u otras áreas importantes del funcionamiento. Otros especificadores que se pueden aplicar a otro trastorno parafílico especificado son en remisión y/o en un entorno controlado.

Trastorno parafílico no especificado

302.9 (F65.9)

Esta categoría se aplica a presentaciones en las que predominan los síntomas característicos de un trastorno parafílico que causan malestar clínicamente significativo o deterioro en lo social, laboral u otras áreas importantes del funcionamiento, pero que no cumplen todos los criterios de ninguno de los trastornos de la categoría diagnóstica de los trastornos parafílicos. La categoría del trastorno parafílico no especificado se utiliza en situaciones en las que el clínico opta por no especificar el motivo del incumplimiento de los criterios para un trastorno parafílico específico, e incluye presentaciones en las que no existe información suficiente para hacer un diagnóstico más específico.

Otros trastornos mentales

Otro trastorno mental especificado debido a otra afección médica

294.8 (F06.8)

Esta categoría se aplica a presentaciones en las que predominan los síntomas característicos de un trastorno mental debido a otra afección médica que causan malestar clínicamente significativo o deterioro en lo social, laboral u otras áreas importantes del funcionamiento, pero que no cumplen todos los criterios de ningún trastorno mental específico atribuible a otra afección médica. La categoría de otro trastorno mental especificado debido a otra afección médica se utiliza en situaciones en las que el clínico opta por comunicar el motivo específico por el que la presentación no cumple los criterios de ningún trastorno mental específico atribuible a otra afección médica. Esto se hace registrando el nombre del trastorno junto con la inserción de la afección médica específica causante en el lugar de "otra afección médica," seguido de la manifestación sintomática específica que no cumple los criterios para ningún trastorno mental específico debido a otra afección médica. Además, el código diagnóstico para la afección médica específica se hará constar inmediatamente antes del código para el otro trastorno mental especificado debido a otra afección médica. Por ejemplo, los síntomas disociativos debidos a la epilepsia parcial compleja se codificarán y registrarán como 345.40 (G40.209) epilepsia parcial compleja, 294.8 (F06.8) otro trastorno mental especificado debido a epilepsia parcial compleja, síntomas disociativos.

Un ejemplo de presentación que se puede especificar utilizando la designación "otro especificado" es el siguiente:

Con síntomas disociativos: Incluye síntomas que se producen, por ejemplo, en el contexto de la epilepsia parcial compleja.

Trastorno mental no especificado debido a otra afección médica

294.9 (F09)

Esta categoría se aplica a presentaciones en las que predominan los síntomas característicos de un trastorno mental debido a otra afección médica que causan malestar clínicamente significativo o deterioro en lo social, laboral u otras áreas importantes del funcionamiento, pero que no cumplen todos los criterios de ningún trastorno mental específico atribuible a otra afección médica. La categoría del trastorno mental no especificado debido a otra afección médica se utiliza en situaciones en las que el clínico opta por *no* especificar el motivo de incumplimiento de los criterios de un trastorno mental específico debido a otra afección médica, e incluye presentaciones en las que no existe información suficiente para hacer un diagnóstico más específico (p. ej., en servicios de urgencias). Esto se hace registrando el nombre del trastorno, junto con la inserción de la afección médica específica causante en el lugar de "otra afección médica." Además, el código diagnóstico para la afección médica específica se hará constar inmediatamente antes del código para el trastorno mental no especificado debido a otra afección médica. Por ejemplo, los síntomas disociativos debidos a la epilepsia parcial compleja se codificarán y registrarán como 345.40 (G40.209) epilepsia parcial compleja, 294.9 (F06.9) trastorno mental no especificado debido a epilepsia parcial compleja.

Otro trastorno mental especificado

300.9 (F99)

Esta categoría se aplica a presentaciones en las que predominan los síntomas característicos de un trastorno mental que causan malestar clínicamente significativo o deterioro en lo social, laboral u otras áreas importantes del funcionamiento, pero que no cumplen todos los criterios de ningún trastorno mental específico. La categoría de otro trastorno mental especificado se utiliza en situaciones en las que el clínico opta por comunicar el motivo específico por el que la presentación no cumple los criterios de ningún trastorno mental específico. Esto se hace registrando "otro trastorno mental especificado" seguido del motivo específico.

Trastorno mental no especificado

300.9 (F99)

Esta categoría se aplica a presentaciones en las que predominan los síntomas característicos de un trastorno mental que causan malestar clínicamente significativo o deterioro en lo social, laboral u otras áreas importantes del funcionamiento, pero que no cumplen todos los criterios de ningún trastorno mental. La categoría del trastorno mental no especificado se utiliza en situaciones en las que el clínico opta por *no* especificar el motivo de incumplimiento de los criterios de un trastorno mental específico, e incluye presentaciones en las que no existe información suficiente para hacer un diagnóstico más específico (p. ej., en servicios de urgencias).

Trastornos motores inducidos por medicamentos y otros efectos adversos de los medicamentos

Los trastornos motores inducidos por medicamentos se incluyen en la Sección II debido a su frecuente importancia en: 1) el tratamiento con medicamentos de los trastornos mentales u otras afecciones médicas y 2) el diagnóstico diferencial de los trastornos mentales (p. ej., trastorno de ansiedad y acatisia inducida por neurolépticos; catatonía maligna y síndrome neuroléptico maligno). Aunque estos trastornos motores se califican como "inducidos por medicamentos," con frecuencia es difícil establecer la relación causal entre la exposición a los medicamentos y la aparición del trastorno motor, sobre todo porque algunos de estos trastornos motores también se producen en ausencia de exposición a los medicamentos. Las afecciones y problemas enumerados en este capítulo no son trastornos mentales.

El término *neuroléptico* se está convirtiendo en obsoleto porque acentúa la tendencia de los antipsicóticos a causar movimientos anómalos, y en muchos contextos se está sustituyendo por el término *antipsicótico*. Aún así, el término *neuroléptico* sigue siendo apropiado en este contexto. Aunque es menos probable que los antipsicóticos más recientes puedan causar algunos trastornos motores inducidos por medicamentos, estos trastornos siguen presentándose. Los neurolépticos incluyen fármacos antipsicóticos denominados convencionales, "típicos" o de primera generación (p. ej., clorpromazina, haloperidol, flufenazina); fármacos antipsicóticos "atípicos" o de segunda generación (p. ej., clozapina, risperidona, olanzapina, quetiapina); algunos bloqueantes de los receptores dopaminérgicos utilizados en el tratamiento de síntomas como las náuseas y la gastroparesia (p. ej., proclorperazina, prometazina, trimetobenzamida, tietilperazina, metoclopramida); y la amoxapina, que se comercializa como antidepresivo.

Parkinsonismo inducido por neurolépticos
Parkinsonismo inducido por otros medicamentos

332.1 (G21.11)   Parkinsonismo inducido por neurolépticos
332.1 (G21.19)   Parkinsonismo inducido por otros medicamentos

A las pocas semanas de iniciar o aumentar la dosis de un medicamento (p. ej., un neuroléptico) o después de reducir la dosis de un medicamento utilizado para tratar síntomas extrapiramidales, aparece temblor parkinsoniano, rigidez muscular, acinesia (es decir, pérdida de movimiento o dificultad para iniciar el movimiento) o bradicinesia (es decir, lentitud de movimiento).

Síndrome neuroléptico maligno

333.92 (G21.0)   Síndrome neuroléptico maligno

Aunque el síndrome neuroléptico maligno se reconoce fácilmente en su forma clásica completa, con frecuencia tiene un inicio, una presentación, una progresión y un desenlace heterogéneos. Las características clínicas descritas a continuación son las que se consideran más importantes para hacer el diagnóstico del síndrome neuroléptico maligno basándose en las recomendaciones consensuadas.

Características diagnósticas

Generalmente los pacientes han estado expuestos a un antagonista de la dopamina durante las 72 horas anteriores a la aparición de los síntomas. La hipertermia (>38,0 °C al menos en dos ocasiones, medida en la boca), asociada a sudoración intensa, es un rasgo distintivo del síndrome neuroléptico maligno, que lo distingue de los otros efectos secundarios neurológicos de los antipsicóticos. Las elevaciones extremas de la temperatura, que reflejan un fallo de la termorregulación central, tienden a respaldar el diagnóstico de síndrome neuroléptico maligno. La rigidez generalizada, descrita como rigidez cérea ("tubo de plomo") en su forma más grave y que no suele responder a los antiparkinsonianos, es una característica esencial del trastorno y se puede asociar a otros síntomas neurológicos (p. ej., temblor, sialorrea, acinesia, distonía, trismo, mioclonía, disartria, disfagia, rabdomiólisis). Generalmente se observa una elevación de la creatina cinasa de al menos cuatro veces el límite superior de normalidad. Los cambios del estado mental, que se caracterizan por la presencia de delirium o alteración de la consciencia desde el estupor al coma, a menudo son un signo inicial. Los individuos afectados pueden parecer alertas pero están ofuscados y no responden, lo que concuerda con el estupor catatónico. La activación e inestabilidad autónoma—que se manifiesta por la presencia de taquicardia (velocidad >25% por encima del valor basal), sudoración, aumento de la presión arterial (sistólica o diastólica ≥25% por encima del valor basal) o fluctuación (cambio diastólico ≥20 mmHg o cambio sistólico ≥25 mmHg en 24 horas), incontinencia urinaria y palidez—se puede observar en cualquier momento, pero constituye una pista precoz para el diagnóstico. La taquipnea (frecuencia > 50% por encima del valor basal) es común, y puede existir dificultad respiratoria—debida a una acidosis metabólica, hipermetabolismo, restricción de la pared torácica, neumonía por aspiración o embolia pulmonar- que dé lugar a un paro respiratorio súbito.

Es esencial realizar pruebas diagnósticas, incluido un estudio de laboratorio, para descartar otras causas infecciosas, tóxicas, metabólicas o neuropsiquiátricas o a la presencia de complicaciones (véase el apartado "Diagnóstico diferencial" más abajo). Aunque hay diversas anomalías en los resultados de los análisis se asocian al síndrome neuroléptico maligno, ninguna de ellas es específica para el diagnóstico. Los pacientes con síndrome neuroléptico maligno pueden tener leucocitosis, acidosis metabólica, hipoxia, disminución de la concentración sérica de hierro y elevación de las enzimas musculares y catecolaminas en suero. El análisis del líquido cefalorraquídeo y los estudios de neuroimagen suelen ser normales, mientras que el electroencefalograma muestra una lentificación generalizada. En los casos mortales, los resultados de la autopsia son inespecíficos y variables, en función de las complicaciones.

Desarrollo y curso

Los indicios obtenidos de los estudios de bases de datos sugieren que la incidencia del síndrome neuroléptico maligno es del 0,01%–0,02% en individuos tratados con antipsicóticos. La progresión temporal de los signos y síntomas proporciona pistas importantes para el diagnóstico y el pronóstico del síndrome neuroléptico maligno. La alteración del estado mental y otros signos neurológicos preceden típicamente a los signos sistémicos. La aparición de los síntomas varía desde unas horas hasta días después del inicio del fármaco. Algunos casos se desarrollan en el plazo de 24 horas después del inicio del fármaco, la mayoría lo hacen en la primera semana y prácticamente todos aparecen en el plazo de 30 días. Una vez que el síndrome se ha diagnosticado y que se han suspendido los antipsicóticos orales, el síndrome neuroléptico maligno remite espontáneamente en la mayoría de los casos. El tiempo medio de recuperación después de la suspensión del fármaco es de 7–10 días, y la mayoría de los pacientes se recuperan en el plazo de una semana y prácticamente todos lo hacen en un plazo de 30 días. La duración puede alargarse cuando intervienen antipsicóticos de acción prolongada. Se han comunicado casos en los que persisten algunos signos neurológicos residuales durante semanas después de que se hayan resuelto los síntomas hipermetabólicos agudos. En la mayoría de los casos de síndrome neuroléptico maligno, se logra la resolución total de los síntomas, si bien se han descrito tasas de mortalidad del 10%–20% cuando el trastorno no se reconoce. Aunque en muchos individuos no hay recurrencia del síndrome neuroléptico maligno cuando se les vuelve a administrar un antipsicótico, en algunos casos sí sucede, en especial cuando los antipsicóticos se reinstauran poco después de un episodio.

Factores de riesgo y de pronóstico

El síndrome neuroléptico maligno es un riesgo potencial en cualquier individuo al que se le administra un antipsicótico. No es específico de ningún diagnóstico neuropsiquiátrico y puede darse en individuos sin un trastorno mental diagnosticable que reciban antagonistas de la dopamina. Entre los factores clínicos, sistémicos y metabólicos asociados a un mayor riesgo de síndrome neuroléptico maligno cabe mencionar la agitación, el agotamiento, la deshidratación y la deficiencia de hierro. En el 15%–20% de los casos iniciales, se ha descrito un episodio previo asociado a la administración de antipsicóticos, lo que sugiere una vulnerabilidad subyacente en algunos pacientes; sin embargo, los hallazgos genéticos basados en los polimorfismos de los receptores de los neurotransmisores no se han reproducido de forma congruentey.

Casi todos los antagonistas de la dopamina se han relacionado con el síndrome neuroléptico maligno, aunque los antipsicóticos de alta potencia plantean mayor riesgo que los antipsicóticos de baja potencia y los atípicos más recientes. Algunas formas parciales o más leves se pueden asociar a los antipsicóticos más recientes, pero la gravedad del síndrome neuroléptico maligno varía incluso con los fármacos más antiguos. También se han implicado a los antagonistas de la dopamina utilizados en ámbitos médicos (p. ej., metoclopramida, proclorperazina). La vía de administración parenteral, el rápido ajuste de la dosis y las dosis totales más altas del fármaco se han asociado a un riesgo más elevado; sin embargo, el síndrome neuroléptico maligno suele presentarse en el intervalo de administración terapéutica de los antipsicóticos.

Diagnóstico diferencial

El síndrome neuroléptico maligno debe diferenciarse de otras afecciones neurológicas o médicas graves, como infecciones del sistema nervioso central, afecciones inflamatorias o autoinmunitarias, el estado epiléptico, lesiones estructurales subcorticales y afecciones sistémicas (p. ej., feocromocitoma, tirotoxicosis, tétanos, golpe de calor).

El síndrome neuroléptico maligno también debe diferenciarse de los síndromes similares debidos al uso de otras sustancias o medicamentos, como el síndrome serotoninérgico; el síndrome de hipertermia parkinsoniana después de la suspensión brusca de los agonistas de la dopamina; la abstinencia del alcohol o de sedantes; la hipertermia maligna que se produce durante la anestesia; la hipertermia asociada al abuso de estimulantes y alucinógenos; y la intoxicación atropínica de los anticolinérgicos.

En raras ocasiones, los pacientes con esquizofrenia o con un trastorno del estado de ánimo pueden presentar catatonía maligna, que puede ser indiferenciable del síndrome neuroléptico maligno. Algunos investigadores consideran que el síndrome neuroléptico maligno es una forma de catatonía maligna inducida por fármacos.

Distonía aguda inducida por medicamentos

333.72 (G24.02)   Distonía aguda inducida por medicamentos
Contracción anómala y prolongada de los músculos de los ojos (crisis oculógira), la cabeza, el cuello (tortícolis o retrocolis), las extremidades o el tronco, que se desarrolla a los pocos días de iniciar o aumentar la dosis de un medicamento (como un neuroléptico) o después de reducir la dosis de un medicamento utilizado para tratar síntomas extrapiramidales.

Acatisia aguda inducida por medicamentos

333.99 (G25.71)   **Acatisia aguda inducida por medicamentos**

Síntomas de inquietud, con frecuencia acompañada de movimientos excesivos constatables (p. ej., movimientos nerviosos de la piernas, balanceo de un pie a otro, deambulación, incapacidad de estar sentado o de estarse quieto), que se desarrolla a las pocas semanas del inicio o aumento de la dosis de un medicamento (como un neuroléptico) o después de reducir la dosis de un medicamento utilizado para tratar síntomas extrapiramidales.

Discinesia tardía

333.85 (G24.01)   **Discinesia tardía**

Movimientos atetoides o coreiformes involuntarios (que duran al menos unas semanas) generalmente de la lengua, la parte inferior de la cara y la mandíbula, y las extremidades (aunque en ocasiones afecta a los músculos de la faringe, el diafragma o el tronco) debidos al uso de un neuroléptico durante al menos unos meses.

En personas de edad avanzada, los síntomas pueden aparecer después de un período más corto de medicación. En algunos pacientes, pueden aparecer movimientos de este tipo tras la suspensión, o después del cambio o la reducción de la dosis de neurolépticos, en cuyo caso la afección se denomina *discinesia que aparece con la retirada de los neurolépticos*. Como esta discinesia suele ser limitada en el tiempo y dura menos de 4–8 semanas, la discinesia que persiste durante más tiempo se considera discinesia tardía.

Distonía tardía
Acatisia tardía

333.72 (G24.09)   **Distonía tardía**
333.99 (G25.71)   **Acatisia tardía**

Síndrome tardío que implica otro tipo de problemas motores, como la distonía o la acatisia, que se pueden diferenciar por su aparición tardía durante el tratamiento y su posible persistencia durante meses o años, incluso con la suspensión o disminución de la dosis de neurolépticos.

Temblor postural inducido por medicamentos

333.1 (G25.1) Temblor postural inducido por medicamentos

Temblor fino (generalmente en el intervalo de 8–12 Hz) que se produce cuando se intenta mantener una postura y que se desarrolla debido al uso de un medicamento (p. ej., litio, antidepresivos, valproato). Este temblor es muy parecido al que se observa con la ansiedad, la cafeína y otros estimulantes.

Otro trastorno motor inducido por medicamentos

333.99 (G25.79) Otro trastorno motor inducido por medicamentos

Esta categoría se aplica a los trastornos motores inducidos por medicamentos que no corresponden a ninguno de los trastornos específicos enumerados antes. Algunos ejemplos son: 1) presentaciones que se parecen al síndrome neuroléptico maligno asociadas a medicamentos que no son neurolépticos y 2) otras afecciones tardías inducidas por medicamentos.

Síndrome de suspensión de antidepresivos

995.29 (T43.205A) Hallazgo inicial
995.29 (T43.205D) Hallazgo ulterior
995.29 (T43.205S) Secuelas

El síndrome de suspensión de antidepresivos es un conjunto de síntomas que pueden aparecer después del cese brusco (o reducción importante de la dosis) de un antidepresivo que se ha estado tomando de forma continuada durante un mínimo de un mes. En general los síntomas comienzan en 2–4 días e incluyen típicamente manifestaciones sensitivas, somáticas y cognitivo-emocionales específicas. Con frecuencia los síntomas sensitivos y somáticos referidos incluyen destellos de luz, sensaciones de "shock eléctrico", náuseas e hipersensiblidad a los ruidos o luces. También se puede referir ansiedad inespecífica y sentimientos de temor. Los síntomas mejoran al restaurar el mismo medicamento o al iniciar la administración de un medicamento distinto que tenga un mecanismo de acción similar (por ejemplo, los síntomas de suspensión después de la retirada de un inhibidor de la recaptación de serotonina-norepinefrina pueden mejorar si se administra un antidepresivo tricíclico). Para que pueda denominarse síndrome de suspensión de antidepresivos, no tiene que haber habido síntomas antes de la reducción de la dosis del antidepresivo y estos síntomas no se pueden explicar mejor por otro trastorno mental (p. ej., episodio maníaco o hipomaníaco, intoxicación por sustancias, abstinencia de sustancias, trastorno de síntomas somáticos).

Características diagnósticas

Los síntomas de suspensión pueden aparecer después del tratamiento con antidepresivos tricíclicos (p. ej., imipramina, amitriptilina, desipramina), inhibidores de la recaptación de serotonina (p. ej., fluoxetina, paroxetina, sertralina) e inhibidores de la monoaminooxidasa (p. ej., fenelzina, selegilina, pargilina). La incidencia de este síndrome depende de la dosis y de la vida media del medicamento que se está tomando, así como de la velocidad de disminución progresiva del medicamento. Los medicamentos de acción inmediata que se interrumpen bruscamente en lugar de reducirse gradualmente pueden plantear el máximo riesgo. El inhibidor selectivo de la recaptación de serotonina (ISRS) de acción inmediata paroxetina es el compuesto que más suele asociarse a los síntomas de suspensión, si bien estos síntomas se producen con todos los tipos de antidepresivos.

A diferencia de los síndromes de abstinencia por opiáceos, alcohol y otras drogas, el síndrome de suspensión de antidepresivos no presenta síntomas patognomónicos. Por el contrario, los síntomas tienden a ser vagos y variables y comienzan típicamente 2–4 días después de la última dosis del antidepresivo. Con los ISRS (p. ej., paroxetina), se describen síntomas como mareo, zumbidos de oídos, "descargas eléctricas en la cabeza", incapacidad de dormir y ansiedad aguda. El antidepresivo utilizado antes de la suspensión debe haber producido hipomanía o euforia (es decir, se debe tener la certeza de que el síndrome de suspensión no se debe a las fluctuaciones del estado de ánimo asociadas al tratamiento anterior). El síndrome de suspensión de antidepresivos se basa únicamente en factores farmacológicos y no está relacionado con los efectos de consolidación de los antidepresivos. Además, en el caso del aumento de la capacidad estimulante de un antidepresivo, el cese brusco puede dar lugar a síntomas propios de la retirada de estimulantes (véase "Abstinencia de estimulantes" en el capítulo "Trastornos relacionados con sustancias y trastornos adictivos") más que al síndrome de suspensión de antidepresivos aquí descrito.

Prevalencia

La prevalencia del síndrome de suspensión de antidepresivos se desconoce, pero se cree que varía en función de la dosis anterior a la suspensión, la vida media y la afinidad de unión del medicamento con el receptor, y posiblemente, de la velocidad del metabolismo del individuo, que depende de la genética, para este medicamento.

Curso y desarrollo

Como no existen estudios longitudinales, no se sabe mucho sobre el curso clínico del síndrome de suspensión de antidepresivos. Al parecer, los síntomas disminuyen con el tiempo, con reducciones muy graduales de la dosis. Después de un episodio, algunos individuos pueden preferir continuar indefinidamente con el medicamento si es tolerado.

Diagnóstico diferencial

El diagnóstico diferencial del síndrome de suspensión de antidepresivos incluye ansiedad y trastornos depresivos, trastornos por consumo de sustancias y tolerancia a los medicamentos.

Ansiedad y trastornos depresivos. Los síntomas de suspensión suelen parecerse a los síntomas de un trastorno de ansiedad persistente o a la reaparición de los síntomas somáticos de depresión para los cuales se administró inicialmente el medicamento.

Trastornos por consumo de sustancias. El síndrome de suspensión de antidepresivos difiere de la abstinencia de sustancias en que los antidepresivos no tienen por sí mismos efectos de refuerzo o efectos eufóricos. En general, la dosis del medicamento no se ha aumentado sin el permiso del clínico, y el individuo no suele presentar un comportamiento de búsqueda de fármacos para obtener medicación adicional. No se cumplen los criterios del trastorno por consumo de sustancias.

Tolerancia a los medicamentos. Los síntomas de tolerancia y de suspensión se pueden producir como una respuesta fisiológica normal a la interrupción después de una exposición prolongada. La mayoría de los casos de tolerancia a los medicamentos se pueden tratar con una disminución progresiva minuciosamente controlada.

Afecciones concomitantes

Típicamente, el individuo empezó a tomar el medicamento para un trastorno de depresión mayor; los síntomas originales pueden volver durante el síndrome de suspensión.

Otro efecto adverso de medicamentos

995.20 (T50.905A)	**Hallazgo inicial**
995.20 (T50.905D)	**Hallazgo ulterior**
995.20 (T50.905S)	**Secuelas**

Esta categoría puede ser utilizada por los clínicos de forma opcional para codificar los efectos secundarios de los medicamentos (que no sean síntomas motores) cuando estos efectos adversos se convierten en un foco de atención clínica principal. Algunos ejemplos son la hipotensión grave, las arritmias cardíacas y el priapismo.

Otros problemas que pueden ser objeto de atención clínica

Este texto cubre otras afecciones y problemas, merecedores de atención clínica o que pueden afectar de alguna otra forma al diagnóstico, curso, pronóstico o tratamiento del trastorno mental de un paciente. Estas afecciones se presentan con sus correspondientes códigos CIE-9-MC (habitualmente códigos V) y CIE-10-MC (habitualmente códigos Z). Se puede codificar una afección clínica o problema en este capítulo si es el motivo de la visita que se está realizando o ayuda a explicar la necesidad de una prueba, un procedimiento o un tratamiento. Las afecciones y problemas de este capítulo se pueden incluir en el historial médico si aportan información útil en circunstancias que pueda afectar al cuidado del paciente, independientemente de la relevancia con respecto a la visita en curso.

Las afecciones clínicas y problemas que se citan en este capítulo no son trastornos mentales. Se incluyen en el DSM-5 para llamar la atención sobre la diversidad de problemas adicionales que se pueden encontrar en la práctica clínica rutinaria y para ofrecer un listado sistemático que sirva a los clínicos para documentarlas.

Problemas de relación

Las relaciones fundamentales, en especial las relaciones íntimas entre parejas adultas y las relaciones padre/cuidador y niño o similares tienen un impacto significativo sobre la salud de los individuos que las protagonizan. Estas relaciones pueden tener efectos en la promoción y protección de la salud, ser neutras o tener resultados perjudiciales en la salud. En casos extremos estas relaciones íntimas pueden ir acompañadas de maltrato o abandono, lo que tendrá consecuencias médicas y psicológicas significativas para el individuo afectado. Un problema de tipo relacional puede llamar la atención clínica por ser el motivo de la visita del individuo o por ser un problema que afecte al curso, pronóstico o tratamiento del trastorno mental o médico del individuo.

Problemas relacionados
con la educación familiar

V61.20 (Z62.820)   Problema de relación entre padres e hijos

En esta categoría el término *padre* se utiliza para referirse a cualquier cuidador principal del niño, ya sea un progenitor biológico, un padre adoptivo o de acogida, o cualquier otro familiar (como un abuelo) que desempeñe un papel parental para el niño. Esta categoría se debe utilizar cuando el principal objeto de atención clínica consiste en establecer la calidad de la relación padres-hijos o cuando la calidad de la relación padres-hijos está afectando al curso, pronóstico o tratamiento de un trastorno mental o médico. Habitualmente un problema de la relación padres-hijos va asociado a un deterioro funcional en los dominios conductuales, cognitivos o afectivos. Son ejemplos de problemas conductuales el inadecuado control, supervisión e implicación de los padres con el niño, la sobreprotección de los padres, la presión paterna excesiva, las discusiones que se agravan hasta llegar a la amenaza de violencia física y la evitación sin la resolución de los problemas. Los problemas cognitivos son atribuciones negativas a las intenciones de otros, hostilidad o convertir a otro en chivo expiatorio, y sensación de distanciamiento sin motivo. Los problemas afectivos pueden ser sensaciones de tristeza, apatía o rabia contra el otro miembro de una relación. Los clínicos han de tener en cuenta las necesidades de desarrollo del niño y su contexto cultural.

V61.8 (Z62.891)   Problema de relación con los hermanos

Esta categoría se aplica cuando el objeto de la atención clínica es un patrón de interacción entre hermanos asociado a un deterioro significativo de la situación individual o familiar, o la aparición de síntomas en uno o más hermanos, o cuando el problema de relación entre hermanos afecta al curso, pronóstico o tratamiento de un trastorno mental o médico de cualquier tipo de uno de dichos hermanos. Esta categoría se puede aplicar a niños o adultos, siempre que el objeto de la atención sea la relación entre hermanos. En este contexto se consideran hermanos los que comparten uno o ambos progenitores, los hermanastros, los hermanos de acogida y los adoptados.

V61.8 (Z62.29)   Educación lejos de los padres

Esta categoría se debe utilizar cuando el principal objeto de atención clínica se centra en temas referidos a la educación del niño separado de sus padres, o cuando esta educación separada afecta al curso, pronóstico o tratamiento de un trastorno mental o médico de cualquier tipo. Puede tratarse de un niño bajo custodia estatal, al cuidado de algún pariente o en acogida. También podría tratarse de un niño que viviera en casa de un familiar no parental o con unos amigos, pero no por orden legal ni por sanción legal. También se incluyen los problemas relacionados con los niños que viven en hogares comunitarios o en orfanatos. Esta categoría no incluye a los temas relacionados con V60.6 (Z59.3) niños en internados.

V61.29 (Z62.898)   Niño afectado por relación parental conflictiva
Esta categoría se aplica cuando el objeto de la atención clínica son los efectos negativos de los desacuerdos de la relación entre los padres (p. ej., niveles elevados de conflicto, tensión o desprecios) sobre un niño de la familia, incluidos los efectos sobre un trastorno del niño, ya sea mental o médico de cualquier tipo.

Otros problemas relacionados con el grupo de apoyo primario

V61.10 (Z63.0)   Relación conflictiva con el cónyuge o la pareja
Esta categoría se debe utilizar cuando el principal objeto de atención clínica consiste en abordar la calidad de la relación de pareja (cónyuge o no), o cuando la calidad de dicha relación afecte al curso, al pronóstico o al tratamiento de un trastorno mental o médico. Las parejas pueden ser de igual o distinto sexo. Habitualmente un problema de la relación va asociado a un deterioro funcional en los dominios conductuales, cognitivos y afectivos. Entre los ejemplos de problemas conductuales cabe citar la dificultad para la resolución de conflictos, el abandono y la intromisión excesiva. Los problemas cognitivos se puede manifestar como atribuciones negativas constantes a las intenciones del otro o rechazo de los comportamientos positivos de la pareja. Los problemas afectivos pueden ser tristeza, apatía o rabia crónicas contra el otro miembro de una relación.

> **Nota:** En esta categoría no se incluyen los casos clínicos de asistencia en salud mental por V61.1x (Z69.1x) problemas de maltrato conyugal y V65.49 (Z70.9) orientación sexual.

V61.03 (Z63.5)   Ruptura familiar por separación o divorcio
Esta categoría se aplica cuando los miembros de una pareja de adul-

tos viven separados a causa de problemas de relación o están en proceso de divorcio.

V61.8 (Z63.8)   Nivel elevado de emoción expresada en la familia

Emoción expresada es un concepto usado como medida cualitativa de la "cantidad" de emoción expresada en el entorno familiar, en particular hostilidad, intromisión excesiva emocional y críticas hacia el miembro de la familia identificado como el paciente. Esta categoría se aplica cuando el nivel elevado de emoción expresada en una familia es el objeto de la atención clínica o afecta al curso, pronóstico o tratamiento de un trastorno mental o médico de cualquier tipo de un miembro de la familia.

V62.82 (Z63.4)   Duelo no complicado

Esta categoría se aplica cuando el objeto de la atención clínica es una reacción normal ante la muerte de un ser querido. Como parte de su reacción ante una pérdida así, algunos individuos en duelo presentan síntomas característicos de un episodio de depresión mayor, como por ejemplo, sentimientos de tristeza con otros síntomas asociados, como insomnio, falta de apetito y pérdida de peso. El individuo en duelo suele considerar su ánimo deprimido como "normal", si bien el individuo puede buscar ayuda profesional para aliviar otros síntomas que lleva asociados, tales como insomnio o anorexia. La duración y la expresión de un duelo "normal" varían considerablemente entre los distintos grupos culturales. En los criterios de un episodio depresivo mayor se ofrece más información para distinguirlo del duelo.

Maltrato abuso y negligencia

El maltrato por parte de un miembro de la familia (por ejemplo, un tutor o la pareja adulta) o de alguien que no es de la familia, puede ser el objeto de la atención clínica, o bien un factor importante para la evaluación y el tratamiento de pacientes con un trastorno mental o médico de cualquier tipo. A causa de las implicaciones legales del maltrato y la negligencia, se debe ser cuidadoso a la hora de evaluar estas afecciones y asignarles estos códigos. El tener antecedentes de maltrato o negligencia puede influir en el diagnóstico y la respuesta al tratamiento de numerosos trastornos mentales y también se debe anotar durante el proceso de diagnóstico.

En las siguientes categorías, además del listado de episodios confirmados o sospechados de maltrato o negligencia, se ofrecen otros códigos para usarlos si el seguimiento clínico actual es el de prestar servicios en salud mental ya sea a la víctima o al autor del maltrato o negligencia. También se ofrece un código distinto para designar antecedentes de maltrato o la negligencia.

Nota de codificación de la CIE-10-MC Condiciones de maltrato y negligencia
Para los códigos T solamente se debe codificar el 7º carácter de la manera siguiente:

A (hallazgo inicial): Utilícelo mientras el paciente esté recibiendo tratamiento activo por la afección (p. ej., tratamiento quirúrgico, visita en urgencias, evaluación y tratamiento a cargo de un clínico nuevo); o
D (hallazgo ulterior): Utilícelo para las visitas que tengan lugar después de que el paciente haya recibido el tratamiento activo del cuadro y cuando esté recibiendo asistencia rutinaria para el mismo, durante la fase de curación o recuperación (p. ej., cambio o retirada de yeso, retirada de un fijador externo o interno, ajuste de la medicación, otras visitas de seguimiento y control).

Maltrato infantil y problemas de negligencia

Maltrato físico infantil

El maltrato físico infantil es una lesión no accidental infligida a un niño, que puede ir desde pequeños hematomas hasta fracturas graves o la muerte, resultante de darle un puñetazo, un golpe, una patada, un mordisco, zarandearlo, empujarlo, apuñalarlo, ahogarlo, pegarle (con la mano, con un palo, con una correa o con otro objeto), quemarlo o lesionarlo con cualquier otro método, por parte de un progenitor, un cuidador, o cualquier otro individuo que tenga responsabilidad sobre el niño. Estas lesiones se consideran maltrato, independientemente de si había intención de herir al niño. La disciplina física, como una zurra o con una bofetada , no se considera maltrato mientras sea razonable y no provoque ninguna lesión física al niño.

Maltrato físico infantil, confirmado

995.54 (T74.12XA) Hallazgo inicial

995.54 (T74.12XD) Hallazgo ulterior

Maltrato físico infantil, sospechado

995.54 (T76.12XA) Hallazgo inicial

995.54 (T76.12XD) Hallazgo ulterior

Otras circunstancias relacionadas con el maltrato físico infantil

V61.21 (Z69.010) Visita de salud mental para la víctima de maltrato infantil por parte de los padres

V61.21 (Z69.020) Visita de salud mental para la víctima de maltrato infantil no parental

V15.41 (Z62.810) Historia personal (antecedentes) de maltrato físico infantil

V61.22 (Z69.011) Visita de salud mental para el autor de maltrato infantil parental

V62.83 (Z69.021) Visita de salud mental para el autor de maltrato infantil no parental

Abuso sexual infantil

Los abusos sexuales a niños incluyen cualquier tipo de actividad sexual con un niño que esté destinada a proporcionar una satisfacción sexual a uno de los padres, un cuidador o cualquier otro individuo que tenga alguna responsabilidad sobre el niño. Los abusos sexuales incluyen actividades tales como caricias en los genitales del niño, penetración, incesto, violación, sodomización y exhibicionismo indecente. También se incluye como abuso sexual cualquier explotación del niño, sin necesidad de contacto, por parte de un progenitor o cuidador; por ejemplo, obligando, engañando, atrayendo, amenazando o presionando al niño para que participe en actos de satisfacción sexual a terceros, sin contacto físico directo entre el niño y su agresor.

Abuso sexual infantil, confirmado

995.53 (T74.22XA) Hallazgo inicial

995.53 (T74.22XD) Hallazgo ulterior

Abuso sexual infantil, sospechado

995.53 (T76.22XA) Hallazgo inicial

995.53 (T76.22XD) Hallazgo ulterior

Otras circunstancias relacionadas con el abuso sexual infantil

V61.21 (Z69.010) Visita de salud mental para la víctima de abuso sexual infantil por parte de los padres

V61.21 (Z69.020) Visita de salud mental para la víctima de abuso sexual infantil no parental

V15.41 (Z62.810) Historia personal (antecedentes) de abuso sexual infantil

V61.22 (Z69.011) Visita de salud mental para el autor de abuso sexual infantil parental

V62.83 (Z69.021) Visita de salud mental para el autor de abuso sexual infantil no parental

Negligencia infantil

La negligencia infantil se define como cualquier acto atroz u omisión por parte de un progenitor o cuidador, confirmado o sospechado, que prive al niño de alguna necesidad básica correspondiente a su edad y que en consecuencia provoque o genere una probabilidad razonable de provocar un daño físico o psicológico en el niño. La negligencia infantil incluye el abandono, la falta de supervisión adecuada, la falta de atención a las necesidades emocionales o psicológicas y el hecho de no proporcionar la necesaria educación, asistencia médica, nutrición, residencia o vestido.

Negligencia infantil, confirmada

995.52 (T74.02XA) Hallazgo inicial

995.52 (T74.02XD) Hallazgo ulterior

Negligencia infantil, sospechada

995.52 (T76.02XA) Hallazgo inicial

995.52 (T76.02XD) Hallazgo ulterior

Otras circunstancias relacionadas con la negligencia infantil

V61.21 (Z69.010)   Visita de salud mental para la víctima de negligencia infantil parental

V61.21 (Z69.020)   Visita de salud mental para la víctima de negligencia infantil no parental

V15.42 (Z62.812)   Historia personal (antecedentes) de negligencia infantil

V61.22 (Z69.011)   Visita de salud mental para el autor de negligencia infantil parental

V62.83 (Z69.021)   Visita de salud mental para el autor de negligencia infantil no parental

Maltrato psicológico infantil

El maltrato psicológico infantil consiste en actos no accidentales, verbales o simbólicos, realizados por un progenitor o un cuidador de un niño que provoquen o generen una probabilidad razonable de causar un daño psicológico en el niño. (En esta categoría no se incluye el maltrato físico ni los abusos sexuales.) Entre los ejemplos de maltrato psicológico infantil cabe citar amonestar, menospreciar o humillar al niño, amenazarlo, quitarle o hacerle abandonar—o decirle que le van a quitar o hacer abandonar—a personas o cosas que el niño quiere, recluirlo (por ejemplo atándolo de pies o de manos, o atándolo a un mueble o a cualquier otro objeto, o encerrarlo en un espacio demasiado pequeño [p. ej., en un excusado]), convertirlo en chivo expiatorio, obligarlo a autolesionase y aplicarle una disciplina excesiva (por ejemplo con una frecuencia o duración extremadamente elevadas, incluso sin llegar al nivel de maltrato físico) con medios físicos o no físicos.

Maltrato psicológico infantil, confirmado

995.51 (T74.32XA) Hallazgo inicial

995.51 (T74.32XD) Hallazgo ulterior

Maltrato psicológico infantil, sospechado

995.51 (T76.32XA) Hallazgo inicial

995.51 (T76.32XD) Hallazgo ulterior

Otras circunstancias relacionadas con el maltrato psicológico infantil

V61.21 (Z69.010)	Visita de salud mental para la víctima de maltrato psicológico infantil por parte de los padres
V61.21 (Z69.020)	Visita de salud mental para la víctima de maltrato psicológico infantil no parental
V15.42 (Z62.811)	Historia personal (antecedentes) de maltrato psicológico infantil
V61.22 (Z69.011)	Visita de salud mental para el autor de maltrato psicológico infantil parental
V62.83 (Z69.021)	Visita de salud mental para el autor de maltrato psicológico infantil no parental

Maltrato del adulto y problemas de negligencia

Violencia física por parte del cónyuge o la pareja

Esta categoría se aplica a acciones no accidentales de fuerza física, sucedidas en el transcurso del último año, que provoquen o generen una probabilidad razonable de provocar daños físicos a la pareja o que le provoquen un miedo significativo. Las acciones no accidentales de fuerza física incluyen empujones, bofetadas, tirones de cabello, pellizcos, agarrones, zarandeos, derribos, mordeduras, patadas, puñetazos o golpes con un objeto, quemaduras, envenenamientos, presionar la garganta, bloquear el acceso al aire, sumergir la cabeza bajo el agua y agredir con un arma. Están excluidos los actos en defensa propia o de la pareja.

Violencia física por parte del cónyuge o la pareja, confirmada

995.81 (T74.11XA) Hallazgo inicial

995.81 (T74.11XD) Hallazgo ulterior

Violencia física por parte del cónyuge o la pareja, sospechada

995.81 (T76.11XA) Hallazgo inicial

995.81 (T76.11XD) Hallazgo ulterior

Otras circunstancias relacionadas con la violencia física por parte del cónyuge o la pareja

V61.11 (Z69.11)   Visita de salud mental para la víctima de violencia física por parte del cónyuge o la pareja

V15.41 (Z91.410)   Historia personal (antecedentes) de violencia física por parte del cónyuge o la pareja

V61.12 (Z69.12)   Visita de salud mental para el autor de violencia física hacia el cónyuge o la pareja

Violencia sexual por parte del cónyuge o la pareja

Esta categoría se debe utilizar cuando durante el último año se ha producido algún acto sexual forzado u obligado con la pareja. La violencia sexual puede implicar el uso de la fuerza física o la presión psicológica para obligar a la pareja a participar en un acto sexual en contra de su voluntad, tanto si el acto llega a realizarse como si no. También se incluyen en esta categoría los actos sexuales con una pareja que no esté capacitada para consentir.

Violencia sexual por parte del cónyuge o la pareja, confirmada

995.83 (T74.21XA) Hallazgo inicial

995.83 (T74.21XD) Hallazgo ulterior

Violencia sexual por parte del cónyuge o la pareja, sospechada

995.83 (T76.21XA) Hallazgo inicial

995.83 (T76.21XD) Hallazgo ulterior

Otras circunstancias relacionadas con la violencia sexual por parte del cónyuge o la pareja

V61.11 (Z69.81)   Visita de salud mental para la víctima de violencia sexual por parte del cónyuge o la pareja

V15.41 (Z91.410)   Historia personal (antecedentes) de violencia sexual por parte del cónyuge o la pareja

V61.12 (Z69.12)   Visita de salud mental para el autor de violencia sexual por parte del cónyuge o la pareja

Negligencia por parte del cónyuge o la pareja

La negligencia contra la pareja es un acto atroz u omisión sucedido en el último año, realizado por la pareja de una persona dependiente, privándole de algunas necesidades básicas, que provoquen o generen una probabilidad razonable de provocar daños físicos o psicológicos a la pareja dependiente. Esta categoría se utiliza en el contexto de las relaciones en las que uno de los miembros de la pareja es extremadamente dependiente del otro para sus cuidados o necesita ayuda para realizar las actividades diarias normales, por ejemplo, una pareja que no sea capaz de cuidar de sí misma a causa de sustanciales limitaciones físicas, psicológicas, intelectuales o culturales (p. ej., incapacidad para comunicarse con los demás y realizar las actividades cotidianas por vivir en una cultura extranjera).

Negligencia por parte del cónyuge o la pareja, confirmada

995.85 (T74.01XA) Hallazgo inicial

995.85 (T74.01XD) Hallazgo ulterior

Negligencia por parte del cónyuge o la pareja, sospechada

995.85 (T76.01XA) Hallazgo inicial

995.85 (T76.01XD) Hallazgo ulterior

Otras circunstancias relacionadas con la negligencia por parte del cónyuge o la pareja

V61.11 (Z69.11)   Visita de salud mental para la víctima de negligencia por parte del cónyuge o la pareja

V15.42 (Z91.412) Historia personal (antecedentes) de negligencia por parte del cónyuge o la pareja

V61.12 (Z69.12)   Visita de salud mental para el autor de negligencia hacia el cónyuge o pareja

Maltrato psicológico por parte del cónyuge o la pareja

El maltrato psicológico a la pareja consiste en actos no accidentales verbales o simbólicos por parte de un miembro de la pareja que provoquen o generen una probabilidad razonable de provocar daños significativos al otro miembro. Esta categoría se debe utilizar cuando se ha producido este tipo de maltrato psicológico durante el último año. Los actos de maltrato psicológico consisten en amonestar o humillar a la víctima, interrogarla, restringir su libertad de movimientos, obstruir su acceso a la asistencia (p. ej., al cumplimiento de la ley, a recursos legales, de protección o médicos), amenazar a la víctima con una agresión física o sexual, dañar o amenazar la integridad de personas o cosas que importen a la víctima, restringir injustificadamente su acceso a los recursos económicos, aislarla de su familia, amigos o recursos sociales, acecharla e intentar hacerle creer que está loca.

Maltrato psicológico por parte del cónyuge o la pareja, confirmado

995.82 (T74.31XA) Hallazgo inicial

995.82 (T74.31XD) Hallazgo ulterior

Maltrato psicológico por parte del cónyuge o la pareja, sospechado

995.82 (T76.31XA) Hallazgo inicial

995.82 (T76.31XD) Hallazgo ulterior

Otras circunstancias relacionadas con el maltrato psicológico por parte del cónyuge o la pareja

V61.11 (Z69.11)	Visita de salud mental para la víctima de maltrato psicológico por parte del cónyuge o la pareja
V15.42 (Z91.411)	Historia personal (antecedentes) de maltrato psicológico por parte del cónyuge o la pareja
V61.12 (Z69.12)	Visita de salud mental para el autor del maltrato psicológico hacia el cónyuge o pareja

Maltrato del adulto por parte de una persona distinta del cónyuge o la pareja

Estas categorías se deben aplicar cuando un adulto ha sufrido maltratos por otro adulto que no es su pareja. Puede ser un maltrato de tipo físico, sexual o emocional. Son ejemplos de maltrato de adultos los actos no accidentales de fuerza física (p. ej., empujones, arañazos, bofetadas, arrojar algo que pueda herir, puñetazos o mordeduras), que provoquen o generen una probabilidad razonable de provocar daños o miedos significativos, actos sexuales forzados o bajo coacción y actos verbales o simbólicos que pudieran provocar daños psicológicos (p. ej., amonestar o humillar a la víctima, interrogarla, restringir su libertad de movimientos, obstruir su acceso a la asistencia, amenazar a la víctima, dañar o amenazar la integridad de personas o cosas que importen a la víctima, restringir injustificadamente su acceso a los recursos económicos, aislarla de su familia, amigos o recursos sociales, acecharla e intentar hacerle creer que está loca. Están excluidos los actos en defensa propia o de la otra persona.

Maltrato físico del adulto por parte de una persona distinta del cónyuge o la pareja, confirmado

995.81 (T74.11XA) Hallazgo inicial

995.81 (T74.11XD) Hallazgo ulterior

Maltrato físico del adulto por parte de una persona distinta del cónyuge o la pareja, sospechado

995.81 (T76.11XA) Hallazgo inicial

995.81 (T76.11XD) Hallazgo ulterior

Abuso sexual del adulto por parte de una persona distinta del cónyuge o la pareja, confirmado

995.83 (T74.21XA) Hallazgo inicial

995.83 (T74.21XD) Hallazgo ulterior

Abuso sexual del adulto por parte de una persona distinta del cónyuge o la pareja, sospechado

995.83 (T76.21XA) Hallazgo inicial

995.83 (T76.21XD) Hallazgo ulterior

Maltrato psicológico del adulto por parte de una persona distinta del cónyuge o la pareja, confirmado

995.82 (T74.31XA) Hallazgo inicial

995.82 (T74.31XD) Hallazgo ulterior

Maltrato psicológico del adulto por parte de una persona distinta del cónyuge o la pareja, sospechado

995.82 (T76.31XA) Hallazgo inicial

995.82 (T76.31XD) Hallazgo ulterior

Otras circunstancias relacionadas con el maltrato o abuso del adulto por parte de una persona distinta del cónyuge o la pareja

V65.49 (Z69.81)   Visita de salud mental para la víctima de maltrato o abuso del adulto por parte de una persona distinta del cónyuge

V62.83 (Z69.82)   Visita de salud mental para el autor de maltrato o abuso del adulto por parte de una persona distinta del cónyuge

Problemas educativos y laborales

Problemas educativos

V62.3 (Z55.9)   **Problema académico o educativo**

Esta categoría se debe utilizar cuando el problema académico o educativo es el objeto de la atención clínica o tiene algún impacto sobre el diagnóstico, el tratamiento o el pronóstico del individuo. Los problemas a considerar aquí son: analfabetismo o, bajo nivel de alfabetización, falta de acceso a la escolarización por falta de posibilidad o por estar fuera de su alcance, problemas de rendimiento académico (p. ej., suspender exámenes escolares, obtener malas notas) o bajo rendimiento (inferior al que se podría esperar según la capacidad intelectual del individuo), discusiones con los profesores, el personal de la escuela u otros estudiantes y cualquier otro problema relacionado con la educación o la cultura.

Problemas laborales

V62.21 (Z56.82)   **Problema relacionado con el estado actual de despliegue militar**

Esta categoría se debe utilizar cuando un problema profesional relacionado directamente con la condición actual de despliegue militar del individuo es el objeto de la atención clínica o tiene algún impacto sobre su diagnóstico, tratamiento o pronóstico. Las reacciones psicológicas al despliegue no se incluyen dentro de esta categoría, sino que es mejor contemplarlas como un trastorno de adaptación u otro trastorno mental.

V62.29 (Z56.9)   Otro problema relacionado con el empleo

Esta categoría se debe utilizar cuando el problema profesional es el objeto de la atención clínica y tiene algún impacto sobre el tratamiento o el pronóstico del individuo. Las áreas a considerar son: problemas con el empleo o el entorno laboral, incluidos el desempleo, cambios recientes de puesto de trabajo, amenaza de pérdida del mismo, insatisfacción laboral, horarios de trabajo estresantes, incertidumbre sobre opciones futuras, asedio sexual en el trabajo, otros desacuerdos con el jefe, supervisor, compañeros u otras personas del entorno laboral, entorno laboral desagradable u hostil, otros factores psicosociales de estrés relacionados con el empleo y cualquier otro problema relacionado con el empleo o el trabajo.

Problemas de vivienda y económicos

Problemas de vivienda

V60.0 (Z59.0)   Personas sin hogar

Se debe utilizar esta categoría cuando la carencia de un hogar o residencia permanente tiene un impacto sobre el tratamiento o el pronóstico del individuo. Se considera que un individuo no tiene hogar si su residencia nocturna principal es un refugio para gente sin hogar, un refugio temporal, un refugio contra la violencia doméstica, un espacio público (p. ej., un túnel, una estación de metro, un centro comercial), un edificio que no esté destinado a un uso residencial (p. ej., una estructura abandonada, una fábrica en desuso), una caja de cartón, una cueva o cualquier otra opción similar.

V60.1 (Z59.1)   Alojamiento inadecuado

Se debe utilizar esta categoría cuando la existencia de un alojamiento inadecuado tiene un impacto sobre el tratamiento o el pronóstico del individuo. Son ejemplos de alojamiento en condiciones inadecuadas la falta de calefacción (en climas fríos) o de electricidad, infestación por insectos o roedores, inadecuados servicios de fontanería e instalaciones sanitarias, hacinamiento, falta de un lugar adecuado para dormir y ruido excesivo. Es importante considerar las normas culturales antes de asignar esta categoría.

V60.89 (Z59.2)   **Discordia con vecino, inquilino o arrendador**

Esta categoría se debe utilizar cuando las discusiones con los vecinos, los inquilinos o el arrendador son el objeto de la atención clínica o tienen algún impacto sobre el tratamiento o el pronóstico del individuo.

V60.6 (Z59.3)   **Problema relacionado con la vida en una residencia institucional**

Esta categoría se debe utilizar cuando el problema (o problemas) relacionados con una institución residencial es el objeto de la atención clínica o tiene algún impacto sobre el tratamiento o el pronóstico del individuo. Las reacciones psicológicas a los cambios en la situación residencial no se incluyen dentro de esta categoría, sino que es mejor contemplarlas como un trastorno de adaptación.

Problemas económicos

V60.2 (Z59.4)   **Falta de alimentos adecuados o de agua potable**

V60.2 (Z59.5)   **Pobreza extrema**

V60.2 (Z59.6)   **Ingresos bajos**

V60.2 (Z59.7)   **Seguro social o asistencia pública insuficiente**

Esta categoría se debe utilizar para los individuos que cumplen los criterios para recibir algún tipo de ayuda o asistencia social pero no la reciben, la reciben en cantidad insuficiente para satisfacer sus necesidades o carecen de algún otro tipo de acceso a programas de asistencia social o médica que necesitan. Entre los ejemplos están la imposibilidad de recibir algún tipo de apoyo social por carecer de la documentación adecuada o de dirección estable, imposibilidad de obtener un seguro de salud adecuado a causa de la edad o de alguna enfermedad previa, o el habérsele denegado alguna ayuda a causa de unos requisitos demasiado estrictos sobre ingresos o de otro tipo.

V60.9 (Z59.9)   **Problema de vivienda o económico no especificado**

Esta categoría se aplicará cuando exista un problema, relacionado con el hogar o circunstancias económicas, distinto de los especificados anteriormente.

Otros problemas relacionados con el entorno social

V62.89 (Z60.0)   Problema de fase de la vida

Esta categoría se debe utilizar cuando el problema de adaptación a una transición en el ciclo de la vida (una fase de desarrollo determinada) es el objeto de la atención clínica o tiene algún impacto sobre el tratamiento o el pronóstico del individuo. Entre los ejemplos de estas transiciones podemos citar el inicio o el final de la etapa escolar, abandonar el control paterno, casarse, empezar una nueva carrera profesional, tener un hijo, adaptarse al "nido vacío" cuando los hijos se van y jubilarse.

V60.3 (Z60.2)   Problema relacionado con vivir solo

Esta categoría se debe utilizar cuando un problema relacionado con el hecho de vivir solo es el objeto de la atención clínica o tiene algún impacto sobre el tratamiento o el pronóstico del individuo. Son ejemplos de este tipo de problemas los sentimientos crónicos de soledad, aislamiento y carencia de una estructura que realice las tareas de la vida diaria (p. ej., horarios irregulares de comida y sueño, irregularidad en las tareas de mantenimiento del hogar).

V62.4 (Z60.3)   Dificultad de aculturación

Esta categoría se debe utilizar cuando una dificultad de adaptación a una cultura nueva (p. ej., relacionada con la emigración) es el objeto de la atención clínica o tiene algún impacto sobre el tratamiento o el pronóstico del individuo.

V62.4 (Z60.4)   Exclusión o rechazo social

Esta categoría se debe utilizar cuando existe un desequilibrio de poderes sociales que provoca una exclusión o rechazo social recurrente por parte de otros. Son ejemplos de rechazo social: acoso, burlas e intimidación por parte de otros, ser objeto de maltrato verbal y humillaciones y ser excluido adrede de las actividades de los compañeros de trabajo u otras personas del entorno social propio.

V62.4 (Z60.5)   Blanco (percibido) de discriminación adversa o persecución

Esta categoría se debe utilizar cuando existe una discriminación (real o percibida) o una persecución del individuo a causa de su pertenencia (real o supuesta) a un grupo específico. Típicamente estas categorías abarcan cuestiones como el sexo o la identidad sexual, raza, etnia, religión, orientación sexual, país de origen, opiniones políticas, situaciones de discapacidad, casta, estatus social, peso y aspecto físico.

V62.9 (Z60.9)   **Problema relacionado con el entorno social no especificado**

Esta categoría se aplicará cuando exista un problema relacionado con el entorno social del individuo distinto de los especificados anteriormente.

Problemas relacionados con delincuencia o interacción con el sistema legal

V62.89 (Z65.4)   **Víctima de delincuencia**

V62.5 (Z65.0)   **Sentencia civil o penal sin encarcelamiento**

V62.5 (Z65.1)   **Encarcelamiento u otra reclusión**

V62.5 (Z65.2)   **Problemas relacionados con la excarcelación**

V62.5 (Z65.3)   **Problemas relacionados con otras circunstancias legales**

Otros encuentros con los servicios sanitarios para asesoramiento y consejo médico

V65.49 (Z70.9)   **Asesoramiento sexual**

Esta categoría se debe utilizar cuando el individuo desea orientación relacionada con la educación sexual, comportamiento sexual, orientación sexual, actitudes sexuales (vergüenza, timidez), comportamiento u orientación sexual de un tercero (p. ej., cónyuge, pareja, hijo), juegos sexuales o cualquier otro asunto relacionado con el sexo.

V65.40 (Z71.9)   **Otro asesoramiento o consulta**

Esta categoría se debe utilizar cuando se ofrece o se solicita asesoramiento o recomendaciones para un problema que no se especifica en ningún otro punto de este capítulo. Entre los ejemplos citaremos el asesoramiento espiritual o religioso, dietético o sobre tabaquismo.

Problemas relacionados con otras circunstancias psicosociales, personales o ambientales

V62.89 (Z65.8)   **Problema religioso o espiritual**

Esta categoría se debe utilizar cuando el objeto de la atención clínica es un problema religioso o espiritual. Entre los ejemplos cabe citar experiencias angustiantes que impliquen una pérdida o cuestionamiento de la fe, problemas relacionados con la conversión a una fe nueva o el cuestionarse valores espirituales que no necesariamente están relacionados con una iglesia u organización religiosa concretas.

V61.7 (Z64.0)   **Problemas relacionados con embarazo no deseado**

V61.5 (Z64.1)   **Problemas relacionados con multiparidad**

V62.89 (Z64.4)   **Discordia con el proveedor de servicios sociales, incluido perito, gestor de casos o asistente social**

V62.89 (Z65.4)   **Víctima de terrorismo o tortura**

V62.22 (Z65.5)   **Exposición a catástrofe, guerra u otras hostilidades**

V62.89 (Z65.8)   **Otro problema relacionado con circunstancias psicosociales**

V62.9 (Z65.9)   **Problema no especificado relacionado con circunstancias psicosociales no especificadas**

Otras circunstancias de la historia personal

V15.49 (Z91.49)   **Otra historia personal de trauma psicológico**

V15.59 (Z91.5)   **Historia personal de autolesión**

V62.22 (Z91.82)   **Historia personal de despliegue militar**

V15.89 (Z91.89)   **Otros factores de riesgo personal**

V69.9 (Z72.9)   **Problema relacionado con el estilo de vida**

Esta categoría se debe usar cuando un problema de estilo de vida es el objeto de la atención clínica o afecta directamente al curso, pronóstico o tratamiento de un trastorno mental o médico de otro tipo. Los ejemplos de problemas de estilo de vida son falta de ejercicio físico, dieta inadecuada, comportamiento sexual de alto riesgo y ritmos de sueño inadecuados. Un problema atribuible a un síntoma o a un trastorno mental no se debe codificar a menos que el problema sea el objeto concreto de un tratamiento o afecte directamente al curso, pronóstico o tratamiento del individuo. En esos casos se deben codificar tanto el trastorno mental como el estilo de vida.

V71.01 (Z72.811) Comportamiento antisocial del adulto

Esta categoría se debe utilizar cuando el objeto de la atención clínica es un comportamiento antisocial de un adulto que no se debe a un trastorno mental (p. ej., trastorno de conducta, trastorno de personalidad antisocial). Los ejemplos incluyen el comportamiento de algunos ladrones profesionales, mafiosos o traficantes de sustancias ilegales.

V71.02 (Z72.810) Comportamiento antisocial infantil o adolescente

Esta categoría se debe utilizar cuando el objeto de la atención clínica es un comportamiento antisocial en un niño o un adolescente, que no se debe a un trastorno mental (p. ej., trastorno intermitente explosivo, trastorno de conducta). Entre los ejemplos cabe incluir actos antisociales aislados de niños o adolescentes (pero no un patrón de comportamiento antisocial).

Problemas relacionados con el acceso a la asistencia médica y otra asistencia sanitaria

V63.9 (Z75.3) **No disponibilidad o acceso a centros de asistencia sanitaria**

V63.8 (Z75.4) **No disponibilidad o acceso a otros centros de ayuda**

Incumplimiento de tratamiento médico

V15.81 (Z91.19) Incumplimiento de tratamiento médico

Esta categoría se debe utilizar cuando el objeto de la atención clínica es la falta de cumplimiento de un aspecto importante del tratamiento de un trastorno mental o de otra afección médica. Los motivos para dicho incumplimiento pueden ser malestar a causa del tratamiento (p. ej., efectos secundarios de la medicación), coste del tratamiento, opiniones personales o creencias religiosas o culturales sobre el tratamiento propuesto, debilidad senil y la presencia de algún trastorno mental (p. ej., esquizofrenia, trastorno de personalidad). Esta categoría se debe utilizar solamente cuando el problema sea lo bastante grave como para necesitar atención clínica independiente, pero no cumpla los criterios diagnósticos de los factores psicológicos que afectan a otras afecciones médicas.

278.00 (E66.9) Sobrepeso u obesidad

Esta categoría se puede utilizar cuando el objeto de la atención clínica es el sobrepeso o la obesidad.

V65.2 (Z76.5) Simulación

La característica esencial de la simulación es la representación de síntomas físicos o psicológicos falsos o muy exagerados, motivada por incentivos externos, como evitar el servicio militar o el trabajo, obtener una compensación económica, evadir responsabilidades criminales u obtener fármacos. En determinadas circunstancias la simulación puede constituir un comportamiento adaptativo, por ejemplo, fingir una enfermedad cuando se está cautivo del enemigo en tiempo de guerra. Se debe sospechar la simulación cuando se observa alguna combinación de los siguientes:

1. Contexto médico legal de la presentación (p. ej., el individuo ha sido remitido al clínico por un abogado para que lo examine, o el propio individuo viene por voluntad propia estando en pleno proceso judicial o a la espera de acusación).
2. Marcada discrepancia entre las quejas o discapacidad que cita el individuo y los hallazgos y observaciones objetivos.
3. Falta de cooperación durante el proceso diagnóstico y para cumplir la pauta de tratamiento prescrito.
4. La presencia de un trastorno de personalidad antisocial.

La simulación difiere de un trastorno facticio en que la motivación de la generación de los síntomas de la simulación es un incentivo externo, mientras que en el trastorno facticio no hay incentivos externos. La simulación se distingue del trastorno de conversión y de los síntomas somáticos relacionados con trastornos mentales por la generación intencionada de síntomas y por los incentivos externos evidentes que lleva asociados. Una evidencia definitiva de fingir (como una evidencia clara de que existe una pérdida de función durante la exploración pero no en casa) sugiere un diagnóstico de trastorno facticio si el objetivo aparente del individuo consiste en representar el papel de enfermo, o el de simulación si pretende obtener un incentivo, como dinero.

V40.31 (Z91.83)   Vagabundeo asociado a un trastorno mental

Esta categoría se utiliza para los individuos con un trastorno mental cuyos deseos de andar generan serias preocupaciones respecto del manejo clínico o incluso de seguridad. Por ejemplo, los individuos con trastornos graves neurocognitivos o del neurodesarrollo pueden experimentar una necesidad imperiosa de deambular por lugares con un riesgo importante de caídas y hacer que abandonen los lugares en que están controlados, sin el necesario acompañamiento. Se excluyen de esta categoría los individuos cuya intención es escapar de una situación doméstica no deseada (p. ej., niños que se escapan de casa, pacientes que no desean seguir hospitalizados) o los que andan o se mueven como consecuencia de una acatisia inducida por la medicación.

> **Nota de codificación:** Primero se asigna el código que se asocia un trastorno mental (p. ej., trastorno neurocognitivo mayor, trastorno del espectro autista), y después se asigna el código V40.31 (Z91.83) vagabundeo asociado a [trastorno mental específico].

V62.89 (R41.83)   Funcionamiento intelectual límite

Esta categoría se puede utilizar cuando la capacidad intelectual límite del individuo es el objeto de la atención clínica o bien tiene un impacto sobre su tratamiento o pronóstico. La distinción entre capacidad intelectual límite y discapacidad intelectual leve (trastorno del desarrollo intelectual) requiere una evaluación cuidadosa de las funciones intelectual y adaptativa, y de sus discrepancias, en especial cuando existen trastornos mentales concomitantes que puedan afectar a la capacidad del individuo para seguir procedimientos de prueba estandarizados (p. ej., esquizofrenia o trastorno por déficit de atención/hiperactividad e impulsividad grave).

Índice alfabético de materias

Los números de página en **negrita** hacen referencia a tablas